极简式宫颈环扎术

主　编　夏恩兰

编　委　（按姓氏笔画排序）

于　丹　首都医科大学附属复兴医院宫腔镜诊治中心

马　宁　首都医科大学附属复兴医院宫腔镜诊治中心

刘玉环　首都医科大学附属复兴医院宫腔镜诊治中心

李天照（T. C. Li）香港中文大学 / 首都医科大学

宋冬梅　首都医科大学附属复兴医院宫腔镜诊治中心

周巧云　首都医科大学附属复兴医院宫腔镜诊治中心

赵玉婷　首都医科大学附属复兴医院宫腔镜诊治中心

夏恩兰　首都医科大学附属复兴医院宫腔镜诊治中心

郭　艳　首都医科大学附属复兴医院宫腔镜诊治中心

黄晓武　首都医科大学附属复兴医院宫腔镜诊治中心

彭雪冰　首都医科大学附属复兴医院宫腔镜诊治中心

人民卫生出版社

·北京·

图书在版编目（CIP）数据

极简式宫颈环扎术 / 夏恩兰主编 . —北京：人民
卫生出版社，2021.7
ISBN 978-7-117-31753-5

Ⅰ.①极… Ⅱ.①夏… Ⅲ.①子宫颈疾病 —腹腔镜检
—妇科外科手术 Ⅳ.①R713.4

中国版本图书馆 CIP 数据核字（2021）第 118017 号

| 人卫智网 | www.ipmph.com | 医学教育、学术、考试、健康，购书智慧智能综合服务平台 |
| 人卫官网 | www.pmph.com | 人卫官方资讯发布平台 |

极简式宫颈环扎术
Jijianshi Gongjing Huanzhashu

主　　编：夏恩兰
出版发行：人民卫生出版社（中继线 010-59780011）
地　　址：北京市朝阳区潘家园南里 19 号
邮　　编：100021
E - mail：pmph @ pmph.com
购书热线：010-59787592　010-59787584　010-65264830
印　　刷：北京顶佳世纪印刷有限公司
经　　销：新华书店
开　　本：787×1092　1/16　　印张：19
字　　数：331 千字
版　　次：2021 年 7 月第 1 版
印　　次：2021 年 8 月第 1 次印刷
标准书号：ISBN 978-7-117-31753-5
定　　价：138.00 元

打击盗版举报电话：010-59787491　E-mail：WQ @ pmph.com
质量问题联系电话：010-59787234　E-mail：zhiliang @ pmph.com

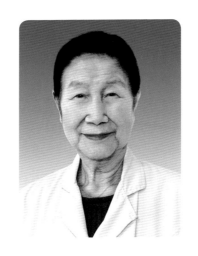

夏恩兰　教授

　　我国宫腔镜诊治医学的奠基人与开拓者。现任首都医科大学妇产科学系教授,硕士研究生导师,首都医科大学附属复兴医院宫腔镜中心主任。

　　夏恩兰教授于1990年在我国率先引进并开展宫腔镜电切术,1993年创建了国内第一家宫腔镜诊治中心,进行临床实践与科学研究,逐渐形成了具有独特风格的宫腔镜诊治技术,被国内外同行誉为"夏氏"刀法。1994年又开展了腹腔镜技术临床应用,并在国内首创应用宫腔镜、腹腔镜联合诊治妇科疾病,使许多妇女,尤其是不孕症妇女受益。在多年的临床实践和教学过程中,尤其是自2014年"北京海外人才聚集工程"引进全球知名生殖与妇科内镜专家、英国Shefield大学医学院T.C.Li教授以来,培养了一批科研实力强、临床经验丰富、技术操作娴熟的优秀妇科内镜医师,组成了一支实力强悍的临床和科研团队。

　　多年来夏恩兰教授与她的团队通力合作,勇于实践创新,积极进行科学研究,总结经验,著书立说。在国内外医学杂志发表论文 253 篇;主编宫腔镜和腹腔镜参考书 4 部;主译妇科内镜参考书 5 部。先后参与承担 40 余项科研项目,获各级科技成果奖 30 项,"宫腔镜技术的临床应用与基础研究"获2004 年国家科学技术进步奖二等奖。近十年来,夏教授及其团队在传统内镜技术基础上又有所突破;在宫腔镜技术方面,在我国首报采用宫、腹腔镜联合完全双角子宫融合术、Robert 子宫成形术、宫腔镜 T 型子宫成形术,在国内外首创宫腔镜单角子宫成形术,各项技术均获成功;在腹腔镜方面,创新改良了腹腔镜宫颈环扎术为极简式腹腔镜宫颈环扎术,创伤小,简单易学,成功率达96.4%,引起国内外重视。

为普及推广宫腔镜和腹腔镜技术,自 1992 年起,夏恩兰教授先后举办国际宫、腹腔镜学术研讨会 26 期,宫、腹腔镜"手把手"培训班 70 期,带教进修医师 1 000 余人,为我国和境外培养了大批妇科内镜人才。

经过 25 年的不断探索和发展,在夏恩兰教授及其团队的共同努力下,以宫腔镜技术为代表的妇科内镜技术,在较短时间内达到了在国内领先、与国外同步发展的先进水平,逐步建立和形成了以宫腔镜诊治技术为特色的现代妇科内镜技术体系。其宫腔镜诊治技术被誉为"妇科微创技术的典范"!

夏恩兰教授因其对宫腔镜技术及医学教育的贡献获得了国内外业界人士的尊崇。2012 年获得首届"中国妇产科医师奖",2015 年获得首都医科大学颁发的"吴阶平桃李奖",同年荣获亚太妇产科内视镜及微创治疗医学会学术年会暨中华医学会第七次全国妇科内镜及微创诊疗学术会议颁发的"妇科内镜终身成就奖"。2017 年 5 月在西班牙举办的全球第一届宫腔镜大会上,由于她对妇科事业的热爱,孜孜以求,以及在宫腔镜推广应用中的突出贡献,夏恩兰教授被授予"特殊贡献奖"。

宫颈功能不全（cervical incompetence/cervical insufficiency）是导致妊娠中期流产和早产的主要原因之一。宫颈环扎术（cervical cerclage）是目前治疗宫颈功能不全的唯一术式和有效方法。

传统的宫颈环扎术为1955年由Shirodkar提出而McDonald改良的孕期经阴道术式。经腹环扎是宫颈功能不全患者经阴环扎失败或不适合经阴环扎的良好替代方法，腹腔镜宫颈环扎术与开腹宫颈环扎术的治疗效果无差异，但开腹创伤大，恢复慢，并发症多，而腹腔镜微创，操作难度大。

2007年开始夏恩兰教授团队通过大量实践，将打开膀胱子宫腹膜反折、分离子宫血管后造穴的解剖式腹腔镜宫颈环扎术改为不打开膀胱子宫腹膜反折、不分离子宫血管和造穴的直接穿刺术式，命名为极简式腹腔镜宫颈环扎术（简称"极简式宫颈环扎术"），此术式减少了手术创伤，降低了手术难度，易于学习，只要有腹腔镜手术的基础，掌握直接穿刺腹腔镜宫颈环扎术的要领，即可施术，便于推广，并可用于孕期宫颈环扎，得到了国内外业内人士的普遍认可。

我认为这一新术式不但可以提高治疗效果，减少手术风险，而且还可培养青年医生，实为妇科微创手术的一个突破性进展。令人欣慰的是，该手术由夏恩兰教授创新地提出，并作为主编，与宫腔镜中心团队共同撰写了《极简式宫颈环扎术》一书，而且即将问世。

《极简式宫颈环扎术》一书以首都医科大学附属复兴医院宫腔镜诊治中心13年的临床实践为背景，结合国内外近年相关诊治的研究成果和临床经验，全面系统地阐述了宫颈功能不全及宫颈环扎术的基本理论，以及总结夏恩兰教授多年临床经验及应用进展写成，本人认为，该手术也可称为"夏恩兰术式(夏氏术式)",更能体现其与过去类似手术的不同。

    本书体系完整,内容丰富,图文并茂,视频清晰,可读性强,是当前国内外有关诊治宫颈功能不全理论与实践方面的一部佳作。该书出版后,定会在临床应用、教学培训和科学研究等方面对广大妇产科医师有所帮助,并对我国腹腔镜和产科学的发展起到重要的推动作用!

曹泽毅

2021 年 6 月

前　言

　　1955 年 9 月我从西安医科大学妇产科学系毕业,服从祖国统一分配到青海省人民医院妇产科工作,由于当时新中国成立不久,医疗水平有限,新生儿死亡率高。在抢救新生儿的过程中,有时会遇到胎儿和胎盘一起娩出的妊娠中期的无生机流产儿——眼睁睁看着小儿呼吸渐弱,慢慢死去的人间惨剧,没有人知道该怎么治、怎么救。1957 年早年留学日本早稻田大学,时任南京医学院教务长的妇产科郑万育教授支援西北建设,到我科工作。后来他向我们介绍这种临床表现的诊断为宫颈功能不全。1955 年由 Shirodkar 首先提出进行经阴道宫颈环扎治疗,并在 1957 年由 McDonald 改良。从此有了治疗方法,成功率为 60%~80%。50 年后,2007 年 6 月我在第 12 届欧洲妇科内镜学会年会上首次看到腹腔镜宫颈环扎的录像,回国后模仿施术成功,并改进为极简术式,十多年来,施术千余例,获活婴率达 96.4%,引起国内外重视,曾多次到国外讲学和演示手术。

　　宫颈功能不全的发病率为 1%~2%。如经阴环扎失败,再次怀孕几乎均会以流产告终。经我中心团队改良的“极简式腹腔镜宫颈环扎术(简称极简式宫颈环扎术)”操作简单,易于掌握,成功率高,是经阴环扎失败患者的最好选择。为了推广普及这项简化后更加微创的“极简式宫颈环扎术”,我们团队在人民卫生出版社的大力支持下,共同编写此书。

　　本书采用教材式的编写方式,力求全面、系统。全书共分十四章,从基础理论入手,逐步深入,涵盖 60 年来宫颈环扎术的发展史,女性生殖系统解剖和生理,妊娠生理、病理等。阐述经阴道、开腹、腹腔镜等三种不同入路宫颈环扎术及极简式宫颈环扎术各自的手术适应证、禁忌证,手术方法,施术时机,效果评价、争议与进展,术后管理及并发症的防治等内容。重点介绍极简术式的特点、优势及施术细节。最后附有 15 个完整的极简式宫颈环扎术实例的分析、丰富的图片及清晰完整的录像,有腹腔镜手术基础的医师对照录像即可模仿完成手术。本书是我国第一部关于宫颈功能不全诊治的系统性专著。本书既可作为妇科内镜医师的案头参考书、手术室内使用的查阅书,也可作为医学院本科生及研究生的专业教材。

感谢以全岩护师为首,为本书采集图像、提供设备和配合手术的护士们!对谨慎用药的麻醉师们和共同进行孕期监护的产科医师们致以最诚挚的谢意!

欢迎国内外同道们多提宝贵意见,共同为推动极简式宫颈环扎术在我国的广泛应用做出贡献。如有疑问欢迎发送邮件至邮箱 renweifuer@pmph.com,或扫描封底二维码,关注"人卫妇产科学",对我们的工作予以批评指正,以期再版修订时进一步完善,更好地为大家服务。

夏恩兰

2021 年 6 月

目 录

本书视频资源目录

第一章

宫颈环扎术的历史

一、宫颈功能不全

宫颈功能不全（cervical incompetence，也称 cervical insufficiency）又名宫颈功能不全、宫颈内口闭锁不全、宫颈内口松弛，是导致妊娠中期流产和早产的主要病因之一。

宫颈功能不全最早记载于 1678 年 Lazarus Riverius 主编的 *The Practice of Physick*（《实用医学》）一书，仅描述为宫颈内口的松弛可能与不育相关。大约 200 年后，在 1865 年，George Thompson Gream 首先在医学杂志 *Lancet*（《柳叶刀》）上提出了"宫颈功能不全"这一概念，认为扩张宫颈可能在结构上损伤宫颈，使之无法支持妊娠至足月。1947 年，Danforth 首次对宫颈维持妊娠的作用给予了合理的解剖学解释，并指出预防流产需使这一重要功能恢复。1948 年，Palmer 和 La Comme 首次报道了手术修补功能不全的宫颈，术后二次妊娠都得到满意结果。1950 年，Lash AF 和 Lash SR 报道了与晚期流产相关的宫颈缺陷的诊断和手术修补方法。自此以后，"宫颈功能不全"成为一个被普遍认可的疾病术语。许多手术成功修补宫颈缺陷的病例也相继报道。这些手术多是在妊娠前或妊娠期行宫颈缝合术。直至 1955 年 Shirodkar 的论文发表后，手术的重点转至在妊娠期用环扎缝合方法修补宫颈缺陷（表 1-0-1）。

目前宫颈环扎术（cervical cerclage）是宫颈功能不全主要的手术方式，其目的是增强宫颈管张力，避免其进一步延伸和扩张，协助宫颈内口承受胎儿及其附属物的重力，避免流产的发生，延长妊娠时间，维持成功妊娠。随着临床经验的积累和科学技术的发展，宫颈环扎术包括经阴道、经腹部和腹腔镜手术。

除了手术治疗，宫颈功能不全的治疗还包括非手术方法，包括卧床休息，如限制活动、绝对卧床和骨盆制动等；禁止性生活；禁止吸烟；应用孕酮；应用宫缩抑制剂；抗生素治疗；使用非侵入性子宫托等，可以降低宫颈功能不全患者早产的风险。

表 1-0-1　早期宫颈功能不全诊治进展

作者,年份	描述
Riverius L 等,1678	首次提出宫颈内口松弛与女性不育相关
Emmet,1862	首例宫颈缝合术
Gream GT,1865	首次提出"宫颈功能不全",认为扩张宫颈可能在结构上损伤宫颈,使之无法支持妊娠至足月
Danforth DM,1947	首次从解剖学角度阐述了宫颈维持妊娠的作用,指出预防流产需维持宫颈功能
Palmer 和 La Comme,1948	首次报道了手术修补功能不全的宫颈的临床病例,术后二次妊娠得到满意结果
Lash AF 和 Lash SR,1950	报道了与晚期流产相关的宫颈缺陷的诊断和手术修补方法
Rubovits 等,1953	妊娠前宫颈缝合术
Shirodkar VN,1955	妊娠期对宫颈括约肌松弛者,实施了经阴道宫颈环扎术,即 Shirodkar 宫颈环扎术
McDonald IA,1957	McDonald 术式,是在 Shirodkar 基础上简化而成
Picot 等,1958	妊娠前宫颈缝合术
Barter 等,1958	妊娠期宫颈环扎术
Johnstone 等,1958	妊娠期宫颈环扎术

二、经阴宫颈环扎术

　　早在 1862 年,美国医师 Thomas Addis Emmet 就施行了首例宫颈缝合术(trachelorrhaphy)。1950 年,Lash AF 和 Lash SR 描述了宫颈功能不全的诊断和修补方法。自此以后各种改良的缝合术被尝试用于修补宫颈,但总的手术原则是切除瘢痕部位,修补宫颈。这些方法在切割的水平和范围各不相同,缝合材料也不相同。

　　经典的经阴宫颈环扎术是 1955 年印度医师 Vithal Nagesh Shirodkar 提出并正式命名的,至今已有六十余年的历史。Shirodkar 对无明显原因而反复发生妊娠中期流产、孕激素治疗无效的育龄期妇女研究发现,其中大多数患者宫颈括约肌松弛,少数合并子宫畸形,作者对这些患者实施了经阴道宫颈环扎术,即 Shirodkar 宫颈环扎术。他最初用于结扎宫颈的材料为从患者大腿外侧截取的一条宽 0.25 英寸(1 英寸 =0.0254m)、长 4.5 英寸(约 6.4mm×114mm)的筋膜带。此术式需推开膀胱和直肠,缝合位置尽量靠近宫颈内口,缝扎位置较高,缝扎后仍能保证足够的宫颈长度,适合宫颈长度偏短的患者,手术成功率高。不足之处是手术较复杂,易造成周围脏器损伤,手术时间长,出血多,缝扎线在阴道黏膜下,不易拆除,需剖宫产分娩。

1957 年,McDonald 在 Shirodkar 术式的基础上进一步简化而成 McDonald 术式。该术式改用简单的可被人体吸收的材料(2 号铬制肠线)作为手术缝线,在宫颈阴道交界部环绕宫颈缝 4~5 针,在前穹窿处扎紧打结并剪除余线。不需切开阴道黏膜,分娩前拆除缝线,操作简单,手术时间短,损伤小,适合任意孕周,甚至羊膜囊膨出时同样适用。故在临床上较 Shirodkar 术式更加常用。

随着 McDonald 术式的广泛应用,对其尝试的各种改良方法演变出了多种术式,如 "U" 形缝扎、荷包缝合、梅花缝合、双 "U" 形加固缝合、双重宫颈环扎法等多种术式。采用的缝合材料从丝线到涤纶编织线,型号和数目各有不同,再到聚丙烯环扎带等。经阴道宫颈环扎术又因施术时间及患者状态不同,分为预防性环扎、治疗性环扎及营救性环扎。预防性环扎一般在妊娠 13~16 周进行。治疗性环扎主要适用于妊娠中期宫颈缩短、宫颈内口扩张的孕妇。营救性宫颈环扎是宫颈已经扩张,胎膜膨出,流产在即的患者的抢救措施。近年有学者建议经阴道环扎也可在妊娠前施行,可以避免许多因妊娠期手术困难而发生的并发症,不用担心手术刺激诱发宫缩、胎膜早破等与妊娠相关的并发症,是减少环扎手术并发症的可供选择术式。

因为 Shirodkar 和 McDonald 及其改良术式不适合宫颈过短、宫颈严重裂伤,以及曾行阴式环扎失败的妇女,故陆续有开腹子宫峡部环扎术的报道。但是开腹手术相关并发症限制了其应用。2001 年,Golfier 等报道了经阴道子宫峡部环扎术,以证明经阴道途径也可以同开腹一样施行子宫峡部的环扎。手术环扎线置于主韧带和宫骶韧带之上、子宫动脉内下方,达子宫峡部水平。对于既往有流产或早产史且曾行环扎术失败的患者,手术后活胎率从术前的18% 提高到 79%。相对传统术式,宫颈峡部环扎操作难度较大,需由有经验的医师来完成。由于环扎在宫颈峡部,需行剖宫产终止妊娠。

三、经腹(开腹)宫颈环扎术

早在 1965 年,美国医师 Ralph Criswell Benson 提出经腹环扎子宫峡部术式,以解决宫颈功能不全合并炎症不能经阴道手术,以及宫颈解剖异常经阴道手术效果不佳者的保胎需求。手术经开腹手术进入腹腔,从子宫下段分离膀胱,用聚酯纤维缝合带(Mersilene 带)环扎子宫峡部。环扎部位在主韧带和宫骶韧带上方,能确保环扎带位于宫颈内口水平,适用于曾接受经阴道环扎术失败,宫颈长度<2.5cm 或曾经手术截除过宫颈,以及有宫颈深部裂伤,宫颈阴道瘘,宫颈瘢痕过硬致使阴道缝合困难等不适合经阴道环扎术的患者。

在腹腔镜技术发展之前,开腹环扎术是经阴道环扎的首选替代方法。Novy 统计在 1966—1980 年,每 260 例分娩者有 1 例行经阴道或经腹宫颈环扎术,其经阴道与开腹环扎术的比率为 6:1。1991 年,Novy 评价了开腹宫颈环扎术应用 25 年的情况,指出开腹环扎术对宫颈极度缩短、先天畸形、深度裂伤、前次经阴道环扎失败致宫颈明显瘢痕的患者有明显的改善妊娠结局的作用。尽管如此,开腹手术的方式也因其创伤大、手术并发症多、需二次开腹、影响再次妊娠等原因限制了其广泛应用。

四、腹腔镜宫颈环扎术

随着腹腔镜技术的迅速发展和手术操作的日渐成熟,腹腔镜应用日趋广泛且效果良好。现在腹腔镜外科技术越来越多地替代了传统的妇科开腹手术,腹腔镜替代开腹行宫颈环扎术也成为大势所趋。1998 年,美国 Joseph Scibetta 等首次报道了全球第一例妊娠前腹腔镜下子宫峡部环扎术。该术式视野清晰,操作相对简单,可在宫颈内口处精确放置环扎带,创伤小,恢复快,住院时间短,克服了经阴道手术在瘢痕和缩短的宫颈上缝合困难的技术问题。随后腹腔镜环扎术的适应证又扩展至妊娠早期,不但可延长胎龄,并且对孕妇也安全有效。此后几种腹腔镜环扎术式陆续应用于临床。常用的方法为打开子宫膀胱反折腹膜、下推膀胱后,暴露子宫峡部侧方子宫血管,可在血管内侧无血管区打通道,或者用直针穿刺,然后将环扎带结扎于宫颈内口水平。目前此技术在发达国家的应用已很广泛。腹腔镜子宫峡部环扎术成为开腹环扎术安全和有效的替代方法。

首都医科大学附属复兴医院宫腔镜中心夏恩兰教授于 2007 年 12 月首次应用聚丙烯环扎带为一名有 5 次晚期流产史的妇女于非孕期施行腹腔镜宫颈环扎术取得成功。手术采用的是传统解剖分离子宫血管,子宫峡部旁无血管区打通道的方法。2010 年开始采用直针穿刺方法。随着手术例数的增加,经验的积累,2012 年开始应用举宫器指示穿刺点,从而逐渐形成一种不需打开子宫膀胱反折腹膜,不用下推膀胱,不解剖子宫血管的简化术式(图 1-0-13~1-0-15)。此术式采用子宫摇摆器或杯状举宫器顶举子宫,可准确定位宫颈峡部穿刺点的位置,直接进行穿刺,环扎子宫峡部,简化了手术步骤,缩短了手术时间,操作简单,易于掌握,便于学习,故称之为"极简式"。2016 年,在夏恩兰教授的带领下,赵玉婷、马宁等分别总结了孕前和孕早期"极简式"腹腔镜宫颈环扎术的手术效果和安全性,结果孕前环扎者术后妊娠活产率为 96.4%(80/83),孕早期环扎者术后活产率为 90%(18/20),无严重手术并发症发生,验证了此技术的安全性和有效性。

2007 年,美国医师 Larry Barmat 等报道了首例达芬奇机器人辅助宫颈环扎术,为腹腔镜宫颈环扎术又增加了新的选择。机器人克服了常规腹腔镜二维深度观察和手操作的局限性,手术同样有效并更加微创,还可在妊娠期辅助经腹环扎,为宫颈环扎术提供了替代传统开腹和快速恢复的方法。

参 考 文 献

1. 姜红叶,陈淑琴,陈玉清,等.腹腔镜下宫颈环扎术治疗宫颈机能不全 16 例临床分析.中国实用妇科与产科杂志,2012,28 (4):300-302.

2. 马宁,夏恩兰,黄晓武,等.孕早期使用杯状举宫器行腹腔镜下宫颈环扎手术 20 例分析.国际妇产科学杂志,2016,43 (6):638-642.

3. 夏恩兰,刘玉环,黄晓武,等.孕前腹腔镜子宫峡部环扎术七例临床分析.中华妇产科杂志,2011,46 (12):952-954.

4. 赵玉婷,黄晓武,夏恩兰,等.孕前"极简式"腹腔镜下宫颈环扎术的临床应用.国际妇产科学杂志,2016,43 (6):634-637.

5. Barmat L, Glaser G, Davis G, et al. Da Vinci-assisted abdominal cerclage. Fertil Steril, 2007, 88 (5): 1437. e1-3.

6. Benson RC, Durfee RB. Transabdominal cervico uterine cerclage during pregnancy for the treatment of cervical incompetency. Obstet Gynecol, 1965, 25: 145-155.

7. Emmet TA. Surgery of the cervix in connection with the treatment of certain uterine diseases. Amer J Obstet, 1869, 1: 339.

8. Gream GT. Dilatation or division of the cervix uteri. Lancet, 1865, 1: 381.

9. Hefner JD, Patow WE, Ludwig JM. A new surgical procedure for the correction of the incompetent cervix during pregnancy. The Wurm procedure. Obstet Gynecol, 1961, 18: 616-620.

10. Lash AF, Lash SR. Habitual abortion: the incompetent internal os of the cervix. Am J Obstet Gynecol, 1950, 59: 68-76.

11. McDonald LA. Suture of the cervix for inevitable miscarriage. J Obstet Gynecol Br Emp, 1957, 64: 346-350.

12. Novy MJ. Transabdominal cervicoisthmic cerclage: a reappraisal 25 years after its introduction. Am J Obstet Gynecol, 1991, 164 (6 Pt 1): 1635-1641.

13. Riverius L, Culpeper N, Cole A, et al. The Practice of Physick. London: George Sawbridge, 1678.

14. Shirodkar JN. A new method for operative treatment of habitual abortions in the second trimester of pregnancy. Antiseptic, 1955, 52: 299-300.

15. Scibetta JJ, Sanko SR, Phipps WR. Laparoscopic transabdominal cervicoisthmic cerclage. Fertil Steril, 1998, 69 (1): 161-163.

第二章
女性生殖系统解剖和生理

女性生殖系统是由人类女性的生殖器官组成的系统,包括内、外生殖器官及其相关组织与邻近器官。外生殖器官包括阴阜、大阴唇、小阴唇、阴蒂、阴道前庭等;内生殖器官包括阴道、子宫、输卵管及卵巢;邻近器官包括尿道、膀胱、输尿管、直肠、阑尾、骨盆等。本章主要阐述女性内生殖器官解剖、生理以及邻近器官。

第1节　女性内生殖器官解剖

女性内生殖器官包括阴道、子宫、输卵管及卵巢,后两者称子宫附件(图2-1-1)。

一、阴道

阴道(vagina)是由胚胎的米勒管发育而成,是一种由纤维组织和平滑肌形成的有弹性的柱状通道,为性交器官和胎儿娩出通道,以及月经血和分泌物排出通道。

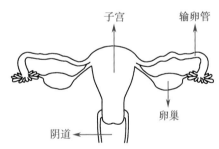

图 2-1-1　女性内生殖器官解剖

(一) 位置和形态

阴道位于真骨盆下部中央,呈上宽下窄的管道,前壁长 7~9cm,与膀胱和尿道相邻,后壁长 10~12cm,与直肠贴近。下端开口于阴道前庭后部,上端包绕宫颈。环绕宫颈周围的部分称阴道穹窿(阴道穹),分为前、后、左、右 4 部分。其中后穹窿最深,与直肠子宫陷凹紧密相邻,为盆腔最低部位,临床上可经此处做后穹窿穿刺或引流,检查盆腔积液诊断某些疾病或实施手术,具有重要的临床意义。

（二）组织结构

阴道壁由黏膜、肌层和纤维组织膜构成，有很多横纹皱襞及弹力纤维，故有较大伸展性。阴道壁因富有静脉丛，故局部受损伤易出血或形成血肿。

1. **阴道黏膜**　呈淡红色。阴道上皮为复层鳞状上皮，折叠形成折痕或皱褶，该皱褶是一系列由阴道的外 1/3 的壁的折叠产生的脊，这些横向上皮脊的功能是提供阴道在延伸和拉伸时有足够的表面积，让阴道在生育时可以扩张到足够大的程度。

青春期后受卵巢分泌的性激素影响发生周期性变化，所以对阴道脱落细胞检查，可了解卵巢的功能。幼女及绝经后妇女的阴道黏膜上皮甚薄，皱襞少，伸展性小，容易创伤而感染。阴道壁无腺体，有少许分泌物称为白带。阴道黏膜上皮细胞内的糖原分解后产生乳酸，所以阴道呈酸性环境，pH 为 4~5；在病理状况下，阴道分泌物的性状、酸碱度会发生改变，所以临床上取阴道分泌物检查，可诊断某些疾病。

2. **阴道肌层**　由两层平滑肌纤维构成，外层纵行，内层环行，在阴道性交及分娩时会收缩。

3. **阴道纤维层**　在肌层的外面有一层纤维组织膜，含多量弹力纤维、少量平滑肌纤维以及血管和淋巴管。纤维组织连接到盆底的肌肉和筋膜，对阴道有支撑作用。阴道的上 1/3 连接肛提肌和韧带；阴道的中 1/3 连接泌尿生殖膈；下 1/3 连接会阴体。通过盆底肌肉和韧带的支持，可以保持阴道的正常位置，预防其脱垂。

二、子宫

子宫（uterus）位于小腹正中，壁厚、腔小，以肌肉为主。子宫腔内覆盖黏膜称子宫内膜，青春期后受性激素影响发生周期性改变，产生并排出月经；性交后，子宫是精子到达输卵管的通道；受孕后，是受精卵着床、发育、成长的地方；分娩时，子宫收缩排出胎儿及附属物。子宫的血液由子宫动脉供应。

（一）位置和大小

子宫是腹膜间位器官。位于骨盆腔的中央，呈轻度前倾前屈位，前面有膀胱，后面有直肠，下端接阴道。宫颈外口在坐骨棘水平。子宫底部左右两侧连接两条输卵管，还有两条韧带连接卵巢。子宫的正常位置依赖于子宫韧带及骨盆底肌和筋膜的支托作用。子宫的活动度比较大，且与膀胱、直肠的充盈度有关，与妊娠有关。

成年人子宫呈前后略扁的倒置梨形，重约 50g，长 7~8cm，宽 4~5cm，厚

2~3cm；宫腔容积约 5ml。子宫包括三部分：子宫体、子宫峡部、宫颈。宫体
与宫颈在不同年龄段比值不同：婴儿期为 1：2、成年期为 2：1、老年期为 1：1
（图 2-1-2）。

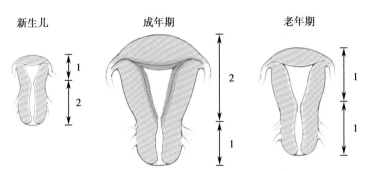

图 2-1-2　不同生命时期宫体与宫颈的比例

（二）组织结构

子宫由子宫体（corpus）、宫颈、宫体宫颈连接部组成，各部位的组织结构
不同。

1. 子宫体　子宫体壁由 3 层组织构成，内层为子宫内膜，中间为肌层，外
层为浆膜层（脏腹膜）。

（1）子宫内膜（endometrium）：为一层粉红色黏膜组织，从青春期开始受卵
巢激素影响，可周期性脱落。子宫内膜又分功能层和基底层：①功能层，又称
致密层和海绵层，占子宫内膜表面的 2/3。对性激素敏感，在卵巢激素作用下
发生周期性变化。②基底层，为具有再生功能的内膜层，占子宫内膜靠近子宫
肌层的 1/3。对性激素不敏感，无周期性变化。青春期开始，功能层发生周期
性脱落，由基底层再生。

（2）子宫肌层（myometrium）：是子宫肌壁最厚的一层，非孕时厚约 8mm。
由平滑肌组织、少量弹力纤维和胶原纤维组成。平滑肌束纵横交错如网状，大
致分 3 层：①外层纵行排列，极薄，是子宫收缩的起点；②中层交叉排列，"8"
字形围绕血管，收缩时可压迫血管，有效止血；③内层环行排列，痉挛性收缩时
可形成子宫收缩环。肌层中间穿插着丰富的血管，子宫收缩时血管被压缩，能
有效制止产后子宫出血。

（3）子宫浆膜层（perimetrium）：为覆盖宫体底部及前后面的腹膜，与肌层
紧贴，但在子宫前面近峡部处，腹膜与子宫壁结合较疏松，向前反折以覆盖膀
胱，形成膀胱子宫陷凹。在子宫后面反折覆盖直肠，形成直肠子宫陷凹。

2. 子宫峡部　子宫峡部（uterine isthmus）是连接子宫体与宫颈之间的最狭窄部分，在非孕期长约 1cm，有解剖学内口和组织学内口。解剖学内口位于峡部上端，解剖上较狭窄；组织学内口位于峡部下端，黏膜组织在此处由宫腔内膜转变为宫颈黏膜。

3. 宫颈　宫颈（cervix）是子宫下部狭窄的开口，连接阴道，呈圆柱形或圆锥形，突出于阴道壁的前上方。长 2.5~3cm。

（1）宫颈结构：根据宫颈与阴道的关系，宫颈分为宫颈阴道部和宫颈阴道上部。宫颈突入阴道的部分称宫颈阴道部，在阴道以上的部分称宫颈阴道上部（图 2-1-3）。宫颈的中央为前后略扁的长梭形管腔，其上端通过宫颈内口与子宫腔相连，其下端通过宫颈外口开口于阴道。内外口之间即宫颈管。未产妇的宫颈外口呈圆形；经阴道分娩后的宫颈外口受分娩影响形成大小不等的横裂，而分为前唇和后唇。

（2）宫颈的组织学特点：宫颈主要由黏膜和纤维肌层组成。

1）宫颈黏膜层：宫颈管内表面被覆黏膜层。

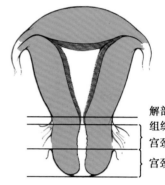

图 2-1-3　子宫峡部和宫颈结构图

宫颈阴道上部为单层高柱状上皮细胞。上皮下陷成腺样隐窝，即宫颈腺体，能分泌碱性黏液，成为白带的主要组成部分，并形成宫颈管内的黏液栓，将宫颈管与外界隔开。宫颈黏膜和黏液受卵巢激素的影响发生周期性的变化。在宫颈管柱状上皮下方、基底膜上方有储备细胞，具有增生和可以分化为柱状上皮细胞和化生为鳞状上皮的双向分化潜能。

宫颈阴道部为复层鳞状上皮细胞，表面光滑。在宫颈外口柱状上皮与鳞状上皮交界处称宫颈上皮移行带或转化区，是宫颈癌的好发部位。两种细胞的交界区位置并非一成不变，随女性体内雌激素水平的高低、年龄、内分泌、阴道 pH 和病理状态不同而可有位置移动。若雌激素水平高，如生育期年龄妇女，移行带向宫颈外口外移，使宫颈管内柱状上皮因外移而暴露在外，易误诊为宫颈炎症。

宫颈的血供主要来自子宫动脉，其在宫旁组织到达子宫外侧，距宫颈内口水平约 2cm 横跨输尿管至子宫侧缘，此后分为上、下两支，下支分布于宫颈及阴道上段，称宫颈阴道支，静脉相伴而行。宫颈的神经主要来自骶前神经丛，大部分在宫颈旁形成骨盆神经丛,分布于宫体、宫颈等。

2)宫颈壁:主要由结缔组织构成,亦含有平滑肌纤维、血管及弹力纤维。

(三) 子宫韧带

子宫周围有 4 对韧带与之相连,起支持作用,维持子宫正常位置。若子宫韧带、骨盆底肌和筋膜薄弱或受损伤,可导致子宫位置异常,形成不同程度的子宫脱垂。

1. 圆韧带(round ligament) 圆韧带起于子宫双角的前面、输卵管近端的下方,向前下方伸展达两侧骨盆壁,再穿过腹股沟终止于大阴唇前端,表面为阔韧带前叶的腹膜层覆盖。圆韧带由结缔组织与平滑肌组成,其肌纤维与子宫的肌纤维连接。圆韧带呈圆索形,长 12~14cm,主要作用为维持宫底保持前倾位置。

2. 阔韧带(broad ligament) 覆盖在子宫前、后壁的腹膜自子宫侧缘向两侧延伸达到骨盆壁,形成一对双层腹膜皱襞。分为前、后两叶,其上缘游离,维持子宫在盆腔的正中位置。

3. 主韧带(cardinal ligament) 由子宫阔韧带下部两层腹膜之间的平滑肌和结缔组织构成,将宫颈与骨盆侧壁相连。较强韧,起固定宫颈位置的作用,为保持子宫不致向下脱垂的主要结构。

4. 宫骶韧带(uterosacral ligament) 是连接子宫与骶骨的韧带,从宫颈后面的上侧方(相当于组织学内口水平),向两侧绕过直肠到达第 2、3 骶椎前面的筋膜,含平滑肌和结缔组织,外有腹膜遮盖,短厚有力。韧带将宫颈向后向上牵引,间接保持子宫于前倾位置。

三、输卵管

输卵管(oviduct)是一对细长弯曲的管道,形状如喇叭,包裹在子宫阔韧带上缘内,内侧与子宫角相连,外端游离,全长 8~14cm。输卵管是精子和卵子受精的场所,也是将孕卵输送入宫腔的通道。

(一) 输卵管结构

输卵管由内向外可分为 4 个部分:

1. 间质部 为输卵管位于子宫肌壁内的部分,长 0.8~2cm,管腔直径 0.5~1.0mm。

2. 峡部 是输卵管最狭窄的部位,管腔直径 2~3mm。也是施行输卵管结扎的部位。

3. 壶腹部 自峡部向外逐渐扩大的部位,直径 5~8mm,壁薄而弯曲。是

11

精子和卵子受精的部位,也是宫外孕常见的着床部位。

4. **伞部** 也称漏斗部,为输卵管末端漏斗状膨大,游离于腹腔,有"拾卵"作用。

（二）输卵管组织结构

1. **黏膜层** 输卵管腔内覆以黏膜,其上皮系由单层柱状细胞组成,上皮细胞上有纤毛,纤毛向宫腔方向摆动,利于输送受精卵。输卵管黏膜在月经周期中所发生的组织变化,与子宫内膜相似,但不如子宫内膜显著。

2. **肌层** 输卵管的肌肉组织一般分为两层,即环形的内层和纵行的外层,在伞部则交织成网状。输卵管的平滑肌经常有节奏地收缩,收缩频率随月经周期而变动,在运送卵子时收缩频率和强度最大,而在妊娠时最弱、最慢。纤毛运动与输卵管由远端向近端蠕动有拾卵、运送受精卵、防止经血逆流及宫腔内感染向腹腔内扩散的作用。如果受精卵停留在输卵管内生长,则形成宫外孕。

3. **浆膜层** 除间质部外,输卵管的其余部分均被腹膜所覆盖,伞端开口于腹腔内,向卵巢靠近或到达卵巢。

四、卵巢

卵巢(ovary)位于子宫两侧、输卵管下方及阔韧带后方,贴于盆腔侧壁的卵巢窝内。卵巢是性腺器官,呈扁椭圆形,灰白色,成人卵巢大小约为4cm×3cm×1cm,重5~6g。卵巢具有生殖和内分泌功能,可产生和排出卵细胞,并分泌性激素。

卵巢分内外两面、前后两缘和上下两端。外侧面与盆腔相贴;内侧面与小肠相邻。前缘称为系膜缘,借卵巢系膜与子宫阔韧带相连。前缘中部为卵巢门,有血管、神经等出入;后缘游离。卵巢的上端与输卵管伞相接触,通过骨盆漏斗韧带与盆壁相连。内侧借助卵巢固有韧带与子宫角部相连。

卵巢结构包括:①生发上皮,为单层立方上皮细胞;②皮质,内含发育不同程度的卵细胞,是卵巢主体;③髓质,含有结缔组织及血管、神经、淋巴等组织。

第 2 节 女性内生殖系统邻近器官

女性内生殖系统邻近许多重要器官,如骨盆、尿道、膀胱、输尿管、直肠、阑尾等。

一、骨盆

骨盆(pelvis)是躯干和下肢之间的骨性连接,是支持躯干和保护盆腔脏器的重要结构,是生殖器官的所在地。女性骨盆(female pelvis)又是胎儿娩出时必经的骨性产道,其大小、形态与分娩密切相关。骨盆前界为耻骨和耻骨联合,后壁为骶骨与尾骨,两侧为髋骨的内面、闭孔膜及韧带,侧壁上有坐骨大、小孔。骨盆形态及组成骨间各径线异常可导致异常分娩。通常女性骨盆较男性骨盆宽而浅,有利于胎儿娩出。

(一) 骨盆的组成

1. 骨盆的骨骼　骨盆由骶骨(os sacrum)、尾骨(os coccyx)和左右两块髋骨(os coxae)及其韧带连接而成。骶骨形似三角,由5~6块骶椎组成,前面凹陷称骶窝,三角形底的中部前缘突出,形成骶岬(promontory)(相当于髂总动脉分叉水平)。骶岬是妇科腹腔镜手术的重要标志之一及产科骨盆内测量对角径的重要据点。尾骨由4~5块尾椎组成。每块髋骨又是由髂骨(os ilium)、坐骨(os ischium)及耻骨(os pubis)组成的不规则骨骼。

2. 骨盆的关节　骶骨和髂骨、骶骨与尾骨之间由韧带支持连接,形成关节,一般不能活动。妊娠后在激素的影响下,韧带稍许松弛,各关节因而略有松动,对分娩有利。

(1)耻骨联合(pubic symphysis):两耻骨之间有纤维软骨连接,形成耻骨联合,位于骨盆的前方。

(2)骶髂关节(sacro-iliac joint):位于骶骨和髂骨之间,在骨盆后方,由宽厚的骶髂韧带连接。

(3)骶尾关节(sacro-coccygeal joint):骶尾关节为骶骨与尾骨的联合处,骶尾关节活动度与分娩有关。分娩时可后移,使骨盆出口前后径增大。

3. 骨盆的韧带　骨盆各部之间的韧带中有两对重要的韧带,包括骶骨、尾骨与坐骨结节间的骶结节韧带和骶骨、尾骨与坐骨棘之间的骶棘韧带。骶棘韧带宽度即坐骨切迹宽度,是判断中骨盆后矢状径是否狭窄的重要指标。妊娠期受激素影响,韧带较松弛,各关节的活动性亦稍有增加,有利于分娩时胎儿通过骨产道。

(二) 骨盆的分界

1. 真、假骨盆

(1)分界线:又称为髂耻线,以耻骨联合上缘、髂耻缘及骶岬上缘的连线为界,将骨盆分为假骨盆和真骨盆两部分。

(2)假骨盆(大骨盆):位于分界线以上,是腹腔的髂窝部。前面为腹壁下部,两侧为髂骨翼,后面为第5腰椎。假骨盆能支持妊娠时增大的子宫,但与产道无直接关系,但假骨盆某些径线的长短关系到真骨盆的大小,临床上可通过观察大骨盆的形状和测量某些径线间接了解真骨盆的情况。

(3)真骨盆(小骨盆,骨产道):位于骨盆分界线之下,包括盆壁、盆膈和盆腔器官等,是胎儿娩出的通道。真骨盆容纳的盆腔器官有子宫、卵巢、输卵管、阴道及邻近的输尿管、膀胱、尿道、直肠等。真骨盆有上、下两口:上口又称为入口,由分界线围绕;下口又称为出口,高低不平,封以盆膈,盆膈以下的软组织称为会阴。

2. 骨盆的平面 骨盆腔为一前短后长的弯曲圆柱形管道,根据分娩时胎儿在产道中的行经过程,将骨盆腔分为3个平面,由上至下为入口平面、中骨盆平面、出口平面。

(1)入口平面:为真假骨盆的交界面,即盆腔的入口,呈横椭圆形,其前方为耻骨联合上缘,两侧为髂耻缘,后方为骶岬上缘。①前后径,为耻骨联合上缘至骶岬前缘中点距离,又称骶耻内径,平均长约11cm;②横径,是入口平面最大径线,为两髂耻线间的最宽距离,平均约13cm;③斜径,在左右各一条,为一侧骶髂关节至对侧髂耻隆突间的距离,长约12.5cm。从左骶髂关节至右髂耻隆突者为左斜径,反之为右斜径。临床上以前后径最为重要,扁平骨盆的前后径较小,将影响胎儿头入盆。

(2)骨盆中段:骨盆的中上段为骨盆腔的最宽大部分,近似圆形,其前方为耻骨联合后方的中点,两侧相当于髋臼中心,后缘位于第2、3骶椎之间。下段为骨盆的最小平面,即中骨盆平面。

中骨盆平面:为骨盆腔最狭窄的平面,系耻骨联合下缘、坐骨棘至骶骨下端的平面,呈前后径长的纵椭圆形。中骨盆平面前后径约11.5cm,横径(坐骨棘间径)约10cm,其径线大小影响胎儿顺利通过骨盆。

(3)出口平面:由2个以坐骨结节间径为其共同底线的三角平面组成。前三角的顶为耻骨联合下缘,两侧边为耻骨降支,后三角的顶为尾骨尖,两侧边为骶骨结节韧带。出口横径为坐骨结节间径,平均长9cm。前后径为耻骨联合下缘至尾骨尖间距离,平均长9.5cm。分娩时尾骨尖可向后移1.5~2cm,使前后径伸长至11~11.5cm。两侧耻骨降支在耻骨联合下缘所形成的夹角为耻骨弓角度,女性为90°~100°。由耻骨联合下缘至坐骨结节间径的中点称"前矢状径",平均长6cm;骶尾关节至坐骨结节间径的中点称"后矢状径",平均长9cm。临床上单纯出口平面狭窄少见,多同时伴有骨盆中平面狭窄。

（三）骨盆的类型

按 Callwell 和 Moloy 的骨盆分类方法,根据骨盆形状将骨盆分为 4 种类型。

1. 女性型　最常见,为女性正常骨盆。在我国妇女骨盆类型中占 52%~58.9%。女性骨盆是胎儿娩出的通道,所以男女骨盆有着显著的差异。女性骨盆的特点:盆腔浅、入口大、出口宽。骨盆全形短而宽阔,上口为圆形,较宽大,下口的各径(矢状径和横径)均较男性者大,加之尾骨的活动性较大,耻骨联合也较宽,坐骨结节外翻,从而使骨盆各径在分娩时可有一定程度的延长。

(1)骨盆腔:呈圆筒形,浅而宽。耻骨联合短而宽,耻骨弓角度较大,骶岬突出较小,骨盆侧壁直,髂骨翼宽而浅,坐骨棘不突出,两侧坐骨棘间径 ≥ 10cm。

(2)骨盆入口:近于圆形或横椭圆形,入口横径 > 前后径。

(3)骨盆出口:宽大、坐骨结节间距宽。

2. 男性型　较少见,在女性中占 1%~3.7%。骨盆入口略呈三角形,两侧壁内聚,坐骨棘突出,耻骨弓较窄,骶坐切迹窄,呈高弓形,骶骨较直而前倾,致出口后矢状径较短。骨盆呈漏斗形,易致难产。

3. 类人猿型　类人猿型骨盆较其他类型深,我国妇女占 14.2%~18%。骨盆入口呈长椭圆形,骨盆入口、中骨盆和骨盆的出口横径均缩短,前后径稍长。入口前后径 > 横径,盆骨两侧壁稍内聚,坐骨棘较突出,坐骨切迹较宽,耻骨弓较窄,骶骨向后倾斜,故骨盆前部较窄而后部较宽,骶骨往往有 6 节。

4. 扁平型　较为常见,在我国妇女中占 23.2%~29%。骨盆入口前后径短而横径长,呈扁椭圆形。盆骨侧壁直,耻骨弓宽,骶骨失去正常弯度,变直向后翘或呈深弧形,故骨盆浅。

（四）骨盆轴与骨盆倾斜度

1. 骨盆轴(pelvic axis)　连接骨盆各假想平面中点的曲线,此轴上段向下向后,中段向下,下段向下向前。分娩时,胎儿沿此轴娩出。

2. 骨盆倾斜度(pelvic inclination)　妇女直立时,骨盆入口平面向前下倾斜,两侧髂前上棘和耻骨结节处于一个冠状面上,尾骨尖和耻骨联合上缘则处于一个水平面上。骨盆入口平面与地平面之间形成的夹角称为骨盆倾斜度,一般为 60°,角度过大会影响胎头衔接。

（五）骨盆底

骨盆底(pelvic floor)为封闭骨盆出口的多层肌肉和筋膜,尿道、阴道和直肠经此贯穿而出。骨盆底的肌肉和筋膜可承载和支持盆腔内的器官保持正常位置；分娩时，盆底组织向前伸展成为软产道的一部分，协调胎先露的转动和前进；分娩可造成骨盆底组织损伤。骨盆底由 3 层肌肉和筋膜组成，即外层、中层（泌尿生殖膈）和内层（盆膈）。

1. **外层**　为骨盆底浅层的筋膜和肌肉，由会阴浅筋膜与肌肉组成，包括会阴浅横肌、球海绵体肌、坐骨海绵体肌和肛门外括约肌。均会合于阴道口处与肛门之间，形成会阴中心腱。

2. **中层**　即泌尿生殖膈，由两层筋膜和一层肌肉组成，包括会阴深横肌及尿道括约肌，覆盖在耻骨弓及两坐骨结节间所形成的骨盆出口前部的三角平面上。

3. **内层**　即盆膈，由肛提肌及筋膜组成，在盆底肌肉中起重要的支持作用。

（六）盆壁与盆底软组织

1. **盆壁肌**　包括闭孔内肌、梨状肌、肛提肌和尾骨肌 4 对。

2. **盆筋膜**　盆筋膜是腹内筋膜的直接延续，可分为盆筋膜壁层、盆膈筋膜和盆筋膜脏层。

3. **盆筋膜间隙及盆腔腹膜凹陷**　盆内腹膜外组织在盆底腹膜与盆膈之间形成一些蜂窝组织间隙，其主要有：耻骨后间隙；骨盆直肠间隙；直肠后间隙。

4. **骨盆底**　见前述。

二、膀胱

膀胱（bladder）是储尿器官，是中空的、由肌肉包围的、可以伸缩的囊状器官，位于盆底。膀胱排空时呈三棱锥体形，分尖、体、底和颈四部分。尖端向上与耻骨联合相邻，底部朝向后下方。尖和底之间为膀胱体。膀胱底部有左右输尿管入口，颈部有出口通尿道；膀胱的大小、形状和壁的厚薄因所含尿液的多少而异；成人膀胱容量为 300~500ml；但膀胱具有伸缩性，其容量可以更大。

1. **组织结构**　膀胱由三层组成，内层为黏膜层，由变移上皮和固有膜构成，排尿后黏膜上形成很多不恒定的皱襞；中层为平滑肌，分内纵、中环、外纵三层，其中的环形肌在尿道内口增厚，形成括约肌；外层大部分是纤维膜，只有底部是浆膜。

2. **膀胱子宫陷凹**　位于膀胱与子宫之间，由腹膜反折形成一个凹陷。覆盖宫体底部及前后面的子宫浆膜层，与肌层紧贴，但在子宫前面近子宫峡部处,腹膜与子宫壁结合较疏松,向前反转以覆盖膀胱,与前腹壁腹膜相连续,形成膀胱子宫陷凹。覆盖此处的腹膜称膀胱子宫反折腹膜,在妇科手术中有重要意义。

三、输尿管

输尿管(ureter)是位于腹膜外位的细长肌性管道,左右各一,约平第 2 腰椎上缘,起自肾盂末端,终于膀胱。长 20~30cm,平均管径 0.5~1.0cm,最窄处口径只有 0.2~0.3cm。输尿管的主要作用是将肾脏所排泄的尿液排入膀胱。

1. **输尿管分段**　输尿管分为上、中、下三段,也可称为腹段、盆段、膀胱段(壁内段)。

(1)腹段:输尿管的腹段始于肾盂下端,在腹后壁腹膜的深面,经腰大肌前面下行至其中点附近,与卵巢血管交叉,通常血管在其前方走行,达小骨盆入口处。在此处左输尿管越过左髂总动脉末端前方;右输尿管则经过右髂外动脉起始部的前方。

(2)盆段:自小骨盆入口处从髂血管入盆腔,先沿盆侧壁向下向后,经盆腔侧壁和髂内血管、腰骶干和骶髂关节前方下行,跨过闭孔神经血管束,达坐骨棘水平,这一段称为盆段。女性输尿管经宫颈外侧约 2.5cm 处,从子宫动脉后下方绕过,向下内至膀胱底穿入膀胱壁内。

(3)膀胱段(壁内段):输尿管的壁内段是输尿管位于膀胱壁内,长约 1.5cm的斜行部分。膀胱充盈时,膀胱内压的升高导致壁内部的管腔闭合,从而阻止尿液向输尿管中的反流。

2. **组织结构**　输尿管管壁由三种组织所构成:①外层,最外为筋膜组织,其中有丰富的血管和神经纤维;②中层,为 3 层肌肉,内外层为纵行肌,中间一层为环形肌;③内层,为黏膜层,与肾盂及膀胱黏膜是连贯的。黏膜下层有丰富的网状淋巴管,是肾脏向下、膀胱向上感染的途径之一。

3. **狭窄部位**　输尿管全程有 3 处狭窄:①上狭窄,位于肾盂输尿管移行处;②中狭窄,位于骨盆上口,输尿管跨过髂血管处;③下狭窄,位于输尿管的壁内段。肾结石随尿液下行时容易嵌顿在输尿管的狭窄处,引起管壁平滑肌痉挛,发生剧烈的绞痛和出现排尿障碍等症状。

四、尿道

尿道(urethra)是从膀胱通向体外的管道,是泌尿系统的器官之一。女性尿道粗而短,长约 5cm,起于尿道内口,经阴道前方,开口于阴道前庭。女性尿道在会阴穿过泌尿生殖膈时,有尿道阴道括约肌环绕,该肌为横纹肌,受意志控制。与其他泌尿系统管道一样,尿道内表面由尿路上皮组成。上皮组织下是一层弹性的、带有血管网的结缔组织,再向外是一层平滑肌,最外层是与周边组织相连的结缔组织。

五、直肠

直肠(rectum)是肠管的最后部分,位于盆腔后部,膀胱、子宫和阴道之后,骶骨之前。上平第 3 骶椎高度接乙状结肠,向下穿盆膈延续为肛管。直肠下段肠腔明显膨大称直肠壶腹。直肠壶腹部与肛管以齿状线为界。直肠长 15~30cm。妇科手术、分娩时容易损伤直肠。

1. 组织结构　直肠的组织结构由黏膜层、黏膜下层、肌层和外膜组成。壶腹部内表面为单层柱状上皮,含大量杯状细胞;齿状线处移行为未角化复层扁平上皮。壶腹部含丰富的肠腺,由柱状细胞和杯状细胞组成。黏膜下层为疏松结缔组织,含丰富的静脉血管。再下为内环形和外纵形两层平滑肌。最外层为浆膜及纤维组织层。

2. 直肠的毗邻　直肠的后面借疏松结缔组织与骶、尾骨和梨状肌邻接。直肠上部隔直肠子宫陷凹与子宫及阴道后穹窿相邻。直肠下部借直肠阴道隔与阴道后壁相邻。直肠两侧的上部为腹膜形成的直肠旁陷凹,两侧的下部(在腹膜以下)与盆丛,直肠上动、静脉的分(属)支,直肠侧韧带及肛提肌等相邻。

六、阑尾

阑尾(appendix)是细长弯曲的盲管,在腹部的右下方,位于盲肠与回肠之间,它的根部连于盲肠的后内侧壁,远端游离并闭锁,活动范围和位置因人而异,变化很大。受系膜等的影响,阑尾可伸向腹腔的任何方位。炎症时可累及生殖器官。

第 3 节　女性生殖系统生理

女性的内、外生殖器官在不同的生长和发育时期有不同的生理变化,这些生理变化与女性的生殖功能密切相关,且相互影响。

一、女性一生不同阶段的生理特点

女性从新生儿到衰老是渐进的生理过程,也是下丘脑-垂体-卵巢轴功能发育、成熟和衰退的过程。女性一生根据其生理特点可按年龄划分为几个阶段,但并无截然界限,可因遗传、环境、营养等条件影响而有个体差异。

1. 新生儿期(neonatal period)　出生后4周内称为新生儿期。女性胎儿在母体内受到胎盘及母体性腺所产生的女性激素影响,刚出生的新生儿常见外阴较丰满,乳房略隆起或少许泌乳,出生后脱离胎盘,血中女性激素水平迅速下降,可出现少量阴道出血。这些生理变化短期内均能自然消退。

2. 儿童期(childhood)　从出生4周到12岁左右称为儿童期。在10岁之前,儿童体格持续增长和发育,但生殖器仍为幼稚型,阴道狭长、上皮薄、无皱襞,细胞内缺乏糖原,阴道酸度低,抗感染力弱,容易发生炎症;子宫小,宫颈较长,约占子宫全长的2/3,子宫肌层亦很薄;输卵管弯曲且很细;卵巢长而窄,卵泡虽能大量生长,但仅低度发育即萎缩、退化。子宫、输卵管及卵巢均位于腹腔内,接近骨盆入口。在儿童后期,约10岁起,卵巢内的卵泡受垂体促性腺激素的影响有一定发育并分泌性激素,但仍达不到成熟阶段。卵巢形态逐步变为扁卵圆形。女性特征开始呈现,皮下脂肪在胸、髋、肩部及耻骨前面堆积;子宫、输卵管及卵巢逐渐向骨盆腔内下降;乳房开始发育。

3. 青春期(adolescence)　从月经初潮至生殖器官逐渐发育成熟的时期称青春期。一般10~19岁。这一时期的生理特点为:

(1)全身发育:此时期身高迅速增长,体形渐达成人女型。

(2)第一性征:由于下丘脑与垂体促性腺激素分泌量增加及作用加强,使卵巢发育与性激素分泌逐渐增加,内、外生殖器进一步发育。外生殖器从幼稚型变为成人型;阴阜隆起,大阴唇变肥厚,小阴唇变大且有色素沉着;阴道长度及宽度增加,阴道黏膜变厚并出现皱襞;子宫增大,尤其宫体明显增大,使宫体占子宫全长的2/3;输卵管变粗,弯曲度减小;卵巢增大,皮质内有不同发育阶段的卵泡,致使卵巢表面稍呈凹凸不平。

(3)第二性征:除生殖器官以外,还有其他女性特有的征象,如音调变高、乳房丰满而隆起、出现阴毛及腋毛、骨盆横径发育大于前后径、胸和肩部皮下脂肪增多,显现女性特有体态。

(4)月经来潮:是青春期开始的一个重要标志。青春早期各激素水平开始有规律性波动,直到雌激素水平达到一定高度而下降时,引起子宫撤退性出血即月经初潮。由于卵巢功能尚不健全,故初潮后月经周期也多无一定规律。

(5)青春期激素水平的变化:青春期开始雌激素水平虽达到一定高度,但尚不足以引起黄体生成素的高峰,故月经周期尚不规律且多为无排卵性。据报道初潮后前 2 年内月经周期为无排卵性。随后卵泡刺激素水平上升,雌激素水平也上升,达成人排卵前高峰水平,并持续一定时间,出现正反馈作用,诱发血高峰而有排卵性的月经周期。此时虽已初步具有生育能力,但整个生殖系统的功能尚未完善。

4. 性成熟期(sexual maturity)　一般自 18 岁左右开始,历时约 30 年,又称生育期。此期女性性功能旺盛,卵巢功能成熟并分泌性激素,已建立规律的周期性排卵;生殖器官和乳房有不同程度的周期性改变。此时期月经周期规律,生育功能处于最旺盛的时期。

5. 围绝经期(peri-menopausal period)　围绝经期曾称为更年期,1994年世界卫生组织(World Health Organization,WHO)召开有关绝经研究进展工作会议,推荐采用"围绝经期"之称。此期长短不一,因人而异,一般发生在 45~52 岁。围绝经期卵巢功能逐渐衰退,生殖器官亦开始萎缩向衰退变更;月经量逐渐减少,周期不规则,最后绝经;部分妇女出现围绝经期症状。围绝经期包括绝经前、后的一段时期,分为 3 个阶段:

(1)绝经前期(premenopause):此期卵巢内卵泡数明显减少且易发生卵泡发育不全,多数妇女绝经前月经周期不规律,常为无排卵性月经。绝经前期由于卵巢功能逐渐衰退,卵巢激素缺乏,使围绝经期妇女出现一些血管运动障碍和神经精神障碍的症状。血管运动障碍可表现为潮热和出汗;神经精神障碍可表现为情绪不稳定、不安、抑郁或烦躁、失眠和头痛等。

(2)绝经(menopause):自然绝经通常是指女性生命中最后一次月经,卵巢内卵泡自然耗竭,或剩余的卵泡对垂体促性腺激素丧失反应。据全国协作组资料,我国妇女的绝经平均年龄为 49.5 岁,80% 在 44~54 岁。如 40 岁以前绝经称卵巢功能早衰。

(3)绝经后期(postmenopausal period):指绝经后卵巢进一步萎缩,其内分泌功能逐渐消退的时期。在此阶段卵巢间质仍能分泌少量雄激素,后者在外周转化为雌酮,是血液循环中的主要雌激素。

6. 老年期(senility)　一般 60 岁后妇女机体逐渐老化,进入老年期。此期卵巢功能已衰竭,主要表现为雌激素水平低落,不足以维持女性第二性征,生殖器官进一步萎缩老化。骨代谢失常引起骨质疏松,易发生骨折。

二、月经及临床表现

1. 月经的定义 在内分泌周期性调节下,子宫内膜发生从增生到分泌的反应,如不发生受精和孕卵着床,子宫内膜则萎缩脱落并伴有出血,如此周而复始地发生子宫内膜剥脱性出血,称为月经(menstruation)。规律性月经是生殖功能成熟的标志。

2. 初潮(menarche) 月经第一次来潮称为月经初潮。月经初潮年龄多在 13~15 岁,但可能早在 11~12 岁,或迟至 17~18 岁。月经初潮的迟或早受遗传、营养、体重、气候、环境等多种因素影响。我国各地区月经初潮年龄相差不大,气候影响不像以往报道那样显著,但体弱或营养不良者月经初潮可较迟,而体质强壮及营养好者,月经初潮可提早。

3. 月经周期(menstrual cycle) 两次月经第 1 天的间隔时间称为月经周期。一般 28~30 天,(28 ± 7)天都属正常。周期长短因人而异,但每个妇女的月经周期有自己的规律性。

4. 月经持续时间及出血量 月经持续的天数称为月经期,一般 3~7 天。正常妇女月经持续时间差异亦很大,但每个妇女的月经持续天数基本一致。一般月经第 2~3 天出血量最多。整个月经期的经血量约 30~50ml。月经量的多少很难统计,临床上常通过每天换月经垫的次数粗略估计量的多少。多数学者认为每月失血量超过 80ml 即为病理状态。

5. 月经血的特征 月经血一般呈暗红色,除血液外,还有子宫内膜碎片、宫颈黏液及脱落的阴道上皮细胞。月经血的主要特点是不凝固,但偶尔亦有小凝块。月经血不凝固的主要原因有:①月经血内缺乏纤维蛋白及纤维蛋白原——剥落的子宫内膜中含有极多的活化物质混入经血内,使经血中的纤溶酶原启动,转变为纤溶酶,纤维蛋白在纤溶酶的作用下裂解为流动的分解产物;②内膜组织含有其他活性酶,能破坏许多凝血因子,妨碍血液凝固,以致月经血变成液体状态排出。

6. 月经期的症状 一般月经期无特殊症状。但由于经期骨盆腔充血及子宫血流量增多,有些妇女可有下腹及腰骶部下坠感,个别可有膀胱刺激症状(如尿频)、轻度神经系统不稳定症状(如头痛、失眠、精神抑郁、易于激动)、胃肠功能紊乱(如食欲缺乏、恶心、呕吐、便秘或腹泻)以及鼻黏膜出血、皮肤痤疮等,但一般并不严重,不影响妇女的工作和学习。

三、卵巢周期性变化

从青春期到绝经前，卵巢在形态和功能上都发生周期性变化。卵巢的周期性变化主要包括：卵泡的发育和成熟，排卵，黄体的形成和退化等。卵巢内有 30 万~70 万个始基卵泡，生育期只有 400~500 个卵母细胞发育成熟，其余的发育到一定程度发生卵泡闭锁。

1. **卵泡（Graafian follicle）的发育与成熟**　人类卵巢中卵泡的发育始于胚胎时期，卵巢皮质内散布着始基卵泡，是胎儿时期卵原细胞经细胞分裂后形成的。每一个始基卵泡中含有一个卵母细胞，周围有一层梭形或扁平细胞围绕。从青春期开始，始基卵泡开始发育，卵母细胞增大，周围的梭形细胞增生，变成方形、复层，因细胞质内含颗粒，故称颗粒细胞。颗粒细胞分裂繁殖，在细胞群中形成空隙，称卵泡腔。内含液体，称卵泡液，液中含雌激素。随着卵泡液的增多，空隙扩大，颗粒细胞被挤至卵泡的四周，形成颗粒层。此时增大的卵母细胞被多层颗粒细胞围绕，突入卵泡腔内，称"卵丘"。间质细胞环绕卵泡形成两层卵泡膜。卵泡内膜细胞和颗粒细胞有分泌性激素的功能。在正常成年妇女的卵巢中，每月有若干个始基卵泡发育，但是只有 1 个（亦可能有 2 个）卵泡发育成熟，直径可达 20mm 左右，称为成熟卵泡。卵泡成熟后经排卵过程排出，其余的卵泡发育到一定程度自行退化，这个退化过程称卵泡闭锁。

2. **排卵（ovulation）**　卵细胞和它周围的一些细胞一起被排出的过程称排卵。卵泡在发育过程中逐渐向卵巢表面移行，成熟时呈泡状突出于卵巢表面。在卵泡内液体的压力和液体内蛋白分解酶及促性腺激素等的作用下，卵泡膜最后破裂，卵细胞随卵泡液排入腹腔，即"排卵"。排卵一般发生在月经周期的第 13~16 天，但多发生在下次月经来潮前的第 14 天左右。排卵一般无特殊不适，少数人可感到排卵侧下腹酸胀或坠痛。卵子可由两侧卵巢轮流排出，也可由一侧卵巢连续排出。

3. **黄体（corpus luteum）形成及退化**　排卵后，卵泡液流出，卵泡腔内压下降，卵泡壁塌陷，同时卵泡膜血管破裂，血液流入卵泡腔内凝成血块，形成血体。随后卵泡壁的卵泡颗粒细胞和内膜细胞，卵泡膜内的血管和结缔组织向内侵入。在黄体化激素的作用下，卵泡壁的细胞体积增大，分化为一个体积很大并富含血管的内分泌细胞团，称为黄体。黄体化后颗粒细胞增生长大，胞质中出现黄色颗粒，形成颗粒黄体细胞，主要分泌孕激素（孕酮）；卵泡膜细胞形成卵泡膜黄体细胞，主要分泌雌激素。排卵后的 7~8 天黄体发育为成熟黄体。黄体成熟时，雌、孕激素达到高峰。

排卵后如受精,则黄体将继续发育并将维持其功能达 3~4 个月,称妊娠黄体。如未受精,在排卵后的 9~10 天黄体开始退化,退化时黄体细胞逐渐萎缩变小,周围的结缔组织及成纤维细胞侵入黄体,逐渐由结缔组织所代替,组织纤维化,外观色白称白体。4~6 天后月经来潮。正常排卵周期黄体功能仅限于 14 天内,黄体衰退后月经来潮,卵巢中又有新的卵泡发育,开始新的周期。

4. **卵泡闭锁**　在性成熟期,除妊娠及哺乳期外,卵巢经常不断地重复上述周期变化,但在妇女一生中,仅有 400 个左右的原始卵泡发育到排卵,其余绝大多数卵泡均在发育过程中退化,称为闭锁卵泡。闭锁卵泡的组织学特征为卵母细胞退化坏死,被吞噬细胞清除,颗粒细胞层分解,细胞脂肪变性,卵泡塌陷,最后纤维化。有关卵泡闭锁的机制迄今尚无一致看法。

四、卵巢分泌的甾体激素

卵巢合成及分泌的性激素,主要为雌激素、孕激素和雄激素等甾体激素。正常妇女卵巢激素的分泌随卵巢周期而变化。

(一) 雌激素

雌激素(estrogen)是由卵泡内膜细胞及颗粒细胞协同产生。可促进生殖器官发育,控制排卵,维持正常月经周期、女性特征和性功能。

1. **月经周期中雌激素水平变化**　在卵泡开始发育时,雌激素分泌量很少,随着卵泡渐趋成熟,雌激素分泌也逐渐增加,于排卵前形成高峰,排卵后分泌稍减少,约在排卵后 7~8 天黄体成熟时,形成又一高峰,但第二高峰较平坦,峰的均值低于第一高峰。黄体萎缩时,雌激素水平急骤下降,在月经前达最低水平。

2. **生理功能**

(1) 对生殖系统的作用:促使子宫、输卵管、卵巢等生殖器官生长发育;促进子宫肌细胞增生和肥大,增加子宫平滑肌对缩宫素的敏感性;使子宫内膜的腺体及间质细胞增殖、变厚;使宫颈口松弛,宫颈管腺体分泌增多,宫颈黏液增加,质稀薄,便于精子通过;使阴道上皮细胞增生角化,黏膜变厚,并增加细胞内糖原含量,使阴道维持酸性环境;促进输卵管的发育,加强输卵管肌层节律性收缩的振幅,出现纤毛细胞,有利于卵子或受精卵的运行;协同卵泡刺激素促进卵泡发育。

(2) 对其他激素的影响:一定浓度的雌激素通过对下丘脑的正负反馈调节,影响脑垂体促性腺激素的分泌:抑制垂体促卵泡成熟激素的分泌;刺激黄体生成素的分泌。雌激素对雄激素起拮抗作用。

（3）促进第二性征的发育：促使乳腺基质及腺管生长发育。

（4）调控人体水盐和糖脂代谢：促使体内钠和水的潴留；促进肝脏高密度脂蛋白合成，抵制低密度脂蛋白合成，降低血液循环中胆固醇水平；维持和促进骨基质代谢；有利于提升外周组织对胰岛素的敏感性；使体内脂肪呈女性分布。

（二）孕激素

孕激素（progesterone）是由卵巢的黄体细胞分泌，促进女性附性器官成熟及第二性征出现，并维持正常性欲及生殖功能的激素。

1. 月经周期中孕激素水平变化 排卵后孕激素分泌量开始增加，在排卵后 7~8 天黄体成熟时，分泌量达最高峰，以后逐渐下降，到月经来潮时恢复到排卵前水平。

2. 生理功能

（1）对生殖系统的作用：降低子宫平滑肌兴奋性及对缩宫素的敏感性，抑制子宫收缩，有利于胚胎及胎儿生长发育；使增生期子宫内膜转化为分泌期子宫内膜，有利于孕卵的着床、营养供给及发育；使宫颈口闭合，抑制宫颈腺体分泌，黏液分泌减少，性状变黏稠；抑制输卵管平滑肌节律性收缩的振幅及上皮纤毛生长，调节孕卵运行；加速阴道上皮细胞脱落，阴道上皮细胞减少，中层细胞增多。

（2）对乳腺的作用：在已有雌激素影响的基础上，促进乳腺腺泡发育成熟。

（3）对下丘脑、垂体：孕激素在月经中期具有增强雌激素对垂体黄体生成素排卵峰释放的正反馈作用，在黄体期对下丘脑、垂体有负反馈作用，抑制促性激素分泌。

（4）对体温的影响：兴奋下丘脑体温调节中枢，使基础体温在排卵后升高 0.3~0.5℃。

（5）对代谢和免疫的作用：促进水与钠的排泄，促使蛋白分解。妊娠期孕激素参与母胎界面的免疫抑制调节，使胚胎得以存活而不被排斥。

（三）雄激素

卵巢能分泌少量雄激素（androgen），睾酮不仅是合成雌激素的前体，而且是维持女性正常生殖功能的重要激素。其生理功能有：

（1）合成雌激素：女性体内的雄激素为卵巢生成雌激素提供原料，雌激素是在卵巢芳香化酶催化下由雄激素转化而成。

（2）对生殖系统的影响：自青春期开始，雄激素分泌增加，促使阴蒂、阴唇、阴阜的发育。促进阴毛、腋毛的生长，可能还与性欲有关。但雄激素过多会对雌激素产生拮抗作用，可减缓子宫及其内膜的生长及增殖，抑制阴道上皮的增生和角化。长期使用雄激素,可出现男性化的表现。

(3)对代谢功能的影响:雄激素能促进蛋白合成,促进肌肉生长,并刺激骨髓中红细胞的增生。在性成熟期前,促使长骨骨基质生长和钙的保留,性成熟后可导致骨骼的生长停止。可促进肾远曲小管对 Na^+ 的重吸收而引起水肿,雄激素还能使基础代谢率增加。

(四)雌激素与孕激素的协同和拮抗作用

孕激素在雌激素作用的基础上,进一步促使女性生殖器官和乳房的发育,为妊娠准备条件,可见两者有协同作用;另一方面,雌激素和孕激素又有拮抗作用,表现在子宫收缩、输卵管蠕动、宫颈黏液变化、阴道上皮细胞角化和脱落以及钠和水的潴留与排泄等。

五、月经周期的调节激素(下丘脑 - 垂体 - 卵巢轴)

女性生殖系统的生理特点之一是它的周期性变化,月经是这个周期性变化的重要标志;月经周期的调节主要通过下丘脑 - 垂体 - 卵巢的激素作用,称为下丘脑 - 垂体 - 卵巢轴。它的主要生理功能是控制女性发育、正常月经和性功能,因此又称性腺轴。

(一)下丘脑、垂体的激素

1. 下丘脑性调节激素

(1)促性腺激素释放激素(gonadotropin releasing hormone,GnRH):促使垂体合成和释放黄体生成素和促卵泡素。

(2)生乳素抑制激素(prolactin inhibitory hormone,PIH):调节垂体生乳素的分泌和释放。

2. 垂体性调节激素

(1)促卵泡素(follicle stimulating hormone,FSH):也称卵泡刺激素,由腺垂体嗜碱性粒细胞分泌。主要促进卵泡细胞与颗粒细胞增生;并在少量黄体生成素的协同下,促使卵泡发育成熟并分泌雌激素。

(2)黄体生成素(luteinizing hormone,LH):由腺垂体嗜碱性粒细胞分泌。主要作用是与 FSH 协同,促使成熟卵泡排卵,从而促使黄体形成并分泌孕激素和雌激素。

(3)催乳素(prolactin,PRL):是由垂体前叶腺嗜酸细胞分泌的蛋白质激素。主要作用为促进乳腺发育生长,刺激并维持泌乳。

(二)下丘脑 - 垂体 - 卵巢轴作用机制

下丘脑 - 垂体 - 卵巢轴是一个完整而协调的神经内分泌系统,它的每个环节均有其独特的神经内分泌功能,并且互相调节、互相影响。

下丘脑的神经分泌细胞分泌促性腺激素释放激素(GnRH),包括卵泡刺激素释放激素与黄体生成素释放激素,两者可通过下丘脑与脑垂体之间的门静脉系统进入腺垂体,垂体在下丘脑所产生的激素控制下分泌促卵泡素(FSH)与黄体生成素(LH)。能刺激成熟卵泡排卵,促使排卵后的卵泡变成黄体,并产生孕激素与雌激素。

此外,腺垂体嗜酸性粒细胞能分泌一种纯蛋白质称催乳素,其功能与刺激泌乳有关,其分泌的调节与下丘脑有关:下丘脑分泌的催乳素抑制激素能抑制催乳素的分泌,而促甲状腺激素释放激素除能促使垂体分泌甲状腺激素外,还能刺激催乳素的分泌。

(三)下丘脑 - 垂体 - 卵巢轴的功能调节

下丘脑 - 垂体 - 卵巢轴的功能调节是通过神经调节和激素回馈调节实现的。卵巢产生的激素对下丘脑和垂体的分泌活动有正、负反馈调节作用。下丘脑的不同部位对性激素作用的反应性不同。使下丘脑兴奋,分泌性激素增多者称正反馈;反之,使下丘脑抑制,分泌性激素减少者称负反馈。大量雌激素水平对下丘脑既有正反馈作用,也有负反馈作用。大量孕激素水平对下丘脑有负反馈作用。在月经周期中的激素变化有:

1. 卵泡期 雌、孕激素水平降至最低,解除了对下丘脑的抑制,下丘脑分泌 GnRH 逐渐增加,促进垂体分泌 FSH。卵巢内卵泡发育,雌激素分泌增加,子宫内膜发生增生期变化。雌激素继续增加,至卵泡发育至成熟卵泡,雌激素分泌达高峰,作用于下丘脑,发生正反馈作用,下丘脑分泌 GnRH 增多,促进腺垂体释放 FSH、LH,达高峰,促使成熟卵泡排卵。

2. 黄体期 排卵后黄体形成并发育成熟,分泌孕激素、雌激素,子宫内膜发生分泌期变化。①若未受精:大量雌、孕激素对下丘脑产生负反馈作用,抑制下丘脑 GnRH 分泌,腺垂体 FSH、LH 分泌减少,黄体萎缩退化,雌、孕激素分泌减少。子宫内膜因失去卵巢性激素的支持而萎缩、坏死、出血、剥脱,促成月经来潮。雌、孕激素的减少解除了对下丘脑的抑制,下丘脑得以再度分泌 GnRH,于是又开始一个新的周期。②若发生受精:在胚胎滋养细胞分泌的 hCG 作用下,黄体增加变为妊娠黄体,继续分泌雌、孕激素,至妊娠 3 个月胎盘形成。

六、子宫内膜及生殖器官其他部位的周期性变化

卵巢的周期性变化使女性生殖器发生一系列周期性变化,尤以子宫内膜

的周期性变化最为显著。

(一) 子宫内膜的周期性变化

子宫内膜的周期性变化可从组织学与生物化学两方面来观察。

1. 子宫内膜的组织学变化　子宫内膜在结构上分为基底层和功能层,基底层直接与子宫肌层相连,此层不受月经周期中激素变化的影响,在月经期不发生脱落。功能层靠近宫腔,它受卵巢激素的影响呈周期性变化,此层月经期坏死脱落。正常一个月经周期以28天为例,其组织形态的周期性改变可分为3期:

(1)增生期:在卵巢周期的卵泡期雌激素作用下,子宫内膜上皮与间质细胞呈增生状态称增生期。增生期又分早、中、晚3期。①增生期早期:在月经周期第5~7天。内膜的增生与修复在月经期即已开始。此期内膜较薄,仅1~2mm。腺上皮细胞呈立方形或低柱状。间质较致密,细胞呈星形。间质中的小动脉较直,其壁薄。②增生期中期:在月经周期第8~10天。此期特征是间质水肿明显;腺体数增多、增长,呈弯曲形;腺上皮细胞表现增生活跃,细胞呈柱状,且有分裂象。③增生期晚期:在月经周期第11~14天。此期内膜增厚至2~3mm,表面高低不平,略呈波浪形。上皮细胞呈高柱状,腺上皮仍继续生长,核分裂象增多,腺体更长,形成弯曲状。间质细胞呈星状,并相互结合成网状;组织内水肿明显,小动脉略呈弯曲状,管腔增大。

(2)分泌期:黄体形成后,在孕激素作用下,使子宫内膜呈分泌反应称分泌期。分泌期也分早、中、晚3期。①分泌期早期:在月经周期第15~19天。此期内膜腺体更长,屈曲更明显。腺上皮细胞的核下开始出现含糖原的小泡,间质水肿,螺旋小动脉继续增生。②分泌期中期:在月经周期第20~23天。内膜较前更厚并呈锯齿状。腺体内的分泌上皮细胞顶端胞膜破碎,细胞内的糖原溢入腺体,称顶浆分泌。此期间质更加水肿、疏松,螺旋小动脉增生、卷曲。③分泌期晚期:在月经周期第24~28天。此期为月经来潮前期。子宫内膜厚达1cm并呈海绵状。内膜腺体开口面向宫腔,有糖原等分泌物溢出,间质更疏松、水肿,表面上皮细胞下的间质分化为肥大的蜕膜样细胞。此期螺旋小动脉迅速增长超出内膜厚度,也更弯曲,血管管腔也扩张。

(3)月经期:在月经周期第1~4天。此时雌、孕激素水平下降,使内膜中前列腺素的合成活化。前列腺素能刺激子宫肌层收缩而引起内膜功能层的螺旋小动脉持续痉挛,内膜血流减少。受损缺血的坏死组织面积渐扩大。组织变性、坏死,血管壁通透性增加,使血管破裂导致内膜底部血肿形成,促使组织坏死剥脱。变性、坏死的内膜与血液相混而排出,形成月经血。

2. 子宫内膜的生物化学研究 子宫内膜在雌激素的作用下,间质细胞能产生一种和蛋白质结合的碳水化合物,称酸性黏多糖(acid mucopolysaccharides,AMPS)。雌激素不但能促使 AMPS 的产生,还能使之浓缩及聚合,形成间质中的基础物质。AMPS 有一定的黏稠性,对增生期子宫内膜的成长起支持作用。排卵后,孕激素能阻止 AMPS 的合成,促使其降解,还能使之去聚合,致使间质中的基础物质失去其黏稠性,血管通透性增加,便于营养物质和代谢产物在细胞和血管之间自由交换,内膜更能获得充足营养,为受精卵的着床和发育做准备。

在子宫内膜中有一类特殊的细胞颗粒称为溶酶体。溶酶体中含各种水解酶如酸性磷酸酶、葡糖醛酸酶等,能使蛋白质、核酸和黏多糖分解。雌、孕激素能促进这些水解酶的合成。这些水解酶平时保留在溶酶体内,由脂蛋白酶与外界隔开,故不具活性。排卵后若卵子未受精,黄体经一定时间后萎缩,此时雌、孕激素水平下降,溶酶体膜的通透性增加,水解酶进入组织,影响子宫内膜的代谢,对组织有破坏作用,因而造成内膜的剥脱和出血。

(二)宫颈黏液的周期性变化

在卵巢激素的影响下,宫颈腺细胞分泌的黏液,其物理、化学性质及其分泌量均有明显的周期性改变。月经净后,体内雌激素水平降低,宫颈管分泌的黏液量很少。雌激素可刺激分泌细胞的分泌功能,随着雌激素水平不断提高,至排卵期黏液分泌量增加,黏液稀薄、透明。涂片见羊齿植物叶状结晶,这种结晶在月经周期第 6~7 天开始出现,到排卵期最为清晰而典型。宫颈黏液稀薄有利于精子通过,同时精子还能从宫颈黏液中摄取养分,增加其活力,促进精子与卵子结合。排卵后,受孕激素影响,黏液分泌量逐渐减少,质地变黏稠而混浊,拉丝度差,易断裂,在宫颈管内形成黏液栓,使宫颈与外界分开,产生保护作用,同时不利于精子通过宫颈。涂片检查见椭圆体。依据宫颈黏液的周期性变化,可反映当时的卵巢功能。

(三)阴道黏膜的周期性变化

在月经周期中,随着雌、孕激素的消长,可以引起阴道黏膜周期性改变,这种改变在阴道上段更明显。排卵前,阴道上皮在雌激素的影响下,底层细胞增生,逐渐演变为中层与表层细胞,使阴道上皮增厚;表层细胞出现角化,其程度在排卵期最明显。细胞内富有糖原,糖原经寄生在阴道内的阴道杆菌分解而成乳酸,使阴道内保持一定酸度,可以防止致病菌的繁殖。排卵后,在孕激素的作用下,阴道黏膜上皮大量脱落,角化现象消失。临床上常借助阴道脱落细胞的变化了解体内雌激素水平和有无排卵。

（四）输卵管的周期性变化

输卵管的周期性变化包括形态和功能两方面，均受到激素调控。在雌激素的作用下，输卵管黏膜上皮纤毛细胞生长，体积增大，雌激素还促进输卵管发育及输卵管肌层的节律性收缩。孕激素则能增加输卵管的收缩速度，减少输卵管的收缩频率。孕激素与雌激素间有许多制约的作用，孕激素可抑制输卵管黏膜上皮纤毛细胞的生长，减低分泌细胞分泌黏液的功能。雌、孕激素的协同作用保证受精卵在输卵管内的正常运行。

在卵泡期，输卵管黏膜纤毛细胞生长，非纤毛细胞分泌增加，为卵子提供运输和种植前的营养，输卵管蠕动加强；排卵后，抑制输卵管黏膜纤毛细胞生长及非纤毛细胞的分泌，输卵管蠕动减弱。

参 考 文 献

1. 黄晓武，夏恩兰. 宫颈组织结构与宫颈机能. 国际妇产科学杂志，2016, 43 (6): 657-660.
2. 郎景和，张晓东. 妇产科临床解剖学. 济南：山东科学技术出版社，2013: 147.
3. 谢幸，孔北华，段涛. 妇产科学. 9 版. 北京：人民卫生出版社，2018: 16-29.
4. 薛凤霞，成争先. 宫颈的解剖与生理. 中国实用妇科与产科杂志，2004, 20 (7): 403-404.

第三章

妊娠生理及妊娠诊断

第1节 妊 娠 生 理

妊娠（pregnancy）是胚胎和胎儿在母体内发育成长的过程。成熟卵子受精是妊娠的开始，胎儿及其附属物自母体排出是妊娠的终止。妊娠全过程平均约38周。

一、受精、着床与胎儿附属物的形成

（一）受精与着床

卵子与精子结合的过程称为受精（fertilization）。一般发生在输卵管壶腹部。受精卵（又称孕卵）在输卵管内膜纤毛的运动和管壁的蠕动作用下，逐渐侵入宫腔。孕卵在移动过程中逐渐分裂发育，其滋养层细胞能分泌蛋白分解酶，使和它接触的子宫内膜表面溶解，形成缺口，孕卵经此缺口埋入内膜中，缺口迅速修复。这一过程叫孕卵"着床"（implantation）。从受精到孕卵着床需7~8天，着床部位多在子宫体上部的前壁或后壁，缺口多在受精的第11~12天修复。孕卵着床后逐渐发育成胚胎及与母体建立联系的附属物——胎盘、胎膜、脐带及羊水等。

（二）蜕膜形成

孕卵着床的刺激，使分泌期子宫内膜迅速进一步发展成蜕膜（decidua），依其与孕卵位置的关系分为三部分：

1. **底蜕膜（decidua basalis）** 与极滋养层（孕卵内细胞团所在的一端）接触部位，以后发育成胎盘的母体部位。

2. **包蜕膜（decidua capsularis）** 覆盖在胚泡上的蜕膜，约孕12周在羊膜腔增大宫腔消失时，与壁蜕膜相贴融合。

3. **壁蜕膜（真蜕膜）（decidua parietalis）** 除上述两者外，覆盖宫腔表面的蜕膜。

（三）胎儿附属物的形成

1. 胎膜　胎膜（fetal membranes）是由羊膜、滑泽绒毛膜组成。羊膜是胎膜的最内层，由胚胎羊膜囊壁发育而成，与胎盘脐带上的羊膜相连，薄而透明，上皮细胞在妊娠前半期是扁平的，在妊娠后半期为立方形，有活跃的物质转运功能；滑泽绒毛膜是与包蜕膜接触的绒毛膜部分，为胎膜的外层，与羊膜可以完全分开。胎膜可防止细菌进入宫腔，故早期破膜容易引起宫腔感染。

2. 胎盘　胎盘（placenta）是维持胎儿在宫腔内正常发育的器官，也是胎儿与母体进行物质交换的重要器官。

（1）胎盘的形成：胎盘于妊娠 6~7 周时开始形成，3 个月时完全形成，约占宫腔的 1/3，4 个月时占宫腔的 1/2。足月妊娠的胎盘呈扁圆或椭圆形，重 500~600g，相当于胎儿体重的 1/6；直径 16~20cm，厚 2.5~3.5cm，中间厚，边缘薄；母面暗红色，分成 15~20 个胎盘小叶，可有散在的钙化斑点；子面光滑，灰白色，脐带附着于胎盘中央或偏侧，脐带血管从附着点向四周分散，达胎盘边缘。

（2）胎盘的结构：胎盘是由羊膜、叶状绒毛膜和底蜕膜组成。

1）羊膜（amnion）：位于胎盘的子面，是胎膜内层羊膜的延续，构造和功能亦相同。

2）叶状绒毛膜：伸入底蜕膜内构成胎盘的主要部分，绒毛滋养层合体细胞溶解周围的蜕膜形成绒毛间隙，大部分绒毛游离其中，称为游离绒毛。少数绒毛紧紧附着于蜕膜深部，起固定作用，称为固定绒毛。

3）底蜕膜：是组成胎盘的母体部分，因胎儿长大，羊水增多，海绵层被压成纤维膜状，分娩时胎盘即由此剥离。

（3）胎盘的功能：

1）气体交换：母血氧压较脐血高，能以扩散作用通过绒毛进入胎儿血液循环。二氧化碳能在胎膜中溶解，易于交换。

2）营养作用：胎儿生长发育所需的葡萄糖、氨基酸、维生素、电解质等可经胎盘输送到胎儿血中，同时胎盘产生各种酶，能把结构复杂的物质分解为简单的物质，或把结构简单的物质合成糖原、蛋白质、胆固醇等，供应给胎儿。

3）排泄作用：胎儿代谢废物，如尿素、尿酸、肌酐、肌酸等经胎盘送入母血排出。

4）防御作用：一般细菌和更大的病原体不能通过胎盘，病毒可以通过胎盘进入胎儿血中。某些病原体如结核分枝杆菌、疟原虫、梅毒螺旋体等可先在胎盘形成病灶,破坏绒毛后再进入胎儿血中感染胎儿。母血中的抗体也能通过胎盘进入胎儿血中,使胎儿得到被动免疫力。但母体的血型抗体进入胎儿血中可造成胎儿溶血和死胎。某些药物可通过胎盘进入胎儿体内,故孕妇用药时应考虑对胎儿的影响。

5)内分泌作用:胎盘可分泌人绒毛膜促性腺激素、雌激素、孕激素、胎盘生乳素等。

6)免疫功能:胎盘的构造使母子血不直通,首先消除了第一次排斥的必要条件。妊娠末期胎盘与母体间有一层纤维蛋白样物沉着,滋养叶细胞外有一层透明质酸和唾液酸组成的纤维样物质包绕,可能形成一个屏障阻断细胞抗原。此外,胎盘所产生的类固醇激素和蛋白类激素也可能起一定的免疫抑制作用。

(4)胎盘分泌的激素:

1)人绒毛膜促性腺激素(human chorionic gonadotropin,hCG):人绒毛膜促性腺激素是一种糖蛋白激素。受精后20天,即妊娠35天尿中就可出现,至妊娠45天浓度上升,60天时浓度最高,以后逐渐下降,妊娠第18周时降至最低水平,维持到分娩,产后4天左右消失。其主要功能是使黄体发育至妊娠黄体,以维持妊娠,直到胎盘能分泌足够的类固醇激素来代替卵巢的分泌,并能刺激雌性和雄性动物的性腺活动,临床用以诊断早期妊娠。

2)雌激素:雌激素由绒毛合体细胞产生,从妊娠第17周开始即在母血中逐渐增加,胎盘能使雌酮和雌二醇互相转化,雌三醇的产生需要胎盘和健康胎儿共同作用。尿中雌三醇量是测定胎儿胎盘功能的一个很好的指标。

3)孕激素:孕激素亦由合体细胞产生。

4)胎盘生乳素(human placental lactogen,HPL):是在合体细胞中储存的一种蛋白类激素,具有垂体生长激素和催乳激素相似的免疫、化学和生物特征;胎盘生乳素有协同人绒毛膜促性腺激素维持妊娠黄体的作用;能促使乳腺发育;使脂肪分解成游离脂肪酸,供做母体能源;抑制糖原异生,将节省下来的蛋白质和葡萄糖供给胎儿。

3. 脐带　脐带(umbilical cord)是胚胎发育过程中羊膜囊扩大包围体蒂及卵黄囊而形成的索状物。外为羊膜,内为来自胚外中胚层的胶样结缔组织,称为华通氏胶,内有1条脐静脉和2条脐动脉。脐带一端连接胎儿脐轮,一端连接胎盘,保持胎儿和胎盘间的联系,保证胎儿在子宫内有一定的活动度。其平均长度为45~55cm,直径为1~1.5cm,常有螺旋状扭转。过长易绕胎颈和胎体,影响胎儿正常发育;过短可影响胎儿娩出或分娩时引起胎盘早期剥离。脐带受压可危及胎儿生命。

4. 羊水　羊膜腔中的液体称为羊水(amniotic fluid),一般认为妊娠早期的羊水是来自母体血浆通过胎膜的透析液,羊水与母体血浆之间经常进行交换,约 90 分钟交换 50%。妊娠后半期通过胎儿吞咽羊水和排尿也参与控制羊水量。

妊娠前半期羊水澄清,后期因内含胎儿脱落的毳毛、皮肤细胞和胎脂,略显混浊。随着妊娠月份增长羊水量也增加,足月妊娠时羊水量为 500~1 000ml,比重为 1.007~1.035,呈碱性或中性反应。羊水能防止羊膜与胎儿体表相粘连,保护胎儿免受外来的伤害;使胎儿周围环境温度保持相对恒定;胎儿在宫腔内有一定限度的活动;并给胎儿一定的营养;临产后羊水还可传导宫腔压力,促使宫颈口扩张;破膜时羊水还有冲洗阴道的作用,可减少感染。

羊水是维持胎儿生命和发育不可缺少的生活环境,羊水中的各种化学物质随妊娠进展而发生变化。由于胎儿与羊水有着密切的关系,能很好地反映胎儿的生理和病理状态,故产前羊水检查可判断胎儿情况,诊断遗传性疾病、胎儿畸形、胎儿胎盘功能、胎儿成熟度和母子血型不合等。

二、胎儿发育及其生理特点

1. 胚胎的发育　成熟卵子在受精后的 2 周内称孕卵或受精卵(zygote);受精后的第 3~8 周称为胚胎(embryo),在胚胎期主要器官结构完成分化;第 8 周末起称为胎儿(fetus),是其各器官进一步发育渐趋成熟时期。

2. 胎儿的发育　描述胎儿发育的特征,以 4 周为一个孕龄单位。

(1)妊娠 4 周末:可以辨认胎盘与体蒂。

(2)妊娠 8 周末:胚胎初具人形,长约 3cm,头大占整个胎体的 1/2。眼、耳、鼻、口已可辨认,四肢已具雏形。超声检查可见早期心脏形成并有搏动。

(3)妊娠 12 周末:胎儿身长 7~9cm,重约 20g,外生殖器已发生,部分可辨出性别。四肢有微弱活动,肠管已有蠕动,指/趾已分辨清楚,指/趾甲形成。

(4)妊娠 16 周末:胎儿身长 10~17cm,重 100~120g。从外生殖器可确定胎儿性别。皮肤色红、非常薄,光滑透明,有少量毳毛,无皮下脂肪。头皮已长出毛发,胎儿已开始出现呼吸运动。除胎儿血红蛋白外,开始形成成人血红蛋白。骨骼进一步发育。腹部检查可听到胎心音,孕妇可感到胎动。

(5)妊娠 20 周末:胎儿身长 18~27cm,重 280~300g,皮肤暗红,透明度减低,全身覆有胎脂并有毳毛,开始出现吞咽活动、排尿功能。检查孕妇时可听到胎心音。

(6)妊娠 24 周末:胎儿身长 28~34cm,重 600~700g。各脏器均已发育,皮下脂肪开始沉积,因量不多皮肤仍呈皱缩状,出现眉毛及眼毛。

(7)妊娠 28 周末:胎儿身长 35~38cm,重 1 000~1 200g。全身细瘦,皮肤粉红,上有胎脂。皮下脂肪沉积不多。指 / 趾甲未达到指 / 趾端。女性阴唇已发育,大阴唇包藏小阴唇及阴蒂,男性睾丸已降至阴囊。因皮下脂肪少,面部皱纹多,形如老人。可以有呼吸运动,但肺泡 II 型细胞产生的表面活性物质含量较少。若出生,则能啼哭,会吞咽,四肢能活动,但生活力弱,易患特发性呼吸窘迫综合征,需特殊护理方能生存。

(8)妊娠 32 周末:胎儿身长约 40cm。重 1 500~1 700g,皮肤深红,面部毳毛已脱落,生活力尚可。出生后注意护理,可以存活。

(9)妊娠 36 周末:胎儿身长 45~46cm,约重 2500g。皮下脂肪较多,毳毛明显减少,面部皱褶消失。指 / 趾甲已达指 / 趾端。出生后能啼哭及吸吮,生活力良好。此时出生基本可以存活。

(10)妊娠 40 周末:胎儿发育成熟,身长约 50cm,重 3 000~3 300g。胎头双顶径 >9.0cm,皮肤粉红色,皮下脂肪发育良好,头发粗,长 2~3cm。外观体型丰满,除肩、背部有时尚有毳毛外,其余部位的毳毛均脱落。足底皮肤有纹理,指 / 趾甲超过指 / 趾端。男性胎儿睾丸已降至阴囊内,女性胎儿大小阴唇发育良好。出生后哭声响亮,吸吮能力强,能很好存活。

三、妊娠期母体变化

由于胚胎、胎儿生长发育的需要,在胎盘产生的激素参与下,在神经内分泌的影响下,孕妇体内各系统发生一系列适应性的解剖和生理变化。了解妊娠期母体变化,有助于做好孕期保健工作,对患有器质性疾病的孕妇,应根据妊娠期间所发生的变化,考虑能否承担妊娠,为防止病情恶化尽早采取积极措施。妊娠期母体为适应胎儿生长的需要,并为分娩准备条件,各个系统和器官均发生一系列的变化。

(一) 生殖系统的变化

妊娠后,生殖器官的变化最为明显,具有以下共性:组织增生、肥大、充血、水肿、松软及呈紫蓝色。

1. 子宫

(1)宫体:妊娠时子宫体变化最大。

1）形态变化：宫体逐渐增大变软，由非孕时 $(7\sim8)\,cm\times(4\sim5)\,cm\times(2\sim3)\,cm$ 增大至妊娠足月时 $35cm\times25cm\times22cm$。妊娠早期子宫呈球形或椭圆形且不对称，受精卵着床部位的子宫壁明显突出。妊娠 12 周以后，增大的子宫渐呈均匀对称并超出盆腔，可在耻骨联合上方触及。妊娠晚期的子宫呈不同程度右旋，与乙状结肠在盆腔左后方占据有关。

2）体积变化：宫腔容量非孕时约 5ml，至妊娠足月约 5 000ml，增加 1 000 倍。子宫重量非孕时为 40~50g，至妊娠足月约 1 000g，增加 20 倍，主要是子宫肌细胞肥大，由非孕长 20μm、宽 2μm，至妊娠足月长 500μm、宽 10μm，胞质内充满具有收缩活性的肌动蛋白和肌浆球蛋白，为临产后子宫阵缩提供物质基础。子宫肌壁厚度在非孕时约 1cm，于孕中期逐渐增厚达 2.0~2.5cm，至孕末期又渐薄，妊娠足月时厚度为 0.5~1.0cm。子宫增大最初受内分泌激素的影响，以后的子宫增大则因宫腔内压力的增加，子宫各部的增长速度不一。宫底部于妊娠后期增长最快，宫体部含肌纤维最多，子宫下段次之，宫颈最少，以适应临产后子宫阵缩由宫底部向下递减，促使胎儿娩出。

3）子宫收缩：自妊娠 12~14 周起，子宫出现不规则无痛性收缩，可由腹部检查时触知，孕妇有时自己也能感觉到。特点为稀发和不对称，尽管其强度及频率随妊娠进展而逐渐增加，但宫缩时宫腔内压力不超过 1.3~2.0kPa（10~15mmHg），故无疼痛感觉，称 Braxton Hicks 收缩。妊娠期间子宫不规则的间歇性收缩可促进胎盘血液循环。妊娠后半期子宫兴奋性增高，收缩加频，足月时变为有规律的收缩，称"阵缩"，是分娩的主要动力。

4）子宫血供：子宫动脉由非孕时屈曲至妊娠足月时变直，以适应胎盘内绒毛间隙血流量增加的需要。妊娠足月时子宫血流量为 500~700ml/min，较非孕时增加 4~6 倍，其中 5% 供肌层，10%~15% 供子宫蜕膜层，80%~85% 供胎盘。当宫缩时，子宫血流量明显减少。

（2）子宫峡部：是子宫体与宫颈之间最狭窄的部位，非孕时长约 1cm。妊娠期子宫峡部变软，峡部的肌纤维增生，但不如子宫体明显。妊娠 12 周以后，子宫峡部逐渐伸展拉长变薄，扩展成为宫腔的一部分，称子宫下段。临产后峡部继续伸展，可伸展至 7~10cm，成为软产道的一部分。

（3）宫颈：在妊娠早期，血管及淋巴管增加及结缔组织增生水肿等，致使宫颈外观肥大变软，呈紫蓝色。宫颈管内膜增厚，腺体增生肥大，宫颈黏液分泌量增多，在颈管内形成黏稠的黏液栓，有保护宫腔免受外来感染侵袭的作用。接近临产时，宫颈管变短并出现轻度扩张。由于宫颈鳞柱状上皮交接部外移，宫颈表面出现糜烂面,称假性糜烂。

2. 卵巢　妊娠期略增大,停止排卵。一侧卵巢可见妊娠黄体。妊娠黄体于妊娠 10 周前产生雌激素及孕激素,以维持妊娠的继续。黄体功能于妊娠 10 周后由胎盘取代。妊娠黄体在妊娠 3 个月后开始萎缩。

3. 输卵管　妊娠期输卵管血运增加,组织变软。输卵管伸长,但肌层并不增厚。黏膜上皮细胞变扁平,在基质中可见蜕膜细胞。有时黏膜呈蜕膜样改变。

4. 阴道　妊娠期阴道肌纤维及弹力纤维增生,易于扩张。阴道黏膜变厚、变软,充血水肿呈紫蓝色,皱襞增多,伸展性增加。阴道脱落细胞增加,分泌物增多常呈白色糊状。阴道上皮细胞含糖原增加,乳酸含量增多,使阴道分泌物 pH 降低,不利于一般致病菌生长,有利于防止感染。

5. 会阴　会阴皮肤色素沉着,血管增多、充血,淋巴管扩张,结缔组织变软,故伸展性增大,有利于分娩时胎儿娩出。

6. 乳房　妊娠最早几周感乳房发胀,或有刺痛感及触痛,妊娠 8 周后乳房明显增大。由于雌激素及孕激素的增加,乳房腺管与腺体皆增生,脂肪沉积,乳头很快增大、着色,乳晕着色,出现散在的皮脂腺肥大隆起。妊娠后期可由乳头挤出少量黄色液体,称"初乳"。

(二)循环系统的变化

1. 心脏　妊娠后期因膈肌升高,心脏向左、向上、向前移位,更贴近胸壁,心脏搏动左移约 1cm,心浊音界稍扩大。心脏移位使大血管轻度扭曲,加之血流量增加及血流速度加快,在多数孕妇的心尖区可听及 I～Ⅱ级柔和吹风样收缩期杂音,产后逐渐消失。心脏容量从妊娠早期至妊娠末期约增加 10%,心率于妊娠晚期每分钟约增加 10~15 次。心电图因心脏左移出现轴左偏。心音图多有第一心音分裂。

2. 血容量和心排出量　血容量从孕 6 周起开始增加,至妊娠 32~34 周达高峰,约增加 35%,平均增加约 1 500ml,维持此水平至分娩。血容量增加包括血浆及红细胞增加,血浆增加多于红细胞增加,血浆约增加 1 000ml,红细胞容量约增加 500ml,出现血液稀释。

由于新陈代谢和循环血量的增加以及为了适应胎盘循环的需要,母体心脏负担加重。每分钟心搏出量自妊娠第 10 周开始增加,至妊娠 32 周左右达最高峰,左侧卧位测量心排出量较未孕时约增加 30%,每次心排出量平均约为 80ml,此后持续此水平直至分娩。孕妇心排出量对活动的反应较未孕妇女明显。临产后,特别在第二产程期间,心排出量显著增加。

3. 血液成分

(1)红细胞：妊娠期骨髓不断产生红细胞,网织红细胞轻度增生。由于血液稀释,红细胞计数约为 $3.6 \times 10^{12}/L$,血红蛋白值为 110g/L,血细胞比容降至 31%~34%。

(2)白细胞：从孕 7 周起开始增加,至妊娠 30 周时达高峰,约 $10 \times 10^9/L$,有时可达 $15 \times 10^9/L$,主要为中性多核细胞增加,淋巴细胞增加不多,而单核细胞和嗜酸性细胞几乎无改变。

(3)凝血因子：妊娠期血液处于高凝状态。凝血因子 Ⅱ、Ⅴ、Ⅶ、Ⅸ、Ⅹ 均增加,仅凝血因子 Ⅺ、Ⅻ 降低。血小板略有减少。妊娠晚期凝血酶原时间、部分孕妇凝血活酶时间轻度缩短,凝血时间无明显变化。

(4)血浆蛋白：由于血液稀释从孕早期即下降,至妊娠中期为 60~65g/L,主要是白蛋白减少,约为 35g/L,以后持续此水平直至分娩。

4. 血压

在妊娠早期及中期血压偏低,在妊娠晚期血压轻度升高。一般收缩压无变化,舒张压因外周血管扩张、血液稀释及胎盘形成动静脉短路而轻度降低,使脉压稍增大。孕妇体位影响血压,坐位高于仰卧位。

5. 静脉压

妊娠对上肢静脉压无影响。于妊娠 20 周开始,盆腔血液回流至下腔静脉的血量增加,增大的子宫压迫下腔静脉使血液回流受阻,股静脉压于仰卧位、坐位或站立时均明显升高。由于下肢、外阴及直肠静脉压增高,加之妊娠期静脉壁扩张,孕妇容易发生下肢、外阴静脉曲张和痔。孕妇若长时间处于仰卧位姿势,能引起回心血量减少,心排出量随之减少使血压下降,称仰卧位低血压综合征。侧卧位时能解除子宫的压迫,改善静脉回流。

(三)消化系统的变化

孕早期常有食欲缺乏、恶心、呕吐、选食及唾液分泌增多等现象,数周后多自愈。因胃液分泌减少,胃酸减少,可影响铁的吸收,故孕妇易患贫血。胃肠道蠕动减弱,易引起胃肠胀气与便秘。妊娠后期子宫压迫直肠,可加重便秘,并可因静脉血流淤滞而出现痔疮。

(四)泌尿系统的变化

妊娠时,由于母子代谢产物的排泄量增多,增加了肾脏的负担,肾脏血液量及肾小球的滤过率均增加,至足月时比孕前可增加 30%~50%。

孕早期增大的子宫及妊娠末期下降的胎头,可压迫膀胱而引起尿频。妊娠中期以后,在孕激素的影响下输尿管蠕动减弱,加以输尿管常在骨盆入口处受妊娠子宫的压迫,致尿流迟缓,易引起泌尿系的感染。

（五）皮肤

皮肤常有色素沉着,在面部、脐下正中线、乳头、乳晕及外阴等处较显著。色素沉着原因不明,可能和垂体前叶分泌的促黑色素细胞激素的增加有关。皮脂腺及汗腺功能亢进,分泌增多。由于伸展过度,腹壁、乳房以及大腿处侧面和臀部的皮肤可因弹力纤维断裂出现斑纹,称“妊娠纹”。新的妊娠纹为紫红色,见于初孕妇;陈旧性妊娠纹呈白色,多见于经产妇。妊娠纹并非妊娠所特有,在任何皮下脂肪沉积较快或皮肤过度伸展的情况下皆可出现。

（六）骨骼系统

孕期因骨盆关节及椎骨间关节松弛,孕妇可感腰骶部、耻骨联合及/或肢体疼痛不适,这可能和松弛素有关,对此目前还不够了解。

（七）体重

孕早期因反应及食欲缺乏,体重可下降,随着妊娠月份的增长、胎儿的发育、体内水分的潴留、血液总量的增加以及蛋白质和脂肪的储存等,孕妇体重逐渐增加。一般从妊娠第 5 个月开始,每周增加约 0.5kg,到足月时共增加约10kg。如体重增加过快,应考虑有病理情况。

（八）矿物质代谢

铁是血红蛋白及多种氧化酶的组成部分,与血氧运输和细胞内氧化过程关系密切。孕期母体储存铁供不应求,不补充外铁易发生缺铁性贫血。

胎儿骨骼及胎盘形成需较多的钙,孕末期体内含钙 25g,磷 14g。绝大多数在孕末 2 个月储存,因此在孕末期需补充钙及维生素 D。

（九）水代谢

孕妇体内钠盐潴留较多,除供胎儿需要外,也分布在母体的细胞外液内。随着钠的潴留,体内水分亦相应增加。钠与水的潴留与体内醛固酮及雌激素有关,而其排出则与孕激素及肾脏功能有密切关系。潴留的水分,产后迅速以尿及汗液形式排出。

第 2 节　妊娠诊断

临床上为了掌握妊娠不同阶段的特点,妊娠全过程可分为早期妊娠(first trimester)(妊娠未达 14 周),中期妊娠(second trimester)(第 14~27 周 [+6]),晚期妊娠(third trimester)(第 28 周及其后)和足月妊娠(term pregnancy)(妊娠满 37 周至不满 42 周)。

一、早期妊娠诊断

(一) 病史与症状

1. 停经 生育年龄妇女,平时月经周期规律,一旦月经过期 10 天或以上,应考虑妊娠可能。停经是已婚妇女妊娠最早与最重要的症状。哺乳期妇女虽未恢复月经,仍可能再次妊娠。少数孕妇于孕卵着床时,可有少量阴道出血。

2. 早孕反应 约半数妇女于妊娠早期(停经 6 周左右)出现恶心、晨起呕吐、食欲缺乏、头晕、乏力、嗜睡、流涎、喜食酸物或厌恶油腻等,称为早孕反应。恶心、晨起呕吐与体内人绒毛膜促性腺激素(hCG)增多、胃酸分泌减少以及胃排空时间延长可能有关,多于妊娠 12 周左右自行消失。

3. 尿频 妊娠早期,增大的前倾子宫在盆腔内压迫膀胱,可出现尿频。

(二) 检查与体征

1. 妇科检查 于妊娠 6~8 周可见阴道壁及宫颈充血,呈紫蓝色。外阴色素加深。双合诊检查发现宫颈变软,子宫峡部极软,感觉宫颈与宫体似不相连,称为黑加征。随妊娠进展,子宫体增大变软,妊娠 5~6 周时子宫体呈球形,妊娠 8 周时子宫体约为非孕子宫体的 2 倍,妊娠 12 周时约为非孕子宫体的 3 倍。当子宫底超出骨盆腔时,可在耻骨联合上方触及。

2. 乳房的变化 乳房逐渐增大,孕妇自觉乳房轻度胀痛及乳头疼痛。哺乳期妇女一旦受孕,乳汁常明显减少。检查见乳头及其周围皮肤(乳晕)着色加深,乳晕周围有蒙氏结节显现。

3. 辅助检查

(1) 妊娠试验:受精后第 6 天,胚胎的绒毛滋养层细胞就开始分泌微量 hCG,受精后 11~12 天开始产生大量 hCG,该激素存在于孕妇体液中,通过检测血、尿标本中 hCG,可作为早孕的辅助诊断。

1) 血清 hCG 测定:未孕妇女体内应无 hCG,或仅微量,临床设定血 hCG 水平 <10U/L 为未妊娠,>25U/L 为阳性,两者之间为灰值区间,需复查以确定是否妊娠。目前临床常用放射性免疫分析法测定血 β-hCG 水平。β-hCG 是 hCG 的一部分,在受精后第 10 天即可在母体血液中测得,敏感度高,可协助诊断早期妊娠。一般正常女性的 β-hCG 放免测定值 <3.1U/L,如果超过 5U/L 则可考虑受孕可能,如果超过 10U/L 基本可确定怀孕。

2）尿 hCG 测定：孕妇尿液含有 hCG,用酶联免疫吸附法检测,若为阳性表明受检者尿中含有 hCG,可以协助诊断早期妊娠。

（2）超声检查：在增大的子宫轮廓中,见到来自羊膜囊的圆形光环,妊娠环内为液性暗区（羊水）。最早在妊娠 5 周时见到妊娠环。若在妊娠环内见到有节律的胎心搏动和胎动,可确诊为早期妊娠活胎。

（3）基础体温测定：具有双相型体温的妇女,停经后高温相持续 18 天不见下降,早期妊娠的可能性大。

（4）宫颈黏液检查：宫颈黏液涂片干燥后光学显微镜下见到排列成行的椭圆体,则早期妊娠的可能性大。

（5）黄体酮试验：利用孕激素在体内突然撤退能引起子宫出血的原理,对既往月经规律,月经过期未来潮的可疑早孕妇女,每天肌内注射黄体酮注射液 20mg,连用 3 天,停药后观察 2~7 天,若超过 7 天仍未出现阴道流血,则早期妊娠的可能性很大。

二、中晚期妊娠诊断

（一）临床表现

1. **子宫增大**　有早期妊娠的经过,随着妊娠的发展子宫逐渐增大。孕妇也自觉腹部逐渐膨大。手测宫底高度或尺测耻上子宫长度可以初步估计胎儿大小及孕周。一般妊娠 16 周子宫底约达脐与耻骨联合中间,妊娠 24 周约在脐稍上,妊娠 36 周约近剑突,妊娠 40 周反稍降低。

2. **胎动**　妊娠 18~20 周孕妇可自觉胎儿在子宫内活动,此称胎动。检查时也可扪及或用听诊器听到。

3. **胎儿心音**　妊娠 18~20 周用听诊器经孕妇腹壁能听到胎儿心音。每分钟 120~160 次。妊娠 24 周以前,胎儿心音多在脐下正中或稍偏左、右听到。于妊娠 24 周以后,胎儿心音多在胎背所在侧听得最清楚。

4. **胎体**　妊娠 20 周后,可经腹壁触到胎体,妊娠 24 周后更为清楚,触诊时已能区分胎头、胎背、胎臀和胎儿肢体。胎头圆而硬,有浮球感;胎背宽而平坦;胎臀宽而软,形状略不规则;胎儿肢体小且有不规则活动。

5. **皮肤变化**　在面部、乳头乳晕及腹壁正中线有色素沉着。

（二）辅助检查

1. **X 线摄片**　妊娠 18 周后,X 线摄片可见到胎儿骨骼阴影,对多胎、畸形胎儿、死胎及可疑头盆不称的诊断有参考价值。但不宜多做,以免影响胎儿发育。

2. 超声检查 A 型示波法可探出胎心及胎动反射;B 型超声显像法不仅能显示胎儿数目、胎产式、胎先露、胎方位、有无胎心搏动以及胎盘位置,且能测量胎头双顶径等多条径线,并可观察有无胎儿畸形。超声多普勒法能探出胎心音、胎动音、脐带血流音及胎盘血流音等。

3. 胎儿心电图 于妊娠 12 周以后即能显示较规律的心电图形。

三、死胎诊断

(一) 胚胎停育

胎停育(embryonic demise)即胚胎停止发育,是指胚胎发育到一个阶段出现发育异常而自动终止了发育。胚胎停育是自然流产前的阶段,胚胎停育后如果被母体自我保护性地排出体外称之为自然流产,如果排出失败而残留在宫腔内称之为稽留流产。

胚胎停止发育未发生流产者,一般根据以下现象判定:如早孕反应消失,子宫停止增大,妊娠试验由阳性转为阴性。B 超可明确诊断。

(二) 死胎

妊娠 20 周以后,胎儿在子宫内死亡称死胎(fetal death)。导致死胎的原因有胎儿自身的原因(如畸形、多胎、宫内感染)、母体的原因(如糖尿病、妊娠期高血压疾病、慢性肾病、严重感染、过期妊娠)和胎盘脐带因素(如胎盘早剥、前置胎盘、脐带打结扭转)。

死胎若在宫内长时间未排出,则会出现低纤维蛋白血症,在分娩前后有出血倾向,严重时可导致大出血,甚至危及生命,所以应尽早诊断,及时处理。诊断标准包括:

(1)孕妇自觉胎动消失,有时阴道有咖啡色液体流出。

(2)检查无胎心音与胎动,子宫体比妊娠月份小,在观察过程中子宫停止增大。

(3)超声检查:二维超声能及时准确地诊断死胎。超声表现如下:①死亡时间短时可发现无胎心搏动,无胎体胎肢的活动,肌张力消失;②死亡 1 周左右可发现头颅骨变形,皮肤水肿,羊水减少;③胎儿死后 7~10 天,颅内脑软化、萎缩、体积缩小。

诊断死胎时必须谨慎,一时做不出诊断,必须定期检查,一旦确诊,应及时引产。

参 考 文 献

1. 黄晓武 , 夏恩兰 . 宫颈组织结构与宫颈机能 . 国际妇产科学杂志 , 2016, 43 (6): 657-660.
2. 郎景和 , 张晓东 . 妇产科临床解剖学 . 济南 : 山东科学技术出版社 , 2013: 147.
3. 吴清 . 尿与血清中 HCG 的化学发光酶免疫分析法比较 . 世界中西医结合杂志 , 2012, 7 (9): 812-813, 822.
4. 谢幸 , 孔北华 , 段涛 . 妇产科学 . 9 版 . 北京 : 人民卫生出版社 , 2018: 43.
5. James PN, Elizabeth AB, James DP, et al. The structure and function of the cervix during pregnancy. Translational Research in Anatomy, 2016, 2 (3): 1-7.

第四章

异常妊娠

异常妊娠是指在妊娠期间胚胎/胎儿或母体发生的异常情况。因为内在或外在因素影响，胚胎或胎儿在宫内生长发育异常或无法维持，导致妊娠终止，即为自然流产或早产。妊娠不足 28 周，胎儿体重不足 1 000g 而终止者，称为流产（abortion）。

第1节 自 然 流 产

自然状态（非人为目的造成）发生的流产称为自然流产（spontaneous abortion）。人为干预终止妊娠称为人工流产（artificial abortion）。在所有临床确认的妊娠中，发生在 12 周以前的流产定义为早期流产，妊娠 12 周至不足 28 周的流产定义为晚期流产。在早期流产中，约 2/3 为隐性流产（clinically silent miscarriages），即发生在月经期前的流产，也称生化妊娠（chemical pregnancy）。

一、病因

胚胎着床后 31% 发生自然流产，其中 80% 发生在妊娠 12 周以内，随着妊娠周数增加，流产率迅速下降。常见流产原因包括胚胎或胎儿因素、母体因素、父亲因素和环境因素等。至少半数以上早期流产是由胚胎染色体异常所致。自然流产风险随产次、父母年龄增加而升高。具体如下：

（一）染色体异常

包括胚胎染色体异常、夫妻染色体异常和环境因素：①胚胎染色体异常：是早期流产最常见的原因，占 50%~60%。染色体异常包括数目异常和结构异常。数目异常以三倍体最多，其次为多倍体、X 单体、常染色体单体等；结构异常不常见，有染色体平衡易位、倒置、缺失、嵌合体、重叠等。②夫妇染色体异常：多为平衡易位、罗伯逊易位等。③环境因素：感染、药物等因素也可引起胚胎染色体异常。复发性流产夫妇染色体异常的发生率为4%,而正常人群为0.2%,其中母源与父源之比为3:1。单次自然流产中胚胎染色体异常为主要原因,随流产次数的增加,胚胎染色体异常发生率减少。

(二)母体内分泌和全身性疾病

母体内分泌异常、代谢失调和全身性疾病均可导致流产:

1. 黄体功能不足 卵巢排卵后没有完全形成黄体,导致孕激素分泌不足,使子宫内膜未能及时转换,影响受精卵着床。

2. 多囊卵巢综合征 高浓度的黄体生成素,高雄激素和高胰岛素血症降低了卵子质量和子宫内膜容受性,容易导致流产发生。

3. 高催乳素血症 黄体细胞存在催乳素受体,高催乳素抑制颗粒细胞黄素化及类固醇激素,导致黄体功能不足和卵子质量下降。

4. 甲状腺疾病 甲状腺功能低下与反复发生的自然流产相关。

5. 糖尿病 亚临床或控制满意的糖尿病不会导致流产,未经控制的1型糖尿病会导致自然流产率增加。

6. 全身性疾病 如严重感染、高热、严重贫血或心力衰竭、血栓性疾病、慢性消耗性疾病、慢性肝肾疾病或高血压等,都可能导致流产。

(三)母体生殖器官异常

母体子宫的形态或功能异常可导致流产:

1. 子宫畸形 如子宫发育不良、单角子宫、双角子宫、双子宫及子宫纵隔等。

2. 子宫肌瘤 黏膜下肌瘤、壁间内突肌瘤、邻近宫腔的壁间肌瘤、多发肌瘤等可能与流产有关。

3. 宫腔粘连 宫腔体积缩小,子宫内膜对甾体激素应答下降可致妊娠失败。

4. 宫颈功能不全 宫颈重度裂伤、宫颈部分或全部切除术后、宫颈内口松弛等可致宫颈功能不全,引起晚期流产和早产,是导致妊娠中期流产的主要原因。

(四)母体免疫功能异常

包括自身免疫功能异常和同种免疫功能异常。

(五)生殖道感染

细菌性阴道病患者妊娠晚期流产及早产发生率升高,沙眼衣原体、解脲支原体造成子宫内膜炎或宫颈管炎可致流产。某些病毒感染,如巨细胞病毒、疱疹病毒、细小病毒和风疹病毒,可致流产。

(六) 其他

不健康的生活方式,如吸烟、酗酒、过量饮用咖啡等,均可能引起流产。妊娠期孕妇外伤、手术等应激反应,心理异常等不良刺激也可导致流产。

二、临床表现

(一) 主要症状

主要为确诊怀孕后阴道出血、下腹痛、伴有(无)妊娠物排出。宫口扩张提示流产不可避免。早期流产通常表现为先出现阴道流血,后出现腹痛,再有妊娠物排出;晚期流产先出现腹痛(阵发性子宫收缩),后出现阴道排液或流血,再排出妊娠物。

(二) 临床类型

流产从开始发展到终结经历一系列过程,根据其不同的症状、体征和发展阶段,有不同的诊断名称,分别为:先兆流产、难免流产、不全流产、完全流产、复发性流产、稽留流产等。

1. **先兆流产** 先兆流产(threatened abortion)指妊娠 28 周前,先出现少量的阴道流血,继而出现阵发性下腹痛或腰痛,妇科检查宫口未开,胎膜完整、未破,无妊娠物排出,子宫大小与停经周数相符。经休息及治疗后,部分患者好转,可继续妊娠。若阴道流血量增多或下腹痛加剧,可发展为难免流产。

2. **难免流产** 难免流产(inevitable abortion)指流产已不可避免。由先兆流产发展而来,此时阴道流血量增多,阵发性下腹痛加重或出现阴道排液(胎膜破裂)。妇科检查宫颈口已扩张,有时可见胚胎组织或胎囊堵塞于宫颈口内,子宫大小与停经周数相符或略小。此时宫缩逐渐加剧,继续进展妊娠组织可能部分或完全排出,发展为不完全或完全流产。

3. **不全流产** 不全流产(incomplete abortion)由难免流产发展而来,妊娠产物已部分排出体外,尚有部分残留于宫腔内或嵌顿于宫颈口处。由于宫腔内残留部分妊娠物,影响子宫收缩,致使子宫出血持续不止,甚至因流血过多而发生失血性休克。妇科检查宫颈口已扩张,宫颈口内有持续性血液流出,有时尚可见妊娠组织堵塞于宫颈口或部分妊娠产物已排出于阴道内,而部分仍留在宫腔内。一般子宫小于停经周数。

4. **完全流产** 完全流产(complete abortion)指妊娠产物已全部排出,阴道流血逐渐停止,腹痛逐渐消失。妇科检查宫颈口已关闭,子宫接近正常大小。

5. **稽留流产** 稽留流产(missed abortion)又称过期流产。指胚胎或胎儿已死亡,滞留在宫腔内尚未自然排出者,妊娠早期发生时也称为胚胎停育。胚胎或胎儿死亡后子宫不再增大反而缩小,早孕反应消失,有先兆流产症状或无任何症状。若已至中期妊娠,孕妇腹部不见增大,胎动消失。妇科检查宫颈口未开,子宫较停经周数小,质地不软。未闻及胎心。

(三) 流产合并感染

流产合并感染(septic abortion)是在流产过程中,若阴道流血时间过长、有组织残留于宫腔内或非法堕胎等,有可能引起宫腔内感染,严重时感染可扩展到盆腔、腹腔乃至全身,并发盆腔炎、腹膜炎、败血症及感染性休克等。

三、辅助检查

(一) 超声检查

超声检查可观察宫腔内有无妊娠囊、妊娠囊内有无胚胎、胎心有无搏动,确定胚胎是否存活,还需描述子宫大小、孕囊有无变形、绒毛膜有无剥离、宫颈口有无扩张等协助诊断。

1. **先兆流产** 超声下宫腔内见妊娠囊,位置正常,内见胚胎或胎儿,大小符合孕周,可见胎心搏动。宫颈内口紧闭。胚囊与子宫壁之间见云雾状暗区,为绒毛膜从宫壁剥离、局部积血,当剥离范围进行性增大时,胚胎停止发育,转变为难免流产。彩色多普勒超声可观察胎心搏动,妊娠 8 周前的胚胎原始心管搏动为 70~80 次 /min,8 周以后 >120 次 /min,若低于 85 次 /min 则有流产倾向,血流频谱无舒张期成分,高回声的绒毛膜下仍有低阻力的滋养层血流。

2. **难免流产** 超声下见宫颈口已开,孕囊变形,下移至子宫下段或宫颈管内,甚至排出至宫颈外口或阴道内,胚胎常死亡,胚胎形态可辨,可见绒毛膜剥离征象,或宫腔积血声像。彩色多普勒超声见妊娠囊内无胎心搏动信号,若孕囊未剥离,则仍可记录到低阻力的滋养层血流。若孕囊下移至宫颈管内,与宫颈部位的异位妊娠鉴别可以通过观察局部宫颈肌层有无局灶性扩张的血管,若血流丰富,应考虑宫颈妊娠。

3. **稽留流产** 超声下子宫小于相应停经孕周,宫腔内可见孕囊变形、不规则,囊内无正常胚胎,残存的胚胎呈一高回声团,位于囊内一侧,有时妊娠囊不清,仅残存胎盘绒毛,并宫腔积液,部分胎盘可发生水肿变性(胎盘部分水疱样变),呈大小不等的蜂窝状液性暗区,可根据血、尿 hCG 水平与葡萄胎鉴别。彩色多普勒超声检查妊娠囊内无胎心搏动信号,仍可记录到低阻力的滋养层血流频谱。

4. **不全流产** 子宫小于孕周,宫腔线粗细不均,宫腔内可见不规则斑状、团状高回声,或见少许液性暗区。不均质高回声的大小根据组织物及血块的多少而不同。彩超显示宫腔内不均质高回声区内无血流信号,但相邻局部肌层内可见丰富的血流信号,为低阻力类滋养层周围血流频谱。彩色多普勒超声见子宫腔内不均质高回声内无血流信号,但相邻局部肌层内可见丰富的血流信号,可记录到低阻力型的类滋养层周围血流频谱。对于宫腔内少量组织物残留有无绒毛组织残留的判断,彩超起到重要的作用。

5. 完全流产 超声下子宫大小接近正常,宫腔内膜已呈线状,宫腔内可有少许积血声像。

6. 胚胎停止发育 怀疑有胚胎停育而不能确定诊断时超声所见:①平均妊娠囊直径 >8mm,而见不到卵黄囊;②平均妊娠囊直径 >16mm 而见不到胚胎;③ β-hCG 在 1 000U/L 而见不到妊娠囊。怀疑有胚胎停育时,应进行超声随访以明确诊断。

(二)妊娠试验

胚胎着床后,母体血液中 hCG 呈指数增加,妊娠第 8 周达到高峰,然后缓慢维持至第 12 周。故监测血 β 人绒毛膜促性腺激素定量检测(β-hCG)可预测胚胎状态。在妊娠第 6~8 周,若 β-hCG 每两天增加的量 >66%,可以诊断为宫内妊娠;若增加的量 <66%,则可考虑是异位妊娠或宫内孕发育不良。不全流产、完全流产或稽留流产时 hCG 可持续下降。完全流产后 2 周左右,血清 hCG 应恢复正常。

四、诊断和鉴别诊断

根据病史、临床表现即可诊断流产,但有时需结合辅助检查才能确诊。流产的类型不同处理原则不同,因此诊断时还需确定其临床类型,决定相应的处理方法。先兆流产、难免流产、不全流产和完全流产可根据临床表现和尿妊娠试验阳性诊断。应用超声检查和血清 β-hCG 定量分析可以排除异位妊娠,并判断妊娠产物是否残留在宫腔。

如果子宫不随孕周相应增大,或者 β-hCG 定量低于孕龄应有水平或在48~72 小时内未成倍增长,应怀疑稽留流产。如果超声检查发现以下任何情况可确诊稽留流产:①之前检测到的胎心搏动消失;②当胎儿头臀径 >5mm 时未发现胎心搏动(通过经阴道超声判断);③平均孕囊直径 >18mm 时(孕囊3 个径线平均值)未见胚芽(通过经阴道超声判断)。

不同的临床类型需鉴别诊断,见表 4-1-1。同时需要与异位妊娠、葡萄胎、异常子宫出血、盆腔炎以及急性阑尾炎等进行鉴别。

表 4-1-1　流产的分类及体征

类型	阴道流血	下腹痛	宫颈口	妊娠产物排出	子宫大小
先兆流产	少量	无 / 轻度	闭合	无	同孕周
难免流产	较多	较重	扩张	无	同孕周或略小
不全流产	较多	有	扩张	部分	小于孕周
完全流产	有→无	有→无	扩张→关闭	全部	接近正常
稽留流产	可有	无	无	无	小于孕周

五、治疗

确诊流产后,应根据其临床类型进行相应处理。

1. 先兆流产　以观察随访为主。卧床休息,禁忌性生活。黄体功能不足的患者可应用黄体酮治疗。治疗期间,观察患者症状及检验结果变化,必要时进行超声检查明确胎儿发育情况。治疗 2 周后,若阴道出血停止,超声检查提示胚胎存活,可继续妊娠。若症状无改善,血 hCG 升高不明显或下降,表明流产不可避免,应终止妊娠。

2. 难免流产及不全流产　一旦确诊,应尽早使胚胎及胎盘组织完全排出。妊娠 <12 周者发生难免流产或不全流产时,应及时行负压吸宫术;妊娠 12~23 周者行宫颈扩张和清宫术,认真检查排出的妊娠组织,并送病理检查。妊娠 16~23 周可行药物引产,可予缩宫素促进宫缩,等胎儿及胎盘完全娩出后,检查胎盘胎膜是否完全,必要时刮宫以清除宫腔内残留的妊娠产物。阴道流血过多者,完善化验检查,必要时输血输液、抗休克治疗,出血时间较长者,应给予抗生素预防感染。

3. 完全流产　如没有感染征象一般不需要处理。可行超声检查,明确宫腔内有无残留。当有出血和 / 或其他征象提示妊娠产物残留时,应行清宫术。

4. 稽留流产　通常行人工流产。如胚胎停止发育时间较长,妊娠组织机化与子宫壁紧密粘连,可能造成手术困难,并可能由于凝血功能异常而导致大出血。处理前应检查血常规、出凝血时间、血小板计数等,并做好输血准备。于术前或术中使用宫颈扩张剂(如硅胶棒、间苯三酚等)可降低宫颈扩张的难度;应用米索前列醇或米非司酮(RU486)可降低清宫术并发症的发生。

5. 流产感染　多发生于不全流产合并感染。治疗原则应积极控制感染,若阴道流血不多应用静脉广谱抗生素,待控制感染后再行彻底清宫术。已合并感染性休克者,应积极纠正休克;若感染严重或腹盆腔有脓肿形成,应行手术引流,必要时切除子宫。

六、预后

再次发生流产的概率随着既往流产次数的增加而增加。有研究发现,在既往没有活婴分娩的患者中,发生过 2 次自然流产后再次发生自然流产的风险约为 35%。而当患者既往有一个活婴分娩,直到发生 3 次自然流产后再次妊娠者发生流产的风险才接近 35%(32% 左右)。

第 2 节 复发性流产

复发性流产(recurrent spontaneous abortion,RSA)指与同一性伴侣连续发生 3 次及 3 次以上的自然流产。临床上连续发生 2 次自然流产者也需重视并予评估,因为其再次流产的风险与 3 次者相近。在所有生育能力正常尝试怀孕的夫妇中,发生 2 次或 2 次以上流产的概率约为 5%,而 3 次或 3 次以上流产的发生率约为 1%。与之相比,在所有怀孕的人群中,散发性非连续性流产发生率为 15%~20%,而其中 80% 以上发生在妊娠 12 周前。有研究发现,既往自然流产史是导致后续妊娠失败的独立危险因素,妊娠后发生流产的风险随着既往自然流产次数的增加而上升,妊娠成功率则相应下降,而孕妇的年龄及肥胖也是导致自然流产的高危因素。

一、病因

复发性流产的原因十分复杂,可能与孕妇、胎儿或胎盘有关,涉及染色体异常、解剖结构异常、内分泌异常、免疫功能异常、凝血功能异常、感染等。而且有约 1/2 的患者为"原因不明复发性流产"。不同妊娠时期的流产,其病因也有各自的特点。早期复发性流产(妊娠 12 周以前)常见原因为胚胎染色体异常、免疫功能异常、黄体功能不足、甲状腺功能减退等;晚期复发性流产(妊娠 12~28 周之间)伴有胎停育或胎死宫内者,常见原因为血栓前状态、感染、妊娠附属物异常(包括羊水、胎盘异常等)、胎儿严重的先天性异常、自身免疫异常等。晚期复发性流产而胎儿发育大致正常者,多有子宫解剖结构异常、宫颈功能不全、生殖道感染等。

（一）遗传因素

遗传因素导致复发性流产有母源性（或父源性）染色体异常和胚胎染色体异常两个方面。

1. 夫妇染色体异常　在发生复发性流产的夫妇中，有 2%~5% 存在染色体结构异常，其中母源与父源之比为 3∶1，包括染色体平衡易位、嵌合体、缺失或倒位等，其中最常见的为染色体平衡易位，约占 60%；罗伯逊易位约占 30%。

2. 胚胎染色体异常　胚胎染色体异常是早期复发性流产最常见的原因。在 <12 周发生的偶发自然流产中，约有 1/2 的胚胎存在染色体异常，但随着流产次数的增加，胚胎染色体异常的可能性随之降低。

（二）子宫解剖结构异常

文献报道，复发性流产患者子宫解剖结构异常发生率可达 1.8%~37.6%。且解剖因素所致的复发性流产多为晚期流产或早产。常见的子宫解剖结构异常包括子宫畸形、子宫肌瘤、宫腔粘连、宫颈功能不全等。

1. 先天性子宫发育异常　先天性子宫发育异常（congenital uterine anomalies），又称子宫畸形，是在胚胎期子宫发育形成过程中受到某些内在或外来因素干扰，导致副中肾管衍化物发育不全或者融合障碍，造成不同类型的子宫形态异常。文献报道其在反复流产妇女中为 13.3%（8.9%~20.0%）。子宫畸形患者子宫腔的形态发生改变，宫腔变形或宫腔狭小，肌肉组织较正常子宫薄弱，可干扰受精卵着床、胚胎发育和胎儿生长。但不是所有的子宫畸形都会引起流产。文献报道子宫纵隔和弓形子宫是最常见的易引起反复流产的子宫畸形。此外，双角子宫、双子宫、单角子宫、T 型子宫等畸形患者妊娠后也易发生流产。

2. 子宫肌瘤和子宫腺肌病　子宫黏膜下肌瘤和壁间内突肌瘤致子宫腔变形，肌瘤作为异物，可能影响胎儿生长，导致流产。在某些情况下，贴近或接近宫腔的子宫壁间肌瘤在子宫收缩时可突向宫腔，从而影响宫腔形态，干扰生育，发生流产。组织学研究证明壁间肌瘤和浆膜下肌瘤可改变子宫内膜和子宫肌层的结构，影响宫壁扩张和收缩，最后发生流产或早产。

子宫腺肌病的子宫肌壁明显增厚，将失去对妊娠期激素生理性改变的正常反应，同时子宫腔形态改变可影响孕卵的着床和植入，加之局部异常的激素和细胞因子变化使子宫不协调收缩增多，而有利于孕卵着床的因子减少，所以子宫的容受性下降，容易造成流产。

3. 宫腔粘连　宫腔粘连使宫腔变形、缩窄，无法为胚胎发育提供足够的空间;子宫内膜纤维化,内膜变薄,血供减少,阻碍了受精卵着床和胚胎生长发育,妊娠后易致流产。

4. 子宫内膜息肉和宫内异物 子宫内膜息肉占据宫腔,改变宫腔形态,妊娠后可致反复流产。宫腔内残留异物,如 IUD 残片、胎骨或胚物残留等可致妊娠后流产。

5. 宫颈功能不全 宫颈功能不全是导致晚期流产的一个重要因素,患者会出现典型的无痛性宫口扩张及羊膜囊膨出的临床表现。

(三) 免疫因素

近年研究表明,复发性流产的病因约半数以上与免疫功能紊乱有关。免疫性流产分为自身免疫型和同种免疫型两种。

1. 自身免疫型复发性流产

(1)组织非特异性自身抗体产生:如抗磷脂抗体、抗核抗体、抗 DNA 抗体等。抗磷脂抗体综合征(antiphospholipid syndrome,APS)也称抗磷脂抗体综合征,是一种非炎症性自身免疫性疾病,以体内产生大量的抗磷脂抗体(antiphospholipid antibodies,APL)为主要特征,包括抗心磷脂抗体(anticardiolipin antibody,ACL)、狼疮抗凝物(lupus anticoagulant,LA)及抗 β_2 糖蛋白(β_2GP1)抗体。临床表现包括动静脉血栓形成、病理妊娠、血小板计数减少等,是复发性流产最为重要且可以治疗的病因之一。

(2)组织特异性自身抗体产生:如抗精子抗体、抗甲状腺抗体等。大量研究发现,复发性流产患者的甲状腺自身抗体阳性率显著增高,甲状腺自身抗体阳性妇女的复发性流产发生率增高。

2. 同种免疫型复发性流产

(1)固有免疫紊乱:包括自然杀伤(NK)细胞数量及活性升高、巨噬细胞功能异常、树突状细胞功能异常、补体系统异常等。

(2)获得性免疫紊乱:包括封闭抗体缺乏,T、B 淋巴细胞异常,辅助性 T 淋巴细胞 Th1、Th2 异常,细胞因子异常等。

(四) 血栓前状态

血栓前状态(pre-thrombotic state,PTS)是指多种因素引起的凝血、抗凝和纤溶系统功能失调或障碍的一种病理过程,有易导致血栓形成的多种血液学改变。妊娠期间机体处于一个生理性高凝状态。若妇女妊娠期间因血管内皮细胞功能、血小板数量和功能、凝血、抗凝、纤溶系统以及血液流变学系统出现异常,可发生病理性高凝,形成血栓前状态,继续发展形成血栓。近年研究表明,血栓前状态在流产的发病中起着重要作用,复发性流产发病机制与胎盘内或母体重要脏器内血栓前状态和血栓形成有关。妊娠期高凝状态使子宫胎盘部位血流状态改变，易形成局部微血栓，甚至引起胎盘梗死，使胎盘组织的血液供应下降，胚胎或胎儿缺血缺氧，最终导致胚胎或胎儿的发育不良而流产。

临床上的血栓前状态包括先天性和获得性两种类型。

(1) 先天性血栓前状态：是由于与凝血、抗凝和纤溶有关的基因突变所造成，如凝血因子 V 和 Ⅱ(凝血酶原)基因突变，活化蛋白 C 抵抗，蛋白 C 缺陷症、蛋白 S 缺陷症，高同型半胱氨酸血症及亚甲基四氢叶酸还原酶基因突变等；但 V 因子和 Ⅱ 因子(凝血酶原)基因突变在汉族人群中罕见。

(2) 获得性血栓前状态：主要包括抗磷脂抗体综合征(APS)、获得性高半胱氨酸血症以及其他各种引起血液高凝状态的疾病。

(五) 黄体功能不足

黄体功能不足是指卵巢排卵后没有完全形成黄体，导致孕激素分泌不足，使子宫内膜未能及时转换，而不利于受精卵的着床，即便正常受孕后，也很难维持受孕，从而导致流产、习惯性流产等。临床多项数据也表明，约有 15% 的复发性流产是黄体功能不足所致，而黄体功能不足所致复发性流产多发生在妊娠早期。

出现黄体功能不足的原因可能与垂体分泌的黄体生成素(luteinizing hormone，LH)、卵泡刺激素(follicle-stimulating hormone，FSH)不足；垂体分泌的催乳素(prolactin，PRL)过多、过少；卵泡本身不成熟，对促性腺激素不敏感；黄体本身合成孕激素不足或与雌激素之间的比例不协调等有关。

过高的催乳素可直接作用于卵巢的 β 羟固醇脱氢酶而影响孕酮的合成，导致黄体期缩短、闭经、溢乳和不孕。文献报道，黄体功能不足者约 40% 伴有高催乳素血症。

(六) 母体全身系统性疾病

母体的一些明显的和控制不良的内分泌和代谢病(如多囊卵巢综合征、甲状腺功能异常、糖尿病等)以及慢性系统性疾病，如慢性肾病等，可致反复流产。

1. 多囊卵巢综合征 多囊卵巢综合征(polycystic ovarian syndrome，PCOS)可增加自然流产的发生率。文献报道，多囊卵巢综合征患者出现复发性流产可能与胰岛素抵抗、高胰岛素血症、高雄激素血症、LH 过度分泌及肥胖有关。

2. 甲状腺功能紊乱 孕妇甲状腺功能亢进、甲状腺功能减退、亚临床甲状腺功能减退皆可致复发性流产；甲状腺功能正常，但是甲状腺自身免疫异常的孕妇,发生流产和复发性流产的概率更大。

3. 糖尿病 未控制的糖尿病与流产有关。高水平的糖化血红蛋白(尤其是超过 8%)使流产和先天畸形的危险增加。较难控制的糖尿病患者危险增加的因素包括高糖血症、孕妇血管疾病、可能的免疫因素等。

4. 高催乳素血症 临床上催乳素水平上升(高催乳素血症)的患者易发生黄体功能不足。催乳素可以改变下丘脑 - 垂体 - 卵巢轴,干扰卵泡形成和卵母细胞成熟,排卵后黄体发育不良,孕酮分泌不足或黄体过早退化。临床表现为月经周期缩短,卵泡发育不良,有时月经周期虽在正常范围,但卵泡期延长,黄体期缩短,会出现不孕和反复流产。

(七) 感染

任何能够引起菌血症或病毒血症的严重感染均可导致偶发性流产。细菌性阴道病是晚期流产及早产的高危因素,但与早期流产的关系尚不明确。TORCH 所包括的病原体,如弓形虫(toxoplasma gondii, TOX)、风疹病毒(rubella virus, RV)、巨细胞病毒(cytomegalovirus, CMV)、单纯疱疹病毒(herpes simplex virus, HSV),目前认为与流产虽有一定相关性,但不一定存在因果关系。

细菌感染所致慢性子宫内膜炎与不孕和反复流产有关。文献报道有复发性流产病史的妇女慢性子宫内膜炎的检出率为 9%~42.9%。慢性子宫内膜炎的间质部有大量浆细胞及淋巴细胞浸润,破坏了子宫内膜的微环境,可能是发生反复流产的病因。

(八) 危险因素

1. 夫妇年龄 母亲年龄的增加会降低成功活产的概率。既往有 2 次流产史的 20 岁女性,下次妊娠成功的概率是 92%,而针对同样情况的 45 岁女性,下次妊娠成功的概率只有 60%。

父亲的年龄同样也起重要作用。精子出现染色体异常的频率随年龄增长而增加。独立于母亲年龄这一因素,父亲年龄超过 40 岁与父亲年龄介于 25~29 岁相比,出现流产的概率为 6:1。高龄夫妻的妊娠率及妊娠结局均最差。

2. 既往流产史 初孕妇及之前所有妊娠均成功的女性发生流产的风险仅为 5%,而既往有流产史的女性,发生流产的风险为 24%。其他研究同样显示,随着既往流产次数的增加,流产率有增加趋势。1999 年,Brigham 等报道,孕妇的年龄和既往流产史与下次妊娠流产的风险直接相关。根据其研究数据可预测下次妊娠的成功率(图 4-2-1)。

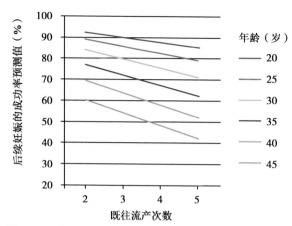

图 4-2-1 根据年龄和既往流产史预测下次妊娠的成功率

[图片数据来源于:Brigham SA,Conlon C,Farquharson RG.A longitudinal study of pregnancy outcome following idiopathic recurrent miscarriage.Hum Reprod,1999,14(11):2868-2871.]

3. 不良环境因素 如有害化学物质的过多接触、放射线的过量暴露等可致胚胎发育异常和流产。

4. 不良心理因素 妇女精神紧张、情绪消极抑郁以及恐惧、悲伤等,各种不良的心理刺激都可以影响神经内分泌系统,使得机体内环境改变,从而影响胚胎的正常发育。

5. 不良嗜好 吸烟、酗酒、饮用过量咖啡、滥用药物及吸毒等不良嗜好易致反复流产。

二、临床表现

复发性流产的每次流产与普通的自然流产在症状表现上并无区别,都可以表现为阴道出血,伴或不伴有腹痛、组织物排出等。复发性流产的特点是流产连续发生 3 次或 3 次以上,往往发生于妊娠的同一个月份,每次自然流产的经过也大致相同。比如总是在孕 8 周左右发生阴道出血,超声检查未见胚芽或心管搏动;或者总是在孕 16 周左右胎儿自行排出体外等。

三、评估与诊断

评估可以从 2~3 次连续性流产后开始。临床医师对患者进行病因筛查,不应忽视任何不良因素对妊娠的影响。部分患者可能同时存在多种致病因素,应尽可能全面地对各种因素进行排查,综合各项检查项目,复发性流产患者的诊断流程见图 4-2-2。但仍有 50% 以上的复发性流产病例找不出明显病因。

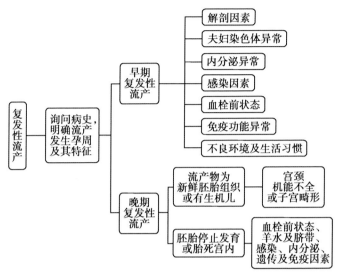

图 4-2-2　复发性流产患者的诊断流程

(一) 遗传学检查

临床可疑遗传因素时应进行夫妻双方的遗传学检查(外周血染色体核型分析),包括染色体有无数目和结构的畸变,以及畸变类型;同时进行遗传咨询;并对流产排出妊娠产物行染色体核型分析。

(二) 子宫评估

在对复发性流产患者的评估中,子宫的评估是非常重要的部分,检查方法包含子宫输卵管碘油造影(hysterosalpingography,HSG)、盐水灌注子宫声学造影(saline infusion sonohysterography,SIS)、二维和三维超声、诊断性宫腔镜检查、磁共振成像检查(magnetic resonance imaging,MRI)等,对仍怀疑子宫解剖结构异常者需行宫腔镜腹腔镜联合检查明确诊断。

(三) 免疫因素

1. 抗磷脂抗体的筛查　典型抗磷脂抗体综合征(APS)的诊断必须至少有 1 项临床标准,包括:①3 次或 3 次以上小于妊娠 10 周的复发性流产;②1 次或 1 次以上大于妊娠 10 周的流产;③1 次或 1 次以上妊娠 34 周前的胎盘功能不全性疾病。以及间隔 12 周或以上出现 2 次及以上至少 1 项实验室指标,包括:①血浆中狼疮抗凝物(lupus anticoagulant,LA)阳性;②血清或血浆中抗心磷脂抗体(IgG/IgM)中 / 高滴度;③ IgG/IgM 型抗 β_2GP1 抗体阳性。

对于诊断抗磷脂抗体综合征（APS）的患者还应检查抗核抗体、抗 SSB 抗体等，以排除系统性红斑狼疮（systemic lupus erythematosus，SLE）、类风湿关节炎（rheumatoid arthritis，RA）等自身免疫疾病。

2. 自身抗体筛查 对于原因不明的复发性流产患者应行自身抗体筛查，如抗甲状腺抗体，包括抗甲状腺过氧化物酶抗体（antithyroperoxidase antibody，TPOAb）和抗甲状腺球蛋白抗体（antithyroglobulin antibodies，TGAb）。抗精子抗体、抗子宫内膜抗体、抗卵巢抗体等因与复发性流产的关系尚无明确证据，不建议常规筛查。

3. 同种免疫因素 不明原因的复发性流产若排除自身免疫因素，应考虑同种免疫紊乱的可能。可行封闭抗体检查、外周血中 NK 细胞的数量和 / 或活性检查。

（四）血栓前状态

临床用于检测血栓前状态的指标包括：

1. 凝血相关检查 如凝血酶时间（thrombin time，TT）、活化部分凝血活酶时间（activated partial thromboplastin time，APTT）、凝血酶原时间（prothrombin time，PT）、纤维蛋白原及 D- 二聚体。

2. 相关自身抗体 如抗心磷脂抗体（anticardiolipin antibody，ACA）、抗 β_2 糖蛋白（β_2GP1）抗体及狼疮抗凝物（lupus anticoagulant，LA）及同型半胱氨酸（homocysteine，Hcy）。

3. 血栓前标志物 蛋白 C、蛋白 S、XII因子、抗凝血酶Ⅲ（AT-Ⅲ）等。

（五）黄体功能不足

1. 基础体温测定 基础体温测定是黄体功能不足最简便有效的诊断方法。黄体期的计算从排卵期体温下降后第 1 天上升开始算起，正常黄体期的天数为 12~16 天。从黄体期的长短、体温上升的幅度以及下降的时间可以推测黄体功能。黄体功能不足患者的基础体温往往是双相的，但是上升和下降均缓慢，上升幅度 <0.3℃，持续时间仅仅 9~11 天，有时卵泡期延长。

2. 血孕酮测定 在基础体温上升的第 8 天进行血清检查（如果已经使用孕激素则不宜检测），血孕酮如果低于 31.8nmol/L（10ng/ml），则属于黄体功能不足。

3. 内膜活检 一般在月经第 21~22 天作内膜活检，内膜时相少于正常 2 天以上为诊断标准，现在发现部分临床诊断黄体功能不足的患者经腹腔镜检查是未破裂卵泡综合征。因此本病的确诊还应该结合 B 超和腹腔镜检查。

（六）母体全身系统性疾病

评估母体卵巢功能的检查项目有生殖激素水平，包括月经第 3 天检测催乳素(PRL)、卵泡刺激素(FSH)、黄体生成素(LH)、雌激素、雄激素,排卵后第7~12天检测孕激素水平。此外,还应检测甲状腺功能及空腹血糖,必要时行糖耐量试验。

甲状腺功能检测包括:总三碘甲腺原氨酸(TT_3)、总甲状腺素(TT_4)、游离三碘甲腺原氨酸(FT_3)/游离甲状腺素(FT_4)、促甲状腺激素(TSH)、抗甲状腺球蛋白抗体(TGAb)、抗甲状腺微粒体抗体(TMAb)、抗甲状腺过氧化物酶抗体(TPOAb)、甲状腺球蛋白(TBG)、降钙素(CT)等。

孕妇TSH上升且T_4下降为甲状腺功能减退;血清TSH上升但游离T_4水平正常,为亚临床甲状腺功能减退;抗甲状腺过氧化物酶抗体(TPOAb)和/或抗甲状腺球蛋白抗体(TGAb)阳性,但甲状腺功能三项检查正常,则为甲状腺自身免疫性疾病。

(七) 感染

目前尚未证明具体的病原体会导致复发性流产,故不推荐对复发性流产患者常规行感染抗原检查,也不支持对无症状的复发性流产患者经验性使用抗生素。可疑慢性子宫内膜炎者,可行宫腔镜检查和子宫内膜活检明确诊断。

(八) 危险因素

因为复发性流产与许多不良因素相关,临床医师应注意询问患者是否有不良因素暴露,尽可能全面地对各种因素进行排查,针对病因治疗,并指导患者在下次妊娠时尽量避免各种危险因素。

四、治疗

(一) 遗传因素

夫妇染色体核型分析发现有染色体异常的夫妇,应于孕前进行遗传咨询,确定是否可以妊娠。同源染色体罗伯逊易位患者理论上不能产生正常配子,建议同源染色体罗伯逊易位携带者避孕,以免反复流产或分娩畸形儿,抑或接受供卵或供精通过辅助生殖技术解决生育问题。常染色体平衡易位及非同源染色体罗伯逊易位携带者,有可能分娩染色体核型正常及携带者的子代,妊娠后,应行产前诊断,如发现胎儿存在严重染色体异常或畸形,应考虑终止妊娠。

(二) 子宫解剖结构异常

纵隔子宫、不全双角子宫、Robert子宫、单角子宫、T型子宫等子宫形态异常皆可行宫腔镜手术矫正形态,腹腔镜可监护并辅助宫腔镜矫形手术,同时处理并存的盆腔病变,术后通常可获得理想的生殖预后,现已成为子宫畸形最有效的治疗方法。子宫黏膜下肌瘤、子宫内膜息肉可行宫腔镜手术切除占位,宫腔粘连可行宫腔镜手术分离粘连;宫内异物可行宫腔镜手术取出异物。影响妊娠的肌壁间肌瘤可考虑行肌瘤剥除术。

宫颈环扎术是治疗宫颈功能不全的主要手段,可以有效预防妊娠34周前的早产。妊娠前可行宫颈内口松弛矫正术、预防性环扎术或腹腔镜下环扎术。妊娠期则使用治疗性环扎术。若有3次以上早产或晚期流产,最好在妊娠11~13周行环扎术,术后定期随诊,提前住院,待分娩发动前拆除缝线。若前次在孕16~36周分娩,且阴道超声示宫颈管长度≤2.5cm时,环扎术应在14~24周进行。若反复晚期自然流产者,前次妊娠有环扎术史,此次应考虑经腹腔镜环扎术。若环扎术后有流产征象,治疗失败,应及时拆除缝线,以免造成宫颈撕裂。遇到胎膜早破者应衡量早产与感染之间的利弊,进行个体化治疗。如发生在22周前,应及时拆线,22~31周间可促胎儿肺成熟后再拆线。一般情况下36周可拆除缝线。

(三)免疫功能紊乱

1. 抗磷脂抗体综合征　对于原发性抗磷脂抗体综合征(APS)的复发性流产患者,应给予抗凝治疗,且不建议给予激素或免疫抑制剂治疗。可在确定妊娠以后使用小剂量阿司匹林50~75mg/d,和/或低分子量肝素(5 000U,1~2次/d,皮下注射)。

(1)对于既往无流产史或单次流产发生在妊娠10周以前者,可不予特殊治疗,或予以小剂量阿司匹林(75mg/d)。

(2)对于有复发性流产病史的患者及有1次或1次以上妊娠10周后流产者,在确诊妊娠后可给予肝素抗凝治疗,5 000U皮下注射,每天2次,直至分娩前停药。

(3)对于有血栓病史的复发性流产患者,应在妊娠前就开始抗凝治疗。由于孕妇产后3个月内发生血栓的风险较高,因此抗凝治疗应持续至产后6~12周,既往有血栓者产后可改用华法林。

(4)对于非典型产科APS,用低分子量肝素进行抗凝治疗,但应按个体化处理,即治疗过程中严密监测胚胎发育情况,定期复查APL情况,胚胎发育良好且APL连续3次阴性时方可考虑停药。

2. 抗核抗体阳性　对于合并系统性红斑狼疮(systemic lupus erythematosus,SLE)等自身免疫性疾病的患者需要在风湿免疫科及产科医师的共同指导下,在病情缓解后方可选择适当时机受孕,孕期密切监测SLE病情活动及胎儿发育情况,合理用药,适时终止妊娠。抗核抗体阳性者可采用肾上腺皮质激素治疗,如泼尼松10~20mg/d。

3. **抗甲状腺抗体阳性** 对甲状腺自身抗体阳性的孕妇应定期监测血清 TSH 水平,当 TSH 水平升高并且超过孕期参考值范围时,需给予甲状腺素治疗。然而对于有复发性流产病史的甲状腺自身抗体阳性者应采取较为积极的处理方案,可考虑使用小剂量甲状腺素治疗。

4. **同种免疫功能紊乱** 不建议对复发性流产患者常规进行免疫治疗。但对于已经排除各种明确致病因素,考虑存在同种免疫功能紊乱的不明原因复发性流产患者,尤其是封闭抗体阴性及 NK 细胞数量及活性升高者,给予淋巴细胞主动免疫治疗(LIT)或静脉注射丙种球蛋白,可取得一定成效,但仍有争议。

(四) 血栓前状态

目前公认治疗血栓前状态最有效的治疗方法是抗凝治疗,包括低分子量肝素、阿司匹林及中药等。其中低分子量肝素配伍小剂量阿司匹林占重要地位。

1. **低分子量肝素** 使用低分子量肝素常从妊娠早期开始。可选择在血 β-hCG 诊断妊娠或者超声确定宫内妊娠后开始用药。一般用法是 5 000U 皮下注射,每天 1~2 次。治疗过程中如果胎儿生长发育良好,与孕周相符,凝血 - 纤溶指标检测项目恢复正常,可考虑停药。但停药后必须每月复查凝血 - 纤溶指标及监测胎儿发育情况,有异常时重新用药。必要时治疗可维持整个孕期,一般在终止妊娠前 24 小时停止使用。妊娠期使用低分子量肝素对母胎均有较高的安全性,但有时也可引起孕妇的不良反应,例如过敏反应、出血、血小板计数减少及发生骨质疏松等。因此,在使用低分子量肝素的过程中需对药物不良反应进行监测。

2. **阿司匹林** 阿司匹林对胎儿的安全性目前尚处于研究之中,建议小剂量阿司匹林于孕前使用,推荐剂量为 50~75mg/d,在治疗过程中要注意监测血小板计数、凝血功能及纤溶指标。

3. **其他** 除以上抗凝治疗之外,对于获得性高同型半胱氨酸血症者,通过补充叶酸、维生素 B_{12} 可取得一定疗效。

(五) 黄体功能不足

如果是黄体功能不足,治疗主要有两种方法,一种是用激素替代治疗,另一种是用药物来刺激黄体疗法。此外,对于血中催乳素增高引起的黄体功能不足则需要用降低催乳素的药物等。

1. **孕酮补充治疗** 黄体功能不足的治疗最常用的方法是补充体内孕酮的不足,妊娠试验阳性即可开始用药,至孕 12 周时停药。常用方法有:①黄体酮肌内注射,20~40mg/d;②甲羟孕酮口服,10mg/d;③黄体酮阴道制剂,90mg(1 支)/d。

2. 促进黄体功能 人绒毛膜促性腺激素(hCG)有维持黄体和促进卵巢黄体分泌的作用,在月经后半期隔天肌内注射 2 000U,或于排卵后第 3、5、7 天肌内注射 hCG 3 000U,能取得良好疗效,明确妊娠后隔天肌内注射至孕 2 个月。

3. 抑制催乳素药物 黄体功能不足伴高催乳素血症者,使用多巴胺激动剂(溴隐亭)可降低复发性流产患者孕前催乳素水平,并促进垂体分泌促性腺激素及卵巢雌、孕激素分泌,从而改善排卵和黄体功能。

(六) 内分泌异常

有内分泌异常的患者,如甲状腺功能亢进(甲亢)、临床甲状腺功能减退(甲减)及亚临床甲状腺功能减退(亚甲减)、糖尿病等,应该在孕前及孕期积极监测及治疗。

1. 甲状腺功能亢进 一般建议有甲亢病史的复发性流产患者在控制病情后方可受孕,但轻度甲亢患者在孕期应用抗甲状腺药物,如丙硫氧嘧啶(PTU)比较安全,不会增加胎儿畸形的发生率。

2. 甲状腺功能减退 应在孕前及整个孕期补充甲状腺素。建议当甲状腺功能恢复正常 3 个月后再考虑妊娠,孕期坚持服用甲状腺激素。

3. 亚临床甲减 应酌情补充左甲状腺素钠,使促甲状腺激素(TSH)控制在正常水平,并可适当补充碘剂。

4. 糖尿病 建议已经确诊的糖尿病患者在血糖未控制之前采取避孕措施,于计划妊娠前 3 个月尽可能将血糖控制在正常范围,并于计划妊娠前 3 个月停用降糖药,改为胰岛素治疗。

(七) 感染

对有生殖道感染病史的患者,应在孕前常规对生殖道分泌物进行细菌性阴道病、支原体、衣原体等的筛查。并在孕前根据病原体的类型给予针对性治疗,感染控制后方可受孕,尽量避免在妊娠早期使用全身性抗生素。

五、妊娠后监测及管理

有复发性流产病史者一旦妊娠要进行严密的监测和适当的处理。包括遗传咨询、定期监测与妊娠相关的激素、定期行超声检查、适时行胎儿先天性缺陷筛查等。

对复发性流产患者妊娠后定期检测血清孕酮和 β-hCG 水平。孕早期若孕激素水平明显低下或β-hCG呈持续低水平和/或倍增不良,或下降者再次流产的可能性大,需予以相应治疗。

孕早期超声监测胎心搏动情况对诊断复发性流产有一定的预测价值。建议于孕6~7周时首次行超声检查,如异常应每隔1~2周定期复查直至胚胎发育情况稳定,可见胎心搏动。在排除受孕延迟后,妊娠7周孕囊直径达20mm时,如未见到卵黄囊则提示妊娠预后不良;妊娠8周时超声仍未发现胎心搏动或孕囊较正常为小,则预示流产可能性极大。

复发性流产患者的胎儿出生缺陷发生率高,应做好遗传咨询和胎儿先天性缺陷的筛查。有免疫性流产史的患者,孕晚期易并发胎盘功能损害,必须严密监测胎儿情况,孕38周可考虑终止妊娠。

第3节 早 产

一、早产的定义

早产(preterm birth)的定义在各国略有不同。在我国早产指妊娠满28周至不足37周(196~258天)的分娩。在此期间出生的新生儿体重1 000~2 499g,身体各器官发育尚未成熟,称为早产儿。早产儿存活率较低。胎龄越小、体重越低,早产儿死亡率越高。即使存活,亦多有神经智力发育缺陷。国内文献报道,早产占分娩总数的5%~15%,早产儿死亡率在12.7%~20.8%。因此,防止早产是降低围产儿死亡率和提高新生儿素质的主要措施之一。随着医疗技术的发展,新生儿的治疗水平及监护手段不断进步,早产儿生存率提高、伤残率下降,很多发达国家已经将早产妊娠时间下限设定为妊娠满24周,甚至20周。

根据原因不同,早产分为自发性早产、胎膜早破后早产和治疗性早产。自发性早产是各种原因单独或联合导致胎儿在未满37周前出生。胎膜早破后早产为妊娠未满37周前胎膜破裂而致早产。治疗性早产是由于母体或胎儿的健康原因不允许继续妊娠,在未足37周时采取医疗干预措施提前终止妊娠。

二、病因和危险因素

早产的发生机制尚不明确,病因复杂,是多种因素共同作用的结果,其病因大致可分为母体因素、胎儿胎盘因素及外界因素。约30%的早产无明显原因。

(一) 母体因素

母体因素是指母体自身状况与早产之间的关系,主要包括子宫形态异常、全身系统性疾病、不良生育史、不良生活习惯等。

1. 子宫解剖形态异常

(1) 先天性子宫发育异常:子宫畸形患者(如双角子宫、纵隔子宫、单角子宫等)妊娠时可发生流产、早产及其他产科并发症。其原因可能包括:畸形子宫内膜发育不良,影响胚胎着床及发育;宫腔狭小、形态异常;宫颈肌层薄弱,易合并宫颈功能不全;子宫肌层薄弱,扩张困难;子宫血管分布异常,血供不足以维持妊娠至足月。

(2) 子宫肌瘤:妊娠合并子宫肌瘤可引起多种并发症,比如流产、早产、产后出血等。主要原因为:黏膜下、邻近宫腔或较大肌瘤导致宫腔变形,宫腔内占位致机械性障碍;肌瘤影响胎膜发育或阻碍胎儿先露部位的正常衔接,导致胎膜早破;子宫肌壁的肌瘤影响子宫壁扩张和子宫平滑肌收缩等。

(3) 宫颈缩短:随着孕期的发展,宫颈会缩短。研究发现,宫颈缩短是早产发生的先兆。妊娠中期阴道超声检查宫颈管长度(cervical length,CL)<25mm的孕妇具有较高的早产发生风险。且早产发生的概率与宫颈管长度呈负相关,即宫颈越短,早产发生率越高。此外,因手术等原因造成的孕前宫颈缩短,如宫颈锥切术、宫颈电圈环切术(loop electrosurgical excision procedure,LEEP)等,妊娠后发生早产的风险增加。

2. 母体全身疾病　临床研究发现,有妊娠并发症者,如妊娠期高血压疾病(包括妊娠期高血压、子痫前期、子痫、高血压并发子痫前期等)、产前出血、妊娠糖尿病、妊娠期肝内胆汁淤积症等,与早产的发生密切相关。此外,有妊娠合并症者,如合并急性或慢性疾病,包括病毒性肝炎、急性肾炎或肾盂肾炎、急性阑尾炎、病毒性肺炎、高热、风疹等急性疾病,以及心脏病、糖尿病、严重贫血、甲状腺功能亢进、高血压、无症状菌尿等慢性疾病,皆可能与早产相关。

3. 感染　感染是早产发生的重要诱因。宫内感染和各种阴道炎症与早产密切相关。临床研究还发现,急性、慢性绒毛膜羊膜炎(chorioamnionitis,CAM)是早产发生的危险因素;细菌性阴道病(bacterial vaginosis,BV)可增加早产发生的风险,孕前期检测阴道菌群异常的孕产妇,孕35周时发生早产的风险是健康孕产妇的3倍。此外,非生殖系统感染与早产的发生也可能存在相关性,如泌尿系统感染与早产的发生有密切关系,孕期患肺炎也可能增加早产发生的风险。因此,妊娠期感染,包括子宫内感染和非生殖系统感染均会对孕期产生较大的影响,是早产的高危因素。

4. 遗传学因素 近年国外较多研究发现早产的发生有一定遗传学因素,与胎儿和母体多个基因和基因突变有一定关系。

5. 母体自然状况

(1)年龄、身高及体重:较多文献提及,孕妇年龄过小(如 <20 岁)或过大(如 >40 岁)、身高 <150cm、过度消瘦或重度营养不良、过度肥胖等均与早产有关。

(2)有晚期流产及 / 或早产史者:早产具有复发的特点。文献报道,具有早产史的孕妇,下次妊娠早产发生率的风险将提高至约 2.5 倍。前次早产孕周越小,再次早产风险越高。

(3)妊娠间隔过短:有学者发现,妊娠间期过短也会增加早产风险,其可能与子宫功能有关,子宫在妊娠后需要经过一段时间的修复过程,而过短的妊娠间隔期会缩短这一修复过程,未经完全复原的子宫功能可能引发早产的发生。

(4)不良生活习惯:母体在妊娠期间的不良生活习惯会对胎儿造成一定的不良影响,如吸烟、酗酒、摄入有害药物(如吗啡、可卡因、阿片类药物、大麻、安非他命、苯二氮䓬等精神药物)等。

(5)孕妇压力:孕妇产前进行大量的体力劳动和承受较大的思想压力对妊娠期来说是较为不良的因素,严重者可能导致早产。因此,妊娠期妇女应避免重体力活动,保持良好心态,寻求有效途径疏解压力情绪,从而降低早产发生风险。

(6)其他:如长途旅行、气候变换、居住高原地带、家庭迁移、情绪剧烈波动等精神体力负担;腹部直接撞击、创伤、性交或手术操作刺激等因素都与早产相关。

(二) 胎儿胎盘因素

1. 出血 国内外许多研究显示,不同时间段及不同程度的阴道出血是早产的危险因素。前置胎盘和胎盘早期剥离是出血的常见原因,但是妊娠早期并非由胎盘前置或破裂引起的出血同样也可能是早产的征兆。

2. 胎膜早破 胎膜早破是造成早产的重要原因,其原因可能与感染有关,宫颈及阴道的微生物产生蛋白水解酶,水解胎膜的细胞外物质,降低了组织的张力强度,从而使胶原纤维减少,其脆性增加,引起宫缩,致使胎膜早破而早产。

3. 羊水量过多 羊水量从妊娠早期开始与日俱增,至最后 4 周开始减少。足月妊娠的羊水量 1 000~1 500ml,妊娠任何时期羊水量超过 2 000ml 者,称为羊水过多。羊水量过多导致子宫张力过高,易发生早产。羊水过多多见于胎儿畸形、双胎、糖尿病等患者。

4. 胎儿因素　胎儿先天畸形和 / 或染色体异常、胎死宫内、采用辅助生殖技术(assisted reproductive technology,ART)妊娠者、胎位异常(如臀位产)等与早产的发生密切相关。此外,双胎或多胎妊娠早产风险较高。文献报道,双胎的早产率近 50%,三胎的早产率高达 90%。

(三) 外界因素

基于大量的临床数据的研究显示,空气质量对于妊娠期较为重要。空气污染可诱发早产,其中较为普遍的污染物有:一氧化碳(CO)、二氧化硫(SO_2)、臭氧(O_3)以及一些特殊污染物质等。

(四) 高危人群

总结上述早产病因,有以下因素者应视为高危人群:有流产 / 早产史孕妇、妊娠间期过短者、阴道超声检查宫颈缩短者、有宫颈手术史者、孕妇年龄过小或过大者(如≤17 岁或 >35 岁)、过度消瘦者、多胎妊娠者、辅助生殖技术助孕者、胎儿及羊水量异常者、有妊娠并发症或合并症者、异常嗜好者等。

三、临床表现

早产的主要临床表现是:

1. 子宫收缩　最初为不规则宫缩,常伴有少许阴道流血或血性分泌物,以后可发展为规律宫缩(4 次 /20min,或 8 次 /60min)。

2. 宫颈管缩短　宫颈管先逐渐消退,然后扩张。

临床上,早产可分为先兆早产和早产临产两个阶段。先兆早产指出现不规则的或有规则的宫缩,伴宫颈管进行性缩短,但宫口尚未扩张。出现规律宫缩,伴有宫颈缩短,宫口扩张则为早产临产。

四、辅助检查和诊断

(一) 辅助检查

1. 经阴道超声　有可疑早产症状的孕妇行经阴道超声动态监测宫颈管长度,可预测早产。

经阴道超声测量宫颈管长度的方法:①排空膀胱后经阴道超声检查;②探头置于阴道前穹窿,避免过度用力;③取标准矢状面,将图像放大到全屏的 75%以上,测量宫颈内口至外口的直线距离,连续测量 3 次后取其最短值。

2. 胎儿纤维连接蛋白 胎儿纤维连接蛋白(fetal fibronectin, fFN)是由胎膜分泌的一种糖蛋白,存在于羊膜的母胎交界面,是一种"黏合"母婴之间的糖蛋白。当出现于阴道分泌物中时,则提示存在分娩的可能性。临床上,孕 22~35 周时阴道分泌物中 fFN>50ng/ml 为异常,提示自发早产的风险增加。但研究发现 fFN 检测阳性预测 7~10 天内分娩的敏感性并不很高,反而检测阴性对于排除早产的价值更高。若 fFN 阴性,则 1 周内不分娩的阴性预测值达 97%,2 周内不分娩的阴性预测值达 95%。故 fFN 的意义在于其阴性预测价值。

3. 细菌学检查

(1)对先兆早产和早产临产的孕妇应做阴道分泌物细菌学检查,尤其是 B 族链球菌的培养。

(2)可疑宫内感染者行羊水细菌培养和胎盘、胎膜病理检查。羊水细菌培养阳性,胎盘、胎膜病理检查发现绒毛膜羊膜炎或绒毛膜羊膜培养出致病菌,是诊断宫内感染的可靠依据。

(3)宫颈黏液中白细胞介素(IL-6、IL-8)的测定:有研究表明,宫颈黏液中白细胞介素(IL)6、8 的含量与宫内感染及早产的发生有关,因而认为是较好的预测指标。

(二) 早产的预测

早产的预测有重要意义。识别早产原因、准确预测早产风险并尽早干预,进行相应的治疗,尽可能避免早产的发生,是降低早产发生率、改善围产期结局的关键。对有自发性早产高危因素的孕妇在 24 周以后定期预测,有助于评估早产的风险,及时处理;对 20 周以后宫缩异常频繁的孕妇,通过预测可以判断是否需要使用宫缩抑制剂,避免过度用药。预测早产的检查方法有:

1. 阴道超声检查 妊娠 24 周前阴道超声测量宫颈管长度 <25mm,或宫颈内口漏斗形成伴有宫颈缩短;

2. fFN 检测 一般以 fFN>50ng/ml 为阳性,提示早产风险增加,检测阴性提示近期无早产可能。

(三) 早产的诊断

早产的诊断需依赖于临床诊断标准,即规律宫缩,伴有宫颈的进行性缩短及宫口扩张。诊断早产一般并不困难,但应与妊娠晚期出现的生理性子宫收缩相区别。生理性子宫收缩一般不规则、无痛感,且不伴有宫颈管缩短和宫口扩张等改变。

1. 孕周的推算 妇女妊娠时需准确推算孕周:①根据以往月经周期、末次月经日期、胎动开始时间、子宫体大小、耻骨联合上子宫长度和腹围推算孕周;②超声检查:根据胎儿头径、头围、腹围、股骨长度推算胎龄及胎儿体重。

2. 早产的诊断

(1)先兆早产:凡妊娠满28周,不足37周,孕妇虽有规律宫缩,但宫颈尚未扩张,而经阴道超声测量宫颈管长度≤20mm,则诊断为先兆早产。

(2)早产临产:凡妊娠满28周,不足37周,出现规律宫缩(每20分钟4次或每60分钟8次),同时宫颈管进行性缩短(宫颈展平≥80%),伴有宫口扩张。

五、早产的预防

(一) 一般预防

1. 孕前宣教和治疗 避免低龄(<20岁)或高龄(>35岁)妊娠;提倡合理的妊娠间隔(>6个月);避免多胎妊娠;提倡平衡营养摄入,避免体重过低妊娠;戒烟、酒;控制好原发病如高血压、糖尿病、甲状腺功能亢进、红斑狼疮等;积极治疗泌尿道、生殖道感染;停止服用可能致畸的药物。对计划妊娠妇女注意其早产的高危因素,对有高危因素者进行针对性处理。

2. 孕期监护 孕早期超声检查确定胎龄,排除多胎妊娠,如果是双胎应了解绒毛膜性质,如果有条件应测量胎儿颈部透明层厚度,其可了解胎儿非整倍体染色体异常及部分重要器官畸形的风险。孕晚期节制性生活,以免胎膜早破。对早产高危孕妇,应定期行风险评估,及时处理。加强对高危妊娠的管理,积极治疗妊娠合并症及预防并发症的发生。

(二) 孕酮

孕激素可减轻子宫肌层的敏感性,减少子宫收缩。对可疑宫颈功能不全,尤其是孕中、晚期宫颈缩短者,可予孕酮治疗,可明显减少34周前的早产率。孕酮可肌内注射给药或阴道给药,阴道给药较肌内注射孕酮更能有效提高子宫孕酮水平,同时可以减少肌肉给药对机体的不良反应。目前预防早产的特殊类型孕酮有3种:

1. 微粒化孕酮胶囊 适应证及用法:①有自发早产史,此次孕24周前宫颈缩短(宫颈管长度<25mm)者,每天200mg,阴道给药,使用至妊娠34周;②无早产史,但孕24周前阴道超声显示宫颈缩短(宫颈管长度<20mm)者,每天200mg,阴道给药,使用至妊娠34~36周。

2. 阴道孕酮凝胶 适应证及用法:①有自发早产史,此次孕24周前宫颈缩短(宫颈管长度<25mm)者,每日90mg,阴道给药,使用至妊娠34周;②无早产史,但孕24周前阴道超声显示宫颈缩短(宫颈管长度<20mm)者,每

日 90mg,阴道给药,使用至妊娠 34~36 周。

3. 17α- 羟己酸孕酮酯　对有晚期流产或早产史的无早产症状者,无论宫颈长短,均可使用 17α- 羟己酸孕酮酯。推荐自孕 16~20 周起每周肌内注射 250mg,至妊娠 36 周。

(三) 宫颈环扎术

有循证证据支持,宫颈环扎术能减少早产发生率。宫颈环扎术主要适用于已明确宫颈功能不全者、既往有早产或晚期流产史、此次单胎妊娠宫颈缩短者,宫颈扩张、羊膜囊脱出等。手术可经阴道施行,也可开腹或使用腹腔镜进行,详见第六章 ~ 第九章。

六、早产的治疗

若胎膜完整,在母胎情况允许时尽量保胎至 34 周。早产的治疗包括卧床、期待疗法、宫缩抑制剂、糖皮质激素、广谱抗生素及进行对母亲、胎儿是监护等。

(一) 期待疗法

1. 卧床休息　宫缩较频繁,但宫颈无改变,阴道分泌物 fFN 阴性者,不必卧床和住院,只需适当减少活动的强度和避免长时间站立即可;宫颈已有改变的先兆早产者,需住院并相对卧床休息。已早产临产时,应绝对卧床休息。卧床以左侧卧位为宜,以提高子宫胎盘血流量,降低子宫活性,使子宫肌松弛,从而减少自发性宫缩。

2. 观察和检查　行肛查或阴道检查,了解宫颈容受及扩张情况。观察 1~2 小时后,如宫缩变稀、消失,可不再复查,以免刺激阴道、宫颈,激发前列腺素及缩宫素的分泌。通过以上处理,40%~70% 的患者不需其他治疗即可痊愈。若情况不见改善,应再次肛查或阴道检查,以明确是否进展至难免早产而给予相应处理。

(二) 宫缩抑制剂

应用宫缩抑制剂抑制宫缩,防止即刻早产,延长妊娠数天或数周,为肾上腺皮质激素促胎肺成熟争取时间;使胎儿能继续在宫内发育生长,以降低新生儿死亡率及病率。按作用机制,宫缩抑制剂可分为两大类:第一类,阻断或抑制释放合成宫缩物质,如乙醇、前列腺素合成酶抑制剂等;第二类,改变子宫肌对宫缩物质的反应性,如硫酸镁、β_2 肾上腺能受体兴奋剂、降压药等。如不能阻止产程进展,应立即停用。2012 年美国妇产科医师学会(The American College of Obstetricians and Gynecologists,ACOG)早产处理指南推荐钙通道阻断剂、前列腺素抑制剂、β₂肾上腺素受体激动剂为抑制早产宫缩的一线用药。

宫缩抑制剂的适应证为：①难免早产诊断明确；②妊娠28周以上；③无继续妊娠的禁忌证；④胎儿能继续健康成长；⑤宫颈扩张 ≤ 4cm，宫颈管长度 <2cm，产程尚处于潜伏期，或即将进入活跃期。

1. 前列腺素抑制剂 前列腺素有多种生理作用，对妊娠妇女可刺激子宫收缩和激发宫颈软化。临床常用前列腺素抑制剂为吲哚美辛（indometacin），是一种非甾体抗炎药，通过对环氧合酶的非选择性抑制而减少前列腺素的合成或抑制前列腺素的释放，从而抑制宫缩。

（1）用法：主要用于妊娠32周前的早产，吲哚美辛起始剂量为50~100mg，经阴道或直肠给药，也可口服，然后每6小时给25mg，可维持48小时。

（2）副作用：吲哚美辛对母体的不良反应极小，主要为恶心、胃酸反流、胃炎等；在胎儿方面，因其可通过胎盘，大剂量长期使用可使胎儿动脉导管提前关闭，导致肺动脉高压；且有使肾血管收缩，抑制胎尿形成，使肾功能受损，羊水减少的严重副作用，故此类药物仅在妊娠32周前短期使用；妊娠32周后用药，需要监测羊水量及胎儿动脉导管宽度。当发现胎儿动脉导管狭窄时立即停药。

（3）禁忌证：孕妇血小板功能不良、出血性疾病、肝功能不良、胃溃疡、有对阿司匹林过敏的哮喘病史者。

2. β₂肾上腺素受体激动剂 β₂受体主要在子宫、血管、支气管及横膈平滑肌内。药物直接作用于子宫平滑肌细胞膜上的β₂肾上腺素受体，与相应受体结合后，激活腺苷环化酶而使平滑肌细胞中的环腺苷酸（cAMP）含量增加，抑制肌球蛋白轻链激酶活化，从而抑制平滑肌收缩。此外，由于β₂受体兴奋，使血管平滑肌松弛，动脉血管扩张，子宫胎盘血流量增加，亦可降低子宫活性而使子宫松弛。临床常用的用于抑制宫缩的β₂肾上腺素受体兴奋剂为利托君（ritodrine）。

（1）用法：利托君起始剂量50~100μg/min 静脉滴注，每10分钟可增加剂量50μg/min，至宫缩停止，最大剂量不超过350μg/min，共48小时。使用过程中应密切监测生命体征和血糖情况，观察心率、血压和宫缩变化，并限制静脉输液量（每天不超过2 000ml），以防肺水肿。如孕妇心率超过120次/min，或诉心前区疼痛则停止使用并行心电监护。

（2）副作用：在母体方面主要有胸痛、气短、鼻塞、恶心、头晕头痛、心率增快、心律失常、低血钾、高血糖，偶有心肌缺血等，严重时可出现肺水肿、心衰、危及母亲生命；胎儿及新生儿方面主要有心动过速、低血糖、低血钾、低血压、高胆红素,偶有脑室周围出血等。

(3)禁忌证:合并心脏病、高血压、心律不齐、未控制的糖尿病、甲状腺功能亢进,并发重度子痫前期、明显产前出血等。

3. 钙通道阻滞剂　钙通道阻滞剂抑制钙离子通过平滑肌细胞膜上的钙通道重吸收,从而抑制子宫平滑肌兴奋性收缩。当前用于抑制宫缩的钙通道阻断剂是硝苯地平。其抗早产作用比利托君更安全、更有效。

用法:硝苯地平 10~20mg 口服,每 6~8 小时 1 次,根据宫缩情况调整,可持续 48 小时。服药中注意观察血压,防止血压过低。

4. 硫酸镁　高浓度的镁离子可与钙离子竞争,直接作用于肌细胞,拮抗钙离子对子宫的收缩活性,有较好的抑制子宫收缩的作用。此外,文献报道硫酸镁可降低早产儿的脑瘫风险,可用于妊娠 32 周前早产者常规应用,作为胎儿中枢神经系统保护剂治疗。

(1)用法:首次剂量为 4g,加入 5% 葡萄糖溶液 100~250ml,静脉滴注,在 30~60 分钟内滴完。而后以 1~2g/h 的速度静脉滴注维持,每天总量不超过 30g,直至宫缩停止或在产程已明显进展,治疗无效时停用。滴注过程中,密切注意镁中毒症状,监护孕妇呼吸、膝反射及尿量。如出现呕吐、潮热等不良反应,应适当调节滴速。若宫缩一度消失后再现,可重复应用。此外,应避免与其他呼吸抑制药物同用。

(2)副作用:①静脉注射硫酸镁常引起潮红、出汗、口干等症状,快速静脉注射时可引起恶心、呕吐、心慌、头晕,个别出现眼球震颤,减慢注射速度症状可消失。②肾功能不全、用药剂量大,可发生血镁积聚,血镁浓度达 5mmol/L 时,可出现肌肉兴奋性受抑制,感觉反应迟钝,膝腱反射消失,呼吸开始受抑制;血镁浓度达 6mmol/L 时可发生呼吸停止和心律失常,心脏传导阻滞,浓度进一步升高,可使心跳停止。③连续使用硫酸镁可引起便秘,部分患者可出现麻痹性肠梗阻,停药后好转。④少数孕妇出现低钙血症和肺水肿。⑤镁离子可自由透过胎盘,造成新生儿高镁血症,表现为肌张力低,吸吮力差,不活跃,哭声不响亮等,少数有呼吸抑制现象。长期应用硫酸镁可引起胎儿骨骼脱钙,造成新生儿骨折。

(3)禁忌证:有严重心肌损害、传导阻滞、肾功能损害者禁用。

5. 缩宫素受体拮抗剂　是一种选择性缩宫素受体拮抗剂,作用机制是竞争性结合子宫平滑肌及蜕膜的缩宫素受体,抑制由缩宫素所诱发的子宫收缩,其抗早产效果与利托君相似。临床常用药物是阿托西班。

(1)用法:起始剂量为 6.75mg,静脉滴注 1 分钟,继之 18mg/h 维持 3 小时,接着 6mg/h 持续 45 小时。

（2）副作用轻微,无明确禁忌,在欧洲国家应用广泛。

（三）药物促胎肺成熟

产前使用糖皮质激素是改善早产儿预后结局最有效的干预措施。估计早产已难以避免者,应在给予产妇宫缩抑制剂尽量延长妊娠时间的同时,肌内注射、静脉滴注或羊膜腔内注射肾上腺糖皮质激素以促胎肺成熟,可预防早产儿出现呼吸窘迫综合征,提高早产儿生存率。

1. 常用药物及用法 常用药物是倍他米松和地塞米松,两者效果相当。

（1）地塞米松注射液:6mg,肌内注射,每 12 小时 1 次,共 4 次。

（2）倍他米松注射液:12mg,肌内注射,每 24 小时 1 次,共 2 次。

2. 适应证和注意事项

（1）所有妊娠满 34 周前的先兆早产,预计 1 周内可能分娩的孕妇,应给予糖皮质激素促进胎儿肺成熟。

（2）若早产临产,来不及完成完整疗程者,也应给药。研究表明,未足疗程的糖皮质激素也能明显降低新生儿的患病率和死亡率,但缩短糖皮质激素的注射间隔或增加单次剂量并未显示对新生儿有更大的益处。

（3）对已使用单疗程糖皮质激素治疗 7 天后的患者,如仍有 34 周前发生早产的风险,可考虑再次使用单疗程糖皮质激素治疗。

（4）不建议常规使用双疗程或多疗程的糖皮质激素。

（四）抗生素

1. 对于胎膜完整的先兆早产,使用抗生素不能预防早产,不建议用于未破膜的先兆早产患者。

2. 对先兆早产和早产临产的孕妇,阴道分泌物细菌学检查尤其是 B 族链球菌培养阳性者,应根据药敏试验选用对胎儿安全的抗生素。

3. 对未足月胎膜早破者,必须预防性使用抗生素。

七、产时处理

（一）终止早产的指征

下列情况需终止早产治疗:

1. 宫缩进行性增强,经过治疗无法控制者。

2. 有宫内感染者。

3. 衡量母胎利弊,继续妊娠对母胎的危害大于胎肺成熟对胎儿的好处。

4. 孕周已达 34 周,如无母胎并发症,应停用抗早产药,顺其自然,不必干预,只需密切监测胎儿情况即可。

(二) 处理原则

1. 孕妇吸氧,第一产程中取左侧卧位以增加胎盘灌注量。

2. 分娩镇痛以硬脊膜外阻滞麻醉镇痛相对安全;避免应用镇静剂和镇痛剂。

3. 产程中加强胎心监护有助于识别胎儿窘迫,尽早处理。

4. 进入第二产程后,适时在阴部神经阻滞麻醉下作会阴切开术,以减少盆底组织对胎头的阻力,动作要轻柔,避免早产儿颅内出血。

5. 对早产胎位异常者,在权衡新生儿存活利弊基础上,可考虑剖宫产。

(三) 母体及胎儿监护

1. **母体监护** 包括生命体征监测,尤其是体温和脉搏,常可早期发现感染迹象,定期复查血、尿常规,C 反应蛋白(CRP),必要时复查肝、肾功能及凝血功能等。

2. **胎儿监护** 包括胎心监护、羊水量和脐动脉血流监测及胎儿生物物理评分,及时发现胎儿窘迫。

参 考 文 献

1. 蒋湘,应豪,孙刚.早产预测及处理中的争议问题.中国医学论坛报,2018,4: A3-A4.

2. 梁莹莹,王子莲.感染性早产的诊断与治疗.中华妇产科杂志,2005,40 (12): 861-863.

3. 马莹,陈奕,宋晶.双胎妊娠晚期流产的高危因素分析.中国妇幼保健,2015,30 (36): 6450-6453.

4. 曲首辉,时春艳,陈倩.孕中、晚期孕妇宫颈长度测量对早产的预测价值.中华妇产科杂志,2011,46 (10): 748-752.

5. 王婷婷,陈超.早产的病因及危险因素研究进展.中华实用儿科临床杂志,2014,29 (7): 548-550.

6. 王翠华,张建平.血栓前状态与复发性流产及抗凝治疗.中国实用妇科与产科杂志,2013,2 (29): 102-106.

7. 文思敏综述,隗伏冰.早产的临床研究进展.医学综述,2012,18 (21): 3611-3614.

8. 夏恩兰.重视宫颈机能不全的防治.中国实用妇科与产科杂志,2014,30 (2): 81-84.

9. 谢幸,孔北华,段涛.妇产科学.9 版.北京:人民卫生出版社,2018: 16-29.

10. 杨岚,钱芳波,王俏霞,等.反复早期自然流产的遗传因素分析及咨询指导.中国现代医学杂志,2017,27 (5): 108-111.

11. 张丹,谭丽,赵冬梅.体外受精-胚胎移植后自然流产原因分析.中国医学创新,2015,12 (24): 31-33.

12. 中华医学会妇产科学分会产科学组.复发性流产诊治的专家共识.中华妇产科杂志, 2016, 1 (51): 3-9.

13. 中华医学会妇产科学分会产科学组.早产临床诊断与治疗指南 (2014).中华围产医学杂志, 2015, 18 (4): 241-245.

14. Berghella V, Palacio M, Ness A, et al. Cervical length screening for prevention of preterm birth in singleton pregnancy with threatened preterm labor: systematic review and meta-analysis of randomized controlled trials using individual patient-level data. Ultrasound Obstet Gynecol, 2017, 49 (3): 322-329.

15. Brigham SA, Conlon C, Farquharson RG. A longitudinal study of pregnancy outcome following idiopathic recurrent miscarriage. Hum Reprod, 1999, 14 (11): 2868-2871.

16. James PN, Elizabeth AB, James DP, et al. The structure and function of the cervix during pregnancy. Translational Research in Anatomy, 2016, 2 (3): 1-7.

17. Tavokina LV, Brovko AA, Sopko IA, et al. Karyotyping results of spontaneous abortions and miscarriages specimens obtained after using assisted reproductive technologies. Tsitol Genet, 2013, 47 (1): 74-79.

18. Timmons B, Akins M, Mahendroo M. Cervical remodeling during pregnancy and parturition. Trends Endocrinol Metab, 2010, 21 (6): 353-361.

第五章

宫颈功能不全

第1节　宫颈组织结构与宫颈功能

宫颈是子宫的组成部分,是子宫的开口,在完成生殖和生育过程中起着重要作用。妊娠后为适应胎儿的生长,子宫不断增大。但宫颈仍保持关闭状态,保证了胎儿在子宫内安全生长。妊娠足月临产时,宫颈逐渐扩张,宫口开大,以使胎儿顺利娩出。子宫峡部为宫颈与子宫体的交界部,在妊娠期和临产期都有重要意义。妊娠期子宫峡部扩展,形成宫腔的一部分,峡部下段宫颈内口闭合,保持足够张力,阻碍胎膜及妊娠物向宫颈管脱出;临产期,子宫峡部牵拉使宫颈内口肌纤维率先松弛,引导宫颈逐步扩张。

一、子宫峡部

(一) 大体结构

宫体与宫颈之间最狭窄的部分称子宫峡部,宽 7~9mm,在非妊娠期长约1cm,其上端因解剖学上较狭窄,称解剖学内口;其下端因黏膜组织在此处由宫腔内膜转变为宫颈黏膜,称组织学内口。峡部子宫壁由黏膜、肌层和外膜组成。

(二) 组织结构

1. **黏膜层**　峡部内膜与子宫体部内膜相延续,但子宫体内膜移行至峡部突然变薄,此部内膜有轻度周期性变化,缺少螺旋动脉,月经周期不脱落。

2. **肌层**　峡部的肌层是由平滑肌和有弹性纤维的结缔组织组成。近期研究显示宫颈内口处(峡部)平滑肌细胞含量(占 50%~60%)明显多于宫颈外口(约占 10%),这些平滑肌细胞有以下特点:①通常围绕宫颈管,起到类似于括约肌的作用(图 5-1-1);②表达收缩相关蛋白(如缝隙连接),子宫体部及宫颈平滑肌细胞间通过平滑肌细胞的缝隙连接来联系;③如给予外源性催产素,可以像子宫体部平滑肌细胞一样收缩,并可以将子宫体平滑肌的收缩向下传导。

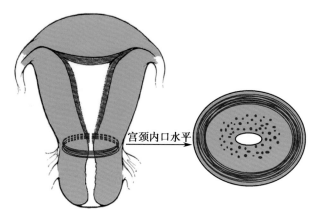

图 5-1-1　子宫峡部平滑肌细胞,围绕宫颈内口,
起到类似括约肌的功能

3. 外膜　峡部的外膜即纤维膜,环绕于峡部肌层的周围,并由主韧带、宫骶韧带和耻骨子宫筋膜附着,加强峡部的功能,使峡部极为稳固而坚实地封闭子宫腔。

（三）妊娠期变化及功能

子宫峡部在产科方面有特别重要的意义。妊娠中期（妊娠 12 周）以后,子宫峡部逐渐扩展,成为宫腔的一部分;至妊娠晚期,子宫峡部被拉长、变薄,形成子宫下段,峡部下方支持宫颈内口闭合,保持足够张力,阻碍胎膜及妊娠物向宫颈管脱出;临产后规律宫缩进一步使其拉长,伸展至 7~10cm,肌壁变薄,成为软产道的一部分。由于子宫肌纤维的缩复作用,子宫上段的肌层越来越厚,子宫下段被牵拉扩张越来越薄。由于子宫上下段的肌壁厚薄不同,在两者之间的子宫内面有一环状隆起,称生理性缩复环。而峡部的牵拉使宫颈内口肌纤维率先松弛,引导宫颈逐步扩张。

二、宫颈

（一）大体结构

宫颈是位于子宫体下段的柱状结构,正常成年人非妊娠期宫颈长 25~30mm,前后径 20~25mm,横断面直径 25~30mm,因年龄、产次、月经不同时期而略有不同。

（二）组织结构

宫颈的组织结构包括宫颈上皮和结缔组织。宫颈与子宫峡部组织结构的不同意味着宫颈内口、外口的功能不同。

1. **宫颈上皮** 宫颈管由分泌黏液的单层柱状上皮覆盖,与阴道鳞状上皮相连形成鳞柱交界,宫颈柱状上皮细长形,彼此连接紧密,底层及中层细胞内可见圆形和椭圆形细胞核。宫颈缺乏腺体结构,宫颈柱状上皮形成腺窝样结构分泌黏液,储存精子。

2. **结缔组织** 宫颈组织主要由细胞外基质(占 90%)以及微小细胞成分(占 10%~15%)构成,结构和生理上皆与宫体不同。细胞外基质主要由蛋白质(大部分是胶原蛋白,以及一部分弹性蛋白)和糖蛋白(如透明质酸和核心蛋白聚糖)组成,作为宫颈的支架,决定宫颈的强度和弹性。微小细胞成分包括成纤维细胞、平滑肌细胞、腺细胞、血管细胞、免疫细胞等。

(1)胶原蛋白:宫颈细胞外基质中的胶原蛋白占宫颈基质基本物质的 80%,决定宫颈的硬度和弹性。研究认为胶原纤维的方向性决定了其在妊娠时的支持能力,环绕宫颈内口的环形纤维阻止宫颈扩张,纵向纤维与宫颈延展相关。既往研究认为宫颈基质中的胶原蛋白网分 3 个不同区域:内层和外层包含大部分纵向胶原纤维,平行于宫颈管;中层包含的胶原纤维环绕宫颈管(理论上防止宫颈扩张时宫颈与宫体撕裂),胶原组织相对均匀。而近年的研究发现宫颈胶原蛋白网具有高度非均质性,交织区胶原蛋白沿宫颈内口向宫颈外口逐步变化。此外,胶原蛋白网(组织)的强度取决于每个胶原纤维之间的交联程度以及胶原蛋白的类型,宫颈内口的胶原蛋白交联程度与宫颈外口有显著差异。

(2)弹力蛋白:弹力蛋白仅是宫颈基质中很少的一部分,大多数弹力蛋白纤维分布于血管壁,仅少数散在分布于基质。研究发现,应用特殊染色技术或生化方法可以发现更多的弹力蛋白;弹力蛋白来源于宫颈外口,片状向宫颈内口延伸;在内口水平,弹力蛋白稀疏,多出现在平滑肌细胞聚集的相应位置。弹力蛋白被认为在妊娠过程中及妊娠后对宫颈重塑起重要作用。

(三)非孕期功能

1. **宫颈周期性变化与宫颈结构** 宫颈在月经周期解剖结构及生理功能会发生变化,以促进或阻止精子的进入,保证子宫内膜的脱落。应用改良的造影技术及之后的磁共振成像(MRI)研究发现:宫颈内口的直径会发生周期性变化,卵泡期宫颈内口直径较分泌期宽大,宫颈的整体长度和宽度是最大的,宫颈管直径平均为 4.5mm,而分泌期为 3.8mm。另一研究发现黄体期宫颈内口严密闭合而月经期即松弛。应用"直接造影法"观察宫腔内注入碘油的保留时间发现:卵泡期为 1~3 小时,黄体期为 4~8 小时,在月经前 2 天仅保留 30 分钟,这提示颈体交界部在月经周期不同时期有宽窄不同的变化。宫颈管是精子储藏的地方。它的内壁有很多隐窝与裂隙,精子可暂时存储 1~2 周,等获得能量后,再进入子宫。

2. 宫颈黏液的产生及分泌　人类宫颈主要分泌宫颈黏液,在雌、孕激素的调节下由宫颈柱状上皮产生和分泌,排卵期宫颈黏液呈拉丝状,黏性均一,利于精子上行、存储及存活。排卵及妊娠后,黄体分泌孕酮,宫颈黏液黏稠,不利于精子和微生物上行进入宫腔。

(四) 妊娠期及分娩期变化及功能

妊娠后宫颈是胎儿与阴道之间的屏障,作用是维持和保护胎儿,保持闭合及足够的长度,宫颈黏液栓阻止下生殖道微生物的上行。宫颈内口水平保持足够的张力,减少胎膜及妊娠物向宫颈管下移,一旦下移会引起这一屏障的缩短和黏液栓消退。经阴道超声检查发现,妊娠期宫颈长度大多为 30~40mm,如"钟形";宫颈长度 <20mm 容易发生早产。正常妊娠时,妊娠 14~28 周内宫颈长度变化不大,妊娠 28~32 周宫颈长度可逐渐缩短。

1. 宫颈重塑　妊娠期和分娩期宫颈发生一系列变化,包括质地、硬度、大小,以及宫颈管形态变化等,临床通常用软化(softening)、缩短(shortening)、漏斗形成(funneling)、消退(effacing)、扩张(dilating)等名词来描述,这些过程被称为"宫颈重塑"(cervical remodeling)。"宫颈重塑"是妊娠期宫颈进行性改变和复原的合成名词,是宫颈内在组织成分发生变化继而引起的解剖结构变化,包括 4 个重叠阶段,即持续进行的宫颈软化过程,临产前宫颈显著软化、容受性增加的加速阶段(宫颈成熟),分娩前宫颈扩张活跃期,以及产后恢复期。近年,有关宫颈组织结构的研究有了进一步进展。深入了解宫颈组织结构,便于我们理解宫颈因素所导致的早产或妊娠中期流产的相关机制。

(1)宫颈软化:妊娠早期宫颈重塑即开始,妊娠 6 周时妇科检查即可发现宫颈变软。宫颈软化是一个缓慢的、渐进的长期过程。在啮齿类动物中,宫颈软化期的特征是胶原蛋白溶解度增加(胶原蛋白交联减少),胶原蛋白交联形成酶减少;在宫颈软化早期,成熟与非成熟交联胶原蛋白的比值减少,即成熟交联胶原蛋白减少,非成熟胶原蛋白增加,使得组织顺应性增加。除了胶原蛋白交联的变化,宫颈软化可能需要其他基质细胞蛋白改变,从而调节胶原蛋白形成及细胞与基质间的相互作用(如血小板反应蛋白 2、细胞黏合素 C)。这些阶段使宫颈顺应性增加,临产后容易扩张,完成胎儿分娩。

(2)宫颈成熟:紧随宫颈软化之后的便是宫颈成熟,指妊娠末期临近分娩前子宫迅速进一步变软,伴随宫颈管一定程度的缩短、松弛及扩张。这个过程可短至 12 小时,也可长达 6~8 周。

宫颈成熟过程是一个复杂的过程,目前并不完全明了。研究表明,宫颈成

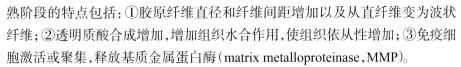

熟阶段的特点包括：①胶原纤维直径和纤维间距增加以及从直纤维变为波状纤维；②透明质酸合成增加，增加组织水合作用，使组织依从性增加；③免疫细胞激活或聚集，释放基质金属蛋白酶（matrix metalloproteinase，MMP）。

（3）宫颈扩张：在分娩期，分娩的启动由胎儿及胎盘内分泌信号控制，引起一系列细胞因子、前列腺素、缩宫素的炎症级联反应。子宫收缩，胎膜或先露向下的压力使原本软化的宫颈进一步延展、扩张，宫颈内口水平的肌纤维松弛成为子宫下段的一部分，在足月妊娠分娩过程中，宫颈变化从一个"T"形（长/宫颈关闭）到"Y"形，然后"V"形，然后"U"形，最终宫颈完全扩张使胎儿娩出，产后宫颈组织逐渐缩复。这些过程是各种酶作用后引起的胶原排列和结构变化的结果。

1）宫颈管消失：临产前的宫颈管长约 2cm，初产妇较经产妇稍长些。临产后的规律宫缩，牵拉宫颈内口的子宫肌及周围韧带的纤维，加之胎先露部支撑前羊水囊呈楔状，致使宫颈内口向上外扩张，宫颈管形成漏斗形，此时宫颈外口改变不大。随后，宫颈管逐渐变短直至消失，成为子宫下段的一部分。初产妇多是宫颈管先消失，宫颈外口后扩张；经产妇则多是宫颈消失与宫颈外口扩张同时进行。

2）宫颈口扩张：临产前，初产妇的宫颈外口仅容 1 指尖，经产妇则能容纳 1 指。临产后，宫颈口扩张主要是子宫收缩及缩复向上牵引的结果。此外，胎先露部衔接使宫缩时前羊水不能回流，由于子宫下段的蜕膜发育不良，胎膜易与该处蜕膜分离而向宫颈突出，形成前羊水囊，以助宫颈口扩张。胎膜多在宫颈口近开全时破裂。破膜后，胎先露部直接压迫宫颈，扩张宫颈口作用进一步加强。随着产程进展，宫颈口开全时，足月妊娠胎头方能通过。

（4）产后恢复：产后宫颈的组织结构和功能逐步恢复。子宫下段肌纤维缩复，逐渐恢复为非孕时的子宫峡部。胎盘娩出后的宫颈外口呈环状如袖口。于产后 2~3 天，宫口仍可容纳 2 指。产后 1 周后宫颈内口关闭，宫颈管复原。产后 4 周宫颈恢复至非孕时形态。分娩时宫颈外口 3 点及 9 点处常发生轻度裂伤，使初产妇的宫颈外口由产前圆形（未产型），变为产后"一"字形横裂（已产型）。

2. 宫颈成熟度评分　宫颈成熟度是指临产前宫颈成熟的程度。第一产程中胎儿娩出的阻力部位包括胎先露最大周径以下的子宫下段和宫颈部分。此部分阻力的大小与其体积、肌纤维含量和张力、胶原组织含量和抗拉能力、宫颈口扩张的程度有关。临床上以宫颈管的长度、软硬度、宫口开大程度及位置、先露高低等 5 项指标间接了解胎儿娩出的阻力大小，也就是上述指标决定宫颈成熟程度。1964 年，Bishop 提出宫颈成熟评分法（Bishop 宫颈成熟评分法)将宫颈成熟度更加具体化(表 5-1-1)。评分的目的在于预测分娩是否需要加强宫缩等诱导措施,也有学者用于评估自发早产的可能性。

表 5-1-1　Bishop 宫颈成熟度评分法

指标	分数			
	0	1	2	3
宫口开大 /cm	0	1~2	3~4	5~6
宫颈管消退(未消退为 2cm)	0~30%	40%~50%	60%~70%	80%~100%
先露位置(坐骨棘水平 =0)	−3	−2	−1~0	+1~+2
宫颈硬度	硬	中	软	
宫口位置	后	中	前	

第 2 节　宫颈功能不全与妊娠中期流产和早产

一、宫颈功能不全定义

宫颈功能不全(cervical incompetence,CIC)指在没有宫缩的情况下,由于宫颈解剖或功能缺陷,导致妊娠中晚期宫颈管缩短、宫颈口扩张,伴有羊膜囊膨出或破裂等宫颈无能状态,是引起反复中期妊娠流产及早产的主要病因,也是新生儿死亡的一个重要原因。宫颈功能不全患者宫颈扩张和展平通常无痛和无宫缩,且在不伴有出血的情况下发生,是引起中期妊娠流产及早产的常见原因,发生率为全部妊娠的 0.1%~2.0%。20%~25% 妊娠中期流产的原因为宫颈功能不全。宫颈功能不全患者早产率高出非宫颈功能不全者 3.3 倍,占全部早产的 8%~9%,占自发性早产的 40%~50%,占胎膜早破的 20%~30%;早产是围产期死亡和残疾儿出生的主要原因,85% 的残疾儿和 75% 的新生儿死亡与早产有关,早产儿的出生严重影响人口质量和健康素质,反复的中期流产和早产也给孕妇及家庭造成很大的伤害。

二、病因

如前所述,妊娠期间宫颈逐渐软化,至分娩期成熟。宫颈功能不全患者在妊娠中、晚期宫颈即成熟,其发病原因尚不明确。一个主要的病因确认为宫颈结构上的缺陷,包括先天异常或外力因素引起的结构缺陷。其余患者可能为各种潜在病因,如亚临床感染、局部炎症、激素异常、遗传因素等,引起宫颈过早成熟,加之其他外部因素的刺激,从而导致流产或早产。

(一) 先天性发育异常导致宫颈发育不良

主要由于构成宫颈的胶原纤维减少(正常妇女的宫颈活检标本中检测出胶原蛋白的含量显著高于先天性宫颈发育不良的妇女);或者宫颈胶原纤维的比例失调,即宫颈中可溶性胶原的含量高于正常孕妇,导致宫颈功能不全。先天性宫颈发育不良常表现为初次妊娠即发生自发性早产或妊娠中期无痛性羊膜囊突出导致流产。

子宫先天性发育畸形可能合并宫颈组织结构先天发育异常。Chifan M 等对 316 例子宫畸形患者在妊娠 16~20 周进行超声检查,发现 49 例(15.3%)合并宫颈功能不全,其中子宫纵隔 30 例(9.5%),双角子宫 11 例(3.4%),单角子宫 8 例(2.5%)。此外,妊娠期服用己烯雌酚的孕妇,己烯雌酚通过胎盘达胎儿体内,可导致女婴子宫发育畸形,形成 T 型子宫,同时可能影响宫颈胶原纤维的构成,导致宫颈功能不全。

(二) 宫颈手术、宫颈裂伤引起的宫颈功能不全

1. 宫颈手术 宫颈手术,如治疗宫颈上皮内瘤变(cervical intraepithelial neoplasia,CIN)的宫颈锥切术(cervical conization),治疗早期宫颈癌的根治性宫颈切除术(radical trachelectomy,RT),均可致宫颈功能缺陷。宫颈锥切手术切除或破坏了部分宫颈组织后,可导致妊娠后宫颈的机械支撑作用减弱、宫颈弹性不足;再生宫颈组织中胶原的不同组成成分比例改变影响宫颈的功能;此外,因锥切术后宫颈黏液分泌减少,宫颈的防御能力受到损害,病原微生物侵入而引起感染的可能性增大。研究发现宫颈锥切的深度越大、范围越广,创面越大,对宫颈功能的影响越大,锥切后宫颈长度 <15mm,早产概率明显增加;宫颈环形电切术(loop electrosurgical excision procedure,LEEP)切除的宫颈组织深度 >1.2cm、体积 >6cm^3 时,早产率明显增加。

2. 前次分娩致宫颈组织损伤 前次分娩时急产、第二产程延长、妊娠中期引产都可能引起宫颈组织的损伤,甚至发生宫颈裂伤,引起宫颈功能不全,再次妊娠时发生中期妊娠流产或早产。既往有第二产程延长的孕妇发生宫颈功能不全的概率是既往没有以上病史孕妇的 25 倍,既往有急产史的孕妇发生宫颈功能不全的概率是正常孕妇的 7 倍。值得注意的是宫口开大 5cm 以上后进行剖宫产时,子宫下段切口位置低,有可能造成以后宫颈功能不全,建议胎

头下降宫口开大剖宫产时下段切口的位置稍高为宜。

3. 扩宫导致宫颈裂伤　各种宫腔操作,如刮宫、流产、大月份引产时,粗暴的扩宫可能导致宫颈裂伤。相对于负压吸宫术,钳刮术对宫颈的机械创伤更大,宫颈发生损伤—炎症反应—修复再生等过程,纤维的断裂、细胞的增生可能影响宫颈内口括约肌的功能,导致宫颈功能不全。有研究表明既往有孕早期刮宫史的孕妇宫颈功能不全发生率是正常孕妇的 5 倍。

4. 宫腔镜手术　宫腔镜检查和手术也可导致宫颈功能不全。通常宫腔镜电切手术宫口要扩至 10 号以上,过度扩张宫颈可致宫颈裂伤,导致宫颈功能不全;宫腔镜手术在治疗宫腔形态异常时,如宫腔粘连电切术、子宫纵隔电切术,如果手术切除不当,可以导致医源性宫颈功能不全。

若在宫腔镜手术前进行宫颈预处理,充分软化宫颈,可以明显降低扩宫难度,减少宫颈撕裂发生率。临床常用的宫颈预处理方法包括宫颈渗透性扩张棒、米索前列醇、卡孕栓、间苯三酚等。宫颈渗透性扩张棒为临床常用的宫腔镜手术前机械性扩张宫颈方法,有海藻棒、硅胶棒等。一般于手术前晚置于宫颈管内,超过宫颈内口,经过一段时间的机械性刺激,加之扩张棒吸水膨胀,致宫颈硬度降低,宫颈管扩张。米索前列醇是前列腺素 E_1 衍生物,可使宫颈结缔组织胶原纤维降解,胶原蛋白酶及弹力蛋白酶释放,短时间内即可使宫颈软化、成熟、扩张。间苯三酚为亲肌性非阿托品非罂粟碱类纯平滑肌解痉药,可直接作用于胃肠道和泌尿生殖道的平滑肌,其宫颈松弛软化程度优于米索前列醇。

宫腔镜手术时需注意切割避免接近宫颈内口,以免切开内口的肌层,导致内口收缩关闭功能不全。在切除子宫完全纵隔时,宫颈管内的纵隔是否一定要保留,以免导致宫颈松弛,目前尚有争议。

(三) 宫内感染

正常的宫颈管有一定长度,宫颈管内的黏液栓是阻止病原微生物上行感染的屏障,当宫颈解剖结构受损或先天发育异常引起"宫颈功能不全",妊娠期宫颈缩短,抵制感染的功能下降,宫颈及阴道穹窿部的微生物上行,产生蛋白水解酶,水解宫颈口附近胎膜的细胞外物质,使组织张力降低,胶原纤维Ⅲ减少,胎膜脆性增加;细菌产生的内毒素也有诱导产生前列腺素的作用,前列腺素增加导致子宫收缩;在宫内压力增强,局部张力降低,脆性增加的情况下,发生胎膜早破,或者引起绒毛膜羊膜炎,最终导致妊娠中期流产或早产。

(四) 激素和内分泌异常

1. 孕激素活性受限　研究发现孕酮治疗可逆转妊娠宫颈的容受性,而服用 17α- 羟孕酮对临床诊断宫颈功能不全的患者妊娠结局有帮助,因此认为宫颈功能不全可能与孕激素活性受限有关。

2. 多囊卵巢综合征 有文献报道,多囊卵巢综合征(polycystic ovary syndrome,PCOS)的患者妊娠期发生宫颈功能不全的概率增加,接受促性腺激素治疗的多囊卵巢女性发生宫颈功能不全的可能性更大,种族因素以及药物作用对宫颈功能不全发生的影响作用尚不明确。

三、作用机制

胎儿自发性早产或妊娠中期流产的 3 个基本要素是宫颈重建 / 成熟、蜕膜活化以及子宫收缩。一个患者可能同时存在多种病因,到目前为止,这些因素间相互作用的方式或任何潜在的分子机制都未完全阐明。人类及动物的研究表明,妊娠后宫颈便开始软化,并且在分娩前扩张完全。对比正常和病理性宫颈重建研究发现:足月分娩时,宫颈缩短同时伴随宫口扩张、宫颈展平,胎头逐渐下降,初期宫颈外口无扩张;而宫颈内口功能不全引起早产或中期流产时,首先是羊膜囊突入宫颈管上段,然后引起宫颈缩短,最终羊膜囊脱出宫颈外口,此时宫颈无明显展平。

此外,宫颈承受宫腔内压力和重力、生长中的羊膜囊对子宫的牵张力,属于静态负荷;胎膜与子宫下段间粘连紧密,胎膜硬度高时,张力分布于胎膜和宫颈,当粘连破坏或胎膜硬度降低,宫颈承受张力增加。宫颈的三维几何学和子宫宫颈间角度对宫颈内口的负荷分布及张力形式是非常重要的。

尽管子宫收缩对宫颈的变化非常重要,但临床实践发现很多有频繁宫缩的患者宫颈并没有缩短,相反,宫缩并不明显时宫颈已开始缩短的现象也非常常见;相关的机制目前并不清楚。因此,越来越多的学者认为宫颈功能不全与先兆子痫、小于胎龄儿、胎死宫内、胎膜早破相似,被认为是一种"产科综合征",而不是一种单一的疾病。到目前为止,对于宫颈功能不全,还有很多我们尚未发现的机制,需要进行进一步的深入研究。

四、宫颈功能不全的诊断

对于宫颈功能不全目前仍缺乏客观和明确的诊断标准。临床上主要是结合既往病史及一些诊断方法得出综合诊断。

(一) 病史

病史在诊断中是非常重要的,故对于妊娠中期流产或早产的患者临床医师应完整详细地记录临床经过和检查结果。经诊医师在评估既往有自发性妊娠中期流产或早产的患者时,需判断其临床经过是否满足宫颈功能不全的条件,如无痛性宫颈扩张和羊膜囊膨出,之后发生流产或早产。并且还需排除其他导致妊娠中期流产或早产的原因,如感染(绒毛膜羊膜炎)、胎儿畸形、胎盘剥离、胎儿死亡等。

此外,妇科手术史、宫颈锥切术后、宫颈环形电切除术(LEEP)术后、人工流产史、以往分娩过程中有宫颈裂伤史、以往妊娠中有第二产程延长、急症剖宫产终止妊娠者,也要注意宫颈功能不全的可能。

(二) 非孕期辅助检查

非孕期可以通过一些试验性检查方法判断宫颈功能。例如子宫输卵管造影术(hysterosalpingography,HSG),宫颈球囊牵引试验,Hegar扩张棒评估宫颈功能,球囊回弹试验和宫颈扩张分级计算宫颈阻力指数,超声测量宫颈内口水平的颈管宽度 >0.6cm 等方法。由于没有任何一种方法经过严格的科学研究验证,故不能作为宫颈功能不全的检测标准。下面仅介绍2种简单的检查方法:

1. Hegar扩张棒评估宫颈功能　在黄体期用8号Hegar扩张棒试探宫颈内口有无阻力,以探测宫颈内口的直径。

2. 宫颈球囊牵引试验　将Foley导管置于宫腔后向水囊内注入1ml生理盐水,如果能够在 <600g 的牵引力之下将其拉出宫颈内口则证明宫颈内口松弛。

(三) 孕期辅助检查

1. 阴道检查　在妊娠中期患者会出现模糊的骨盆压迫症状,例如增加的压力和阴道分泌物会使尿频症状增加,但是没有其他泌尿道感染的症状。放置窥器检查可发现扩张明显的宫颈和在宫颈管内或是超出宫颈管水平的羊膜囊(图5-2-1)。有时在羊膜囊后见胎儿部分脐带。患者无子宫压痛或发热等子宫收缩和子宫内感染的临床征象。触诊时发现宫颈扩张,宫颈管缩短并显著软化。

2. 超声检查　对于既往有妊娠中期流产或早产的患者,再次妊娠需进行超声连续监测,测量宫颈管长度和宽度,以评估宫颈功能。

(1)宫颈管长度测量:妊娠期宫颈管长度(cervical length,CL)逐渐缩短,妊娠中期宫颈管长度的测定对预测早产或中期流产的发生有一定的价值。Heath等研究发现:对低危患者在妊娠23周进行宫颈长度测定,发现宫颈长60mm、30mm、15mm、5mm,妊娠26周前发生流产的概率分别为0.2%、0.8%、4.0%、78.0%。对于低危患者,妊娠中期宫颈长度 <25mm 的妇女多数可以维持至足月分娩,27%的妇女在妊娠37周前分娩,<18% 的妇女在妊娠35周前

分娩;对于中期妊娠宫颈长度 <15mm 的妇女,大约 50% 在妊娠 33 周前分娩。临床上通常对宫颈管缩短的定义为:对于既往有自发性早产或无痛性羊膜囊脱出妊娠中期流产史的高危患者,妊娠 24 周前,经阴道超声测定宫颈管长度 <25mm 被认为是宫颈管缩短。需要注意的是:无单胎妊娠早产病史或中期流产病史,偶尔一次测得宫颈管长度较短,不能诊断。

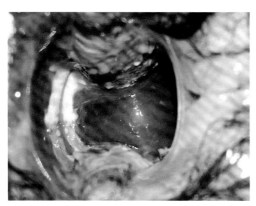

图 5-2-1　宫颈功能不全孕妇,未行环扎手术,
中期妊娠阴道检查发现胎囊突出于宫颈外口

对既往有妊娠中期流产或早产史的患者,在妊娠中期开始进行宫颈超声检查可获得有价值的数据。文献报道有流产或早产病史的孕妇中,宫颈管长度的缩短一般发生在孕 20 周前,应在孕 20 周超声筛查胎儿畸形同时测量宫颈管长度,之后至少要在孕 24 周时再进行一次宫颈超声检查,是否继续监测则根据前两次的检查结果来决定。也有人提出根据患者合并的高危因素来决定超声检查的时间,孕 14~18 周宫颈管长度正常的高危孕妇需要在孕 18~22 周再次行超声检查确认,而对于有过中孕期流产史或早期早产史的极高危孕妇,至少要在孕 14~24 周之间每两周行一次超声检查。

(2)宫颈"漏斗"形成:在妊娠足月分娩过程中超声检查发现:一部分产妇第一产程宫颈管缩短、宫颈展平伴胎头逐渐下降,而无外口扩张;另一部分产妇(50% 以上)羊膜囊逐渐突入宫颈内口水平以下,称为宫颈"漏斗"形成(funneling)(图 5-2-2),宫颈出现从"T"形(长 / 宫颈关闭)到"Y"形,然后"V"形,然后"U"形的变化(图 5-2-3),最终宫颈完全扩张使得胎儿娩出,产后宫颈组织逐渐缩复。一个前瞻性的观察研究发现:宫颈"漏斗"的出现比 Bishop 评分、宫颈长度变化更能预测宫颈的软化。如果在妊娠中期超声检查发现宫颈"漏斗"形成(宫颈内口扩张),通常是病理情况引起的宫颈形态的异常改变,羊膜囊进入宫颈内口,宫颈提早缩短,早产的风险升高,但需要注意的是中期妊娠时出现"漏斗"并不必然引起早产和中期流产。对于既往有自发性早产或妊娠中期流产病史的高危患者,如果在妊娠中期超声检查发现宫颈"漏斗"形成(宫颈内口扩张宽度 >5mm)对早产的预测价值更高,而"U"形漏斗形成较"V"形漏斗早产的风险更高。

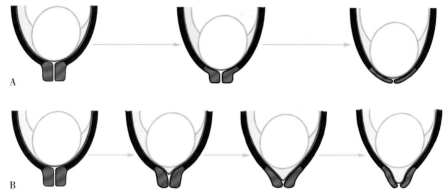

图 5-2-2　足月分娩产程中宫颈变化的两种不同形式
A.宫颈缩短,宫颈展平,抬头下降;B.漏斗形成,羊膜囊脱出

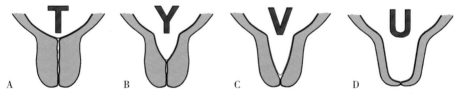

图 5-2-3　不同程度的宫颈漏斗示意图。随羊膜囊脱入宫颈管的程度不同,形成宫颈漏斗
A."T"形,宫颈内口关闭状态;B."Y"形,羊膜囊部分突入宫颈管,宫颈仍有一定有效长度;C."V"形,羊膜囊部分突入宫颈管,宫颈有效长度缩短;D."U"形,羊膜囊进一步突入宫颈管,接近宫颈外口

（3）超声诊断:经阴道 B 型超声检查对早期诊断宫颈功能不全非常重要。对于既往有无痛性羊膜囊脱出发生妊娠中期流产或有早产史的单胎妊娠患者,妊娠 24 周前超声检查发现宫颈管长度 <25mm,或宫颈内口扩张宽度 >5mm,或出现"漏斗"形态图像(如"V"形或"U"形),或发现羊膜囊脱至宫颈管时诊断为宫颈功能不全,建议进行预防性宫颈环扎术。

（4）检查方法:经阴道超声检查不受母体肥胖、宫颈位置、胎儿影像的影响,可重复性强,因此宫颈管长度和宽度的测定要通过经阴道超声来测定。临床上测得的宫颈管长度是闭合宫颈部的长度,测量时需注意:①患者需排空膀胱;②探头表面覆清洁保护套;③探头插入阴道时动作要轻柔;④探头放置在前穹窿,轻柔移动探头,获得整个宫颈的矢状位图像及完成宫颈黏膜声像;⑤将图像放大至画面占满 2/3 屏幕;⑥宫颈内口、外口清晰,测定内口至外口的距离(图 5-2-4),或者漏斗末端距外口的距离(有效长度)(图 5-2-5);⑦重复测量 2 次,选择 3 次测定值中最短值作为宫颈测量的长度。为保证妊娠期宫颈长度测量的准确性,很多国家要求必须经过专门的培训或认证的医师才可以进行测量。

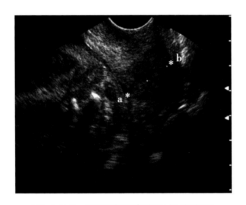

图 5-2-4　经阴道超声宫颈长度测量
a 代表宫颈内口;b 代表宫颈外口,宫颈内口
至外口距离即宫颈长度

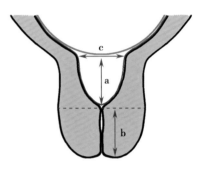

图 5-2-5　宫颈有效长度测定图示
a. 内口至漏斗基底距离;b. 漏斗基底至宫颈外口距离(宫颈有效长度);c. 宫颈内口水平

五、宫颈功能不全的治疗

(一) 非手术治疗

多年来对因宫颈功能不全所致复发性妊娠中期流产和早产的处理是以保守治疗为主,其主要手段有:卧床休息、应用宫缩抑制剂、阴道孕酮及抗生素、阴道子宫托等。目前常用的宫缩抑制剂有沙丁胺醇(主要应用于妊娠 20 周之前)、安宝(主要应用于妊娠 20 周之后)、硫酸镁、吲哚美辛、间苯三酚、利托君(ritodrine)、硝苯地平,近年又有阿托西班等,还可给予孕酮类药物。非手术治疗可以降低宫颈功能不全患者早产的风险,但存在较高的失败率。

1. 期待疗法　期待疗法是以卧床休息为主的方法。卧床休息是预防早产最常用的措施之一,但其有效性尚未得到证实。患者需绝对卧床休息、减少活动、避免性生活、禁止吸烟。当临床医师在为患者做出生活方式推荐的时候,应该充分评估卧床休息带来的潜在危害如静脉血栓栓塞、骨骼脱钙、体能降低等。应考虑现有的证据和患者的个体情况,不能盲目终止一切活动。

2. 阴道孕酮　孕激素可减轻子宫肌层的敏感性,减少子宫收缩。孕酮可肌内注射,也可阴道给药,两者作用效果相同,但阴道孕酮局部作用更强,副作用更少,故临床应用较多。许多研究结果发现孕酮可降低宫颈功能不全孕妇的早产率,改善生殖预后。2017 年 Maerdan 等在一项回顾性分析研究中,对单胎妊娠 20~24 周超声发现宫颈管长度 10~20mm 者予阴道孕酮治疗,与妊娠 20~24 周宫颈管长度 <25mm 予卧床休息者比较,阴道孕酮组 33 周前的早产率显著降低(9.5% *vs.* 45.5%,P=0.02)。2018 年,Wood 等研究了无早产或宫颈功能不全病史,此次妊娠经阴道超声检查发现宫颈管缩短(CL<25mm)的患者,予宫颈环扎或阴道孕酮治疗。结果发现,对这种早产低危的孕妇,阴道孕酮与宫颈环扎对降低早产的风险无显著差异。

3. 宫颈环托　宫颈环托(pessary)也称阴道子宫托、宫颈托,是一个软的有弹性的硅酮材料装置,是预防宫颈因素导致早产的一种保守治疗方法。宫颈环托预防早产的机制是通过宫颈环托将宫颈管后移,改变宫颈管的方向,轻度延伸宫颈管,加固宫颈的同时减少完整胎膜与阴道的接触,从而缓解妊娠子宫对宫颈内口的直接压力,又可以减少上行性感染的概率。宫颈环托最早文献报道始于 1959 年,此后几种不同类型的阴道子宫托被尝试应用于临床,取得了一定疗效并见诸医学文献。此技术具有相对非侵入性、非手术依赖性、简单、安全、效价比高等优点,不需要麻醉和手术,在门诊徒手放置即可完成,在欧洲使用相对广泛(图 5-2-6)。

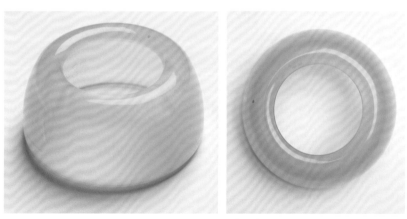

图 5-2-6　Arabin 宫颈托

放置宫颈环托的前提条件是无宫缩、无阴道炎症、无阴道出血、胎膜完整并胎儿无畸形，宫颈环托通常在妊娠 34~36 周时取出，如有胎膜早破、宫缩、阴道出血或明显不适时需及时取出。有宫缩、胎膜早破、发热、C 反应蛋白（CRP）升高、WBC>15×10^9/L、阴道异常排液和出血时禁忌使用。

宫颈环托用于预防宫颈功能不全导致的晚期流产和早产。但是怎样才能使其发挥最大作用，阴道子宫托的应用时间、宫颈管长度及阴道子宫托的类型如何匹配等问题需要进一步的研究，对于宫颈托预防早产的作用效果文献报道也不一致。2012 年发表的来自西班牙的随机对照研究结果显示宫颈托可以用于短宫颈单胎孕妇预防早产。妊娠 20~23 周宫颈长度 <25mm 的 385 例单胎妊娠者随机分成期待组和宫颈托组，结果宫颈托组 34 周前的早产率显著低于期待组（6% *vs.* 27%，*P*<0.000 1）。另有来自中国香港的资料显示宫颈托对于单纯短宫颈孕妇预防早产的效果并不显著，他们从 4 438 例孕妇中筛选出 203 例宫颈管长度 <25mm 的孕妇，其中 108 例同意并参加了研究，结果显示宫颈托组并未降低 34 周前的早产率。对于宫颈托是否可以预防双胎妊娠的早产概率，目前的随机对照研究结果尚无定论。一些研究发现对于未选择的双胎妊娠病例或宫颈长度 <25mm 的双胎妊娠，宫颈托对预防早产并无益处，而另一些研究认为宫颈托可以降低双胎妊娠早产概率，因此，宫颈托并不作为预防双胎妊娠早产的常规推荐方法。

目前，对于高风险患者选择性放置宫颈托的潜在受益证据是有限的，还需要更多的随机对照的研究来得出科学的结论。

（二）宫颈环扎术

宫颈环扎术治疗目的是尽可能加强宫颈管的张力，阻止子宫下段延伸和宫颈口扩张，协助宫颈内口承担妊娠后期胎儿及胎儿附属物的重力，是治疗宫颈功能不全的有效方法。传统的宫颈环扎术为经阴道宫颈环扎术，经阴道环扎失败或宫颈短无法行经阴道环扎术的患者可行经腹或腹腔镜下宫颈环扎术。

1. 经阴道宫颈环扎术 传统的经阴道宫颈环扎术（transvaginal cervical cerclage，TVCC）是 1955 年由 Shirodkar 首先提出的，1957 年由 McDonald 改良。Shirodkar 术式要求缝合位置尽量靠近宫颈内口水平，手术时需游离和上推膀胱，打开后穹窿，于近宫颈内口水平缝合并扎紧，为高位环扎。McDonald 术式经阴道环扎不游离膀胱、不打开后穹窿，经阴道用缝合线直接环扎宫颈阴道连接处并扎紧。研究发现 Shirodkar 术式与 McDonald 手术后临床效果并无统计学差异，McDonald 术式较 Shirodkar 术简单，不需要特殊设备和培训，临床医师易于掌握，近 50 多年来应用十分广泛。2001 年，Golfier 等报道了经阴道子宫峡部环扎术,手术相对传统 TVCC 困难,环扎线置于主韧带和宫骶韧带之上、子宫动脉内下方。适合宫颈过短、严重损伤,以及曾行阴式环扎失败的妇女。

2. 经腹宫颈环扎术 很多研究发现,传统的经阴道环扎术,即使是高位经阴道宫颈环扎术,也很难缝扎到宫颈内口水平,而是缝扎在宫颈的中上段(图 5-2-7),不能很好地支持宫颈承受的张力,因此经阴道环扎术仍有一定的失败率。

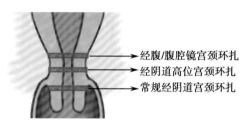

经腹/腹腔镜宫颈环扎
经阴道高位宫颈环扎
常规经阴道宫颈环扎

图 5-2-7 不同类型宫颈环扎术环扎带的位置

1965 年,Benson 等首次报道了经腹宫颈环扎术(transabdominal cervicoisthmic cerclage,TCIC),TCIC 的环扎部位在主韧带和宫骶韧带上方,能确保环扎带位于宫颈内口水平,减少经阴道环扎术导致的绒毛膜羊膜炎的并发症,用于治疗既往经阴道环扎失败或宫颈短无法进行经阴道环扎术的宫颈功能不全患者。随着腹腔镜技术的迅速发展,腹腔镜外科技术越来越多地替代了传统的妇科开腹手术。

1998 年,美国 Scibetta 等首次报道了预防性腹腔镜宫颈环扎术(laparoscopic transabdominal cervicoisthmic cerclage,LTCC),腹腔镜下宫颈环扎术可以在妊娠前及早期妊娠时进行,这种方法创伤小、恢复快、并发症少,效果与开腹宫颈环扎术相同,甚至优于开腹手术,已成为替代开腹宫颈环扎术的有效方法。Moawad 等对 1 116 例开腹宫颈环扎术(26 个研究)、728 例腹腔镜环扎术(15 个研究)的妊娠结局进行系统综述,发现去除早期流产后,腹腔镜环扎术组的新生儿存活率(96.5%)明显高于开腹手术组(90.8%),腹腔镜环扎术组超过妊娠 34 周分娩的概率高于开腹手术组(82.9% *vs.* 76%,$P<0.01$)。

Bolla 等比较经阴道环扎和腹腔镜环扎术后宫颈长度的变化。术前两组宫颈长度无差异,术后两组比较,环扎带距宫颈外口距离有显著差异[经腹腔镜环扎术组(31.5 ± 8.8)mm *vs.* 经阴道环扎术组(13.5 ± 4.9)mm,$P<0.000\ 1$]。经阴道宫颈环扎术后妊娠患者宫颈长度较术前明显缩短[术前(26.6 ± 7)mm *vs.* 妊娠 33 周时为(13.2 ± 7)mm,$P<0.000\ 1$],而在腹腔镜环扎术组,宫颈长度

无明显变化。提示腹腔镜环扎术环扎带位置位于宫颈内口水平,可以更好地支持妊娠。

　　与开腹宫颈环扎术相同,腹腔镜宫颈环扎术的主要缺点是患者需要选择性剖宫产终止妊娠,如果孕中期发现胎儿畸形、胎死宫内或胎膜早破,可以通过腹腔镜或小切口开腹手术拆除环扎带,之后经阴道分娩,一旦妊娠中期突然出现宫缩频繁,有子宫破裂的风险,则需要紧急剖宫产终止妊娠。Shaltout 等报道一种新型的手术方法,即在腹腔下在宫颈内口水平穿过宫颈侧方组织由前向后进针,出针后再由宫颈后壁进针,在阴道后穹窿处出针,在阴道内扎紧打结,终止妊娠前可以在阴道内拆除环扎带,给患者阴道分娩的机会,报道的 15 例患者,术后 12 例足月妊娠经阴道分娩,2 例因胎儿臀位行剖宫产术终止妊娠。这一方法报道的病例数较少,还需要大样本的资料证实其有效性和优势。

参 考 文 献

1. 黄晓武,夏恩兰.宫颈组织结构与宫颈机能.国际妇产科学杂志,2016,43(6):657-660.

2. 夏恩兰.重视宫颈机能不全的防治.中国实用妇科与产科杂志,2014,30(2):81-84.

3. 姚书忠.宫颈机能不全诊治过程中存在的争议和思考.中国实用妇科与产科杂志,2017,33(1):31-35.

4. Berghella V, Palacio M, Ness A, et al. Cervical length screening for prevention of preterm birth in singleton pregnancy with threatened preterm labor: systematic review and meta-analysis of randomized controlled trials using individual patient-level data. Ultrasound Obstet Gynecol, 2017, 49 (3): 322-329.

5. Heath VC, Southall TR, Souka AP, et al. Cervical length at 23 weeks of gestation: prediction of spontaneous preterm delivery. Ultrasound Obstet Gynecol, 1998, 12 (5): 312-317.

6. James PN, Elizabeth AB, James DP, et al. The structure and function of the cervix during pregnancy. Translational Research in Anatomy, 2016, 2 (3): 1-7.

7. Mancuso MS, Szychowski JM, Owen J, et al. Cervical funneling: effect on gestational length and ultrasound-indicated cerclage in high-risk women. Am J Obstet Gynecol, 2010, 203: 259. e1-e5.

8. Timmons B, Akins M, Mahendroo M. Cervical remodeling during pregnancy and parturition. Trends Endocrinol Metab, 2010, 21 (6): 353-361.

9. Vink J, Mourad M. The pathophysiology of human premature cervical remodeling resulting in spontaneous preterm birth: Where are we now？ Semin Perinatol, 2017, 41 (7): 427-437.

10. Wood AM, Dotters-Katz SK, Hughes BL. Cervical Cerclage versus Vaginal Progesterone for Management of Short Cervix in Low-Risk Women. Am J Perinatol, 2019, 36 (2): 111-117.

第六章

经阴道宫颈环扎术

一、概述

经阴道宫颈环扎术(transvaginal cervical cerclage,TVCC)是经阴道施行宫颈环扎的术式,是宫颈环扎的主流技术。1902年第一例宫颈环扎术问世,当时只用于有妊娠中期流产和自然早产史,可疑宫颈功能不全的患者。从20世纪60年代开始,宫颈环扎术的适应证拓展到有妊娠中期流产和自然早产高危因素者,例如多胎妊娠、子宫畸形、子宫颈创伤,如宫颈锥切和有扩张宫颈管的手术史者,以及超声检查宫颈短的孕妇。1955年由Shirodkar提出经阴道Shirodkar宫颈环扎的术式为高位环扎,它需要游离膀胱,经阴道用缝合线于子宫主韧带上方缝合宫颈内口并扎紧,手术在妊娠12~16周进行。1957年,MacDonald改良了Shirodkar的方法,目前临床常用的术式主要为Shirodkar术式、McDonald术式、经阴道子宫峡部环扎术。其中McDonald术式因操作简单、效果可靠、创伤小、易于拆除,一直是临床上应用最为广泛的术式。

随着临床经验的积累,对经典McDonald术式的不断改良演变出了多种缝扎方法,如U形缝扎、荷包缝合、梅花缝合、双U形加固缝合、双重宫颈环扎法等。采用的缝合材料有丝线(7号或10号)或医用涤纶编织线(1-0),可用单根,也可用双根,甚至用3根10号丝线编织成线带,此外还可应用聚丙烯环扎带和网带等。手术体位采用膀胱截石位,麻醉可选择局部麻醉、区域麻醉、全身麻醉和无麻醉等不同方法。

二、手术分类

经阴道宫颈环扎术因施术时间、手术指征及患者状态不同,主要分为三种类型。一直以来这三种类型没有规范统一的名称,且使用的术语,如预防性、选择性、应激性、紧急性、援救性等,意义含混不清。故目前临床便依据每种类型的手术指征统一命名。

（一）以病史为指征的环扎术

以病史为指征（history-based indication）的环扎术，也称预防性/择期宫颈环扎术（elective/planned cervical cerclage），根据患者宫颈功能不全的病史决定手术的施行。手术时宫颈未扩张。患者既往有妊娠中期流产史，诊断为宫颈功能不全，或有宫颈功能不全高危因素，此次妊娠胎儿存活且无畸形存在，手术一般在妊娠前或妊娠 10~16 周施行。临床应用最为广泛。

（二）以超声为指征的环扎术

以超声为指征的环扎术（ultrasound indicated cervical cerclage），也称治疗性/应激性宫颈环扎术（therapeutic cervical cerclage），是在妊娠期超声检查提示宫颈异常（如宫颈管长度 CL<25mm，宫颈内口漏斗形成）时施行的环扎术。主要应用于既往无宫颈功能不全病史、宫颈手术病史以及高危因素，仅在孕期通过超声检查发现宫颈形态和结构异常而采取手术的患者。手术一般在妊娠中期（孕 16~24 周），且不同研究者对施术时间报道不一。有研究指出环扎术宜在妊娠 24 周前进行，但有研究发现，妊娠 24 周以后施术并不影响手术效果。

（三）以体格检查为指征的环扎术

以体格检查为指征的环扎术（physical examination-indicated cerclage），也称紧急/援救性宫颈环扎术（emergency/rescue cervical cerclage），是指宫颈功能不全患者在妊娠 24 周之前，宫颈口已扩张，羊膜囊嵌入宫颈管内甚至脱出宫颈外口时，为了挽救发育正常但未成熟的胎儿而采取的急症手术。紧急环扎术是宫颈功能不全者治疗不及时的一种有效补救措施。在实施紧急手术之前，临床医师必须充分评估患者情况，严格掌握手术指征，注意术中操作及术后监测，这是提高紧急宫颈环扎术成功率的关键。有学者认为，紧急环扎可能会由于胎膜接触阴道内细菌而增加感染的风险，因此对于它的有效性和安全性仍存在争议。尽管如此，仍有大量研究数据表明，在妊娠 20 周以后的紧急环扎能有效地延长孕周，提高新生儿的存活率。

三、手术适应证

（一）病史

当患者诊断为宫颈功能不全时，应考虑做宫颈环扎术，例如：①有多次无明显症状的孕中期自然流产史；②孕中期因子宫颈无痛性扩张行宫颈环扎术的病史；③先天性子宫颈过短；④子宫颈创伤后，如宫颈锥切术（cervical cold knife conization，CKC）后、宫颈环形电切除术（loop electrosurgical excision procedure, LEEP) 术后等。

(二) 体格检查

体检发现妊娠中期无痛性宫颈扩张、羊膜囊膨出但完整。

(三) 超声检查

当诊断不确定时,应通过连续经阴道 B 超监测宫颈的长度来判断。B 超测量到宫颈呈漏斗状,是宫颈缩短和扩张的一个早期表现。B 超监测应从妊娠 14 周左右开始,每 2 周监测 1 次,直到 28 周。如果监测提示宫颈进行性缩短,间隔应每周 1 次。B 超测量如果宫颈 <25mm,应考虑宫颈环扎。如果宫颈长度 <15mm,宫颈环扎应立即进行。

四、手术禁忌证

(一) 绝对禁忌证

不是所有宫颈功能不全的女性都适合行环扎术。下列临床情况是主要的禁忌证,因为此时手术已不能降低早产风险或不能改善胎儿结局:胎儿畸形无法存活、宫内感染、活动性出血、早产临产活动期、早产胎膜早破、胎儿窘迫和死胎。

(二) 相对禁忌证

1. 前置胎盘或胎膜脱出宫颈外口　此时手术导致医源性胎膜破裂的风险较大。

2. 曾有剖宫产或子宫手术史　因为有剖宫产史患者早产发生时若延迟拆除环扎线,发生瘢痕子宫破裂的风险增加。

3. 多胎妊娠　一些文献报道宫颈环扎可能增加多胎妊娠早产比率。

4. 子宫肌瘤或子宫腺肌病　如果存在高危因素,而宫颈环扎有必要,建议行 McDonald 环扎方式,因为当早产发生时,患者可立即送医院拆除环扎带。

五、手术方法

(一) Shirodkar 术式

Shirodkar 术式是 1955 年由 Shirodkar 提出的,手术需打开阴道黏膜,游离和上推膀胱和直肠,缝合位置尽量靠近宫颈内口水平,为高位环扎(图 6-0-1)。

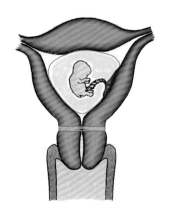

图 6-0-1　Shirodkar 宫颈环扎术

1. 手术步骤

（1）常规麻醉消毒后暴露阴道和宫颈，在阴道前穹窿膀胱反折处横向切开阴道黏膜，上推膀胱至宫颈内口水平以上。

（2）同法水平切开阴道后穹窿，将直肠和直肠子宫陷凹腹膜向上推移。

（3）用卵圆钳将宫颈前后唇向外牵拉，从宫颈前壁切口一侧靠近宫颈内口水平在宫颈与阴道壁之间的间隙内由前向后进针，再从对侧由后向前进针，达宫颈前壁。

（4）环扎线的两端在宫颈前方拉紧并打结。术者左手示指探入宫颈管内协助判断缝线拉紧程度，松紧度以宫颈内口能容 1 小指尖（5~10mm）为度。环扎线间断缝合于子宫下段表面纤维组织内，以固定环扎线。

（5）连续缝合阴道黏膜切口并包埋线结（图 6-0-2）。

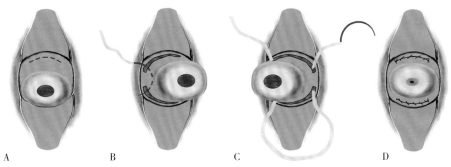

图 6-0-2　Shirodkar 宫颈环扎术

A. 横向切开宫颈前唇的阴道黏膜，上推膀胱；B. 从切开的黏膜下由前向后进针；
C. 从黏膜下由后向前出针；D. 连续缝合黏膜并包埋环扎带线结

2. 术式评价

（1）环扎材料：Shirodkar 最初施行环扎术时用动脉瘤针穿上筋膜带缝合宫颈。此后采用的缝合材料有不可吸收粗丝线、医用编织缝合线、聚丙烯环扎带等。目前临床常用的为单股或多股编织缝线，或者 5mm 宽的聚丙烯环扎带（Mersilene 带）（两端带针聚丙烯环扎带）（图 6-0-3）。

（2）优缺点：Shirodkar 术式缝扎宫颈位置较高，缝扎后仍能保证足够的宫颈长度，适合宫颈长度偏短的患者，手术成功率高；手术缝线或环扎带都要包埋在阴道创面下方，阴道无缝线或环扎带暴露，减少了阴道感染的概率。不足之处是手术较复杂，易造成周围脏器损伤，手术时间长，出血多，缝扎线在阴道黏膜下，不易拆除，增加了剖宫产的比率。

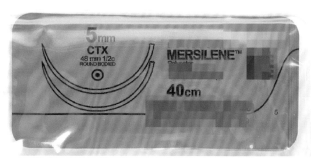

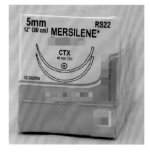
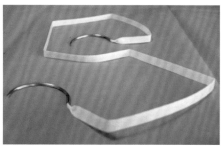

图 6-0-3　Mersilene 宫颈环扎带

3. 术式改良　针对 Shirodkar 环扎术的优缺点,许多学者尝试了各种改良式,既保证缝扎的足够高度,又解决环扎带取出困难的问题。例如,1986年 Druzin 和 Berkely 描述的用弯 Allis 钳钳夹宫颈侧方阴道黏膜并向外侧牵拉,以暴露宫颈侧壁和阴道黏膜之间的间隙,从而使 Mersilene 环扎带更加简单、准确地从此间隙内穿过。阴道前壁黏膜创面常规缝合关闭,后壁创面开放留置,以便于临产前取出环扎带。1989 年,日本的 Tsuji 和 Watanabe 采用"双缝合""辅助套环"改良 Shirodkar 术式,应用于 31 位孕妇,所有病例都保证了高位缝扎,且在分娩前成功取出环扎带。1990 年,Caspi 等报道了一种更加简单的术式,此术式仅打开前穹窿的阴道壁,上推膀胱,暴露宫颈内口水平宫颈前壁。用 0.6mm 的单股尼龙丝线接近宫颈内口水平在宫颈两侧壁自前向后进针,自后穹窿处穿出阴道黏膜,并在此处打结。此种方法更易于临产前取出环扎线。2014 年,国内吕亚淑等用 Mersilene 带施行了与 Caspi 等报道的术式相近的环扎术,临床效果满意。

1959 年,Wurm 报道了一种改良术式,称为 Wurm 术式(图 6-0-4)。手术在宫颈内口水平用 3 号不可吸收丝线对宫颈进行"褥式"缝合。自宫颈 12 点处进针,6 点处出针,然后回缝至 12 点处。然后褥式缝合自 3 点处进针,9 点处出针,然后回缝至 3 点处。缝线间隔 1cm,在宫颈 12、3、6、9 点处四个方向使宫颈出口和缝合加固部位分离出来。然后用宫颈管内示指协助判断缝线打结松紧度。

2008 年,沈文捷等报道了一种改良术式,同样只需打开前穹窿的阴道壁,上推膀胱至宫颈内口上 0.5cm。用大圆针双 10 号丝线自宫颈黏膜切口左侧端进针,5 点处出针,宫颈前唇线尾套入 2cm 长硅胶管,再自宫颈黏膜切口右侧端进针,7 点处出针。同法用另双 10 号丝线在稍上水平自宫颈黏膜切口外相当于宫颈 2 点处进针,10 点处出针,宫颈 2 点处线尾套入硅胶管,再自宫颈 4 点处进针,8 点处出针。2 处线尾套入 2cm 长硅胶管后同时打结,形成 "#" 缝扎,线结位于宫颈 7、8 点处。

(二) McDonald 术式

McDonald 术式是由 Shirodkar 术式改良而来。此术式不切开阴道黏膜,不游离膀胱,不打开后穹窿,经阴道用缝合线直接环扎宫颈阴道连接处并扎紧(图 6-0-5、6-0-6)。

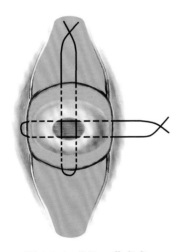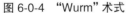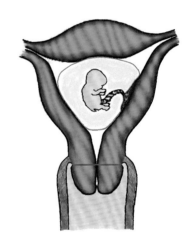

图 6-0-4　"Wurm" 术式　　　　图 6-0-5　McDonald 宫颈环扎术

1. 手术方法

(1)卵圆钳轻夹宫颈作牵引,采用单丝线(聚丙烯)或聚酯纤维缝合线(Mersilene),在宫颈与阴道交界处,尽量靠近宫颈内口水平,从 11~12 点方向开始进针,进入至少 2/3 以上肌层,不可穿透宫颈黏膜,在 9~10 点处出针,逆时针环形缝合宫颈 4~5 针,最后从 1 点处出针。注意避开 3 点处和 9 点处的血管丛,环绕宫颈形成荷包缝合。

(2)术者左手示指探入宫颈管内协助判断缝线拉紧程度。拉紧缝线,松紧度以宫颈内口能容 1 小指尖(5~10mm)为度,过松起不到紧缩作用,易发生胎膜膨出而流产,过紧则影响宫颈管组织的血运。在阴道前穹窿处打结,留尾线2~3cm便于拆线。

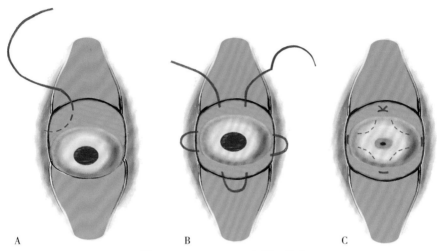

图 6-0-6　McDonald 宫颈环扎术

A. 于靠近宫颈内口水平自宫颈 11 点处进针;B. 环绕宫颈逆时针缝合 4~5 针,在 1 点处出针;C. 将环绕宫颈的缝线收紧,在阴道前穹窿处打结,使宫颈管缩小至直径 5~10mm

2. 术式评价　与 Shirodkar 法相比,McDonald 法无须切开任何组织,损伤小,没有完全包埋缝线,而是用不可吸收线(如 Mersilene)穿过宫颈实质,方法简单,手术时间短,易于拆除,即使是宫颈退缩或胎膜突出,也可以使用。其明显的缺点是宫颈环扎部位常达不到宫颈内口的高度,而是缝扎在宫颈的中上段,所以不适用于宫颈过短或缺失的患者;暴露的缝合线作为异物留置阴道内,可导致阴道感染、绒毛膜羊膜炎而发生早产。

临床研究的结果发现,McDonald 法和 Shirodkar 法的效果相似,两种术式的风险、难易程度及术后并发症发生率均较小,不需要特殊设备和培训,临床医师易于掌握,近 60 多年来临床应用十分广泛。由于 McDonald 法简单且应用灵活,适用于大多数需要宫颈环扎的患者,故更受到临床医师的欢迎。

2019 年,埃及 Atia 等研究 McDonald 环扎结位置对不同产妇及新生儿结局的影响。2010 年 5 月 1 日——2017 年 9 月 31 日期间进行预防性 McDonald 环扎术的单胎妊娠妇女,306 例前面打结(A 组)和 244 例后面打结(B 组)。分娩时胎龄、出生率、环扎后宫颈长度、阴道炎症状、尿路感染、拆除环扎带困难和宫颈撕裂伤等两组无差异。同样,研究的新生儿结局,包括带回家的婴儿、新生儿入住重症监护病房、呼吸窘迫综合征和新生儿败血症,均无统计学差异。前、后打结环扎术两组的足月分娩率无统计学差异。可见在 McDonald 宫颈环扎术中,在前面或后面定位打结,对研究的产妇和新生儿结局没有显著影响。

3. 术式改良　McDonald 手术已是成熟且经典术式,对防治妊娠中期、晚期流产和早产具有重要的临床实用价值。但是对于 McDonald 术式是否足以使宫颈承受孕期逐渐增加的胎儿及其附属物的重量仍有争议。一些学者认为需要加固缝合才能达到预防晚期流产及早产的目的。临床上也演变出多种改良术式,如 U 形缝扎、梅花缝合、U 形加固手术及双 U 形缝合等。早在 1968年,Hofmeister 等就报道了宫颈双重环扎。不过最初的双重缝合第二针缝扎在第一根缝线之外,宫颈的外 1/3 处。甚至有学者缝合关闭宫颈外口。Berghella 等分析医学文献数据,并未发现在 McDonald 术的基础上做额外的缝合对于加固宫颈有益处,因此不建议加固缝合。但是在第一针缝扎不满意或位置过低时可考虑再缝扎一针,此时可向外牵拉第一根缝线,在第一根缝线上方接近宫颈内口水平缝扎第二根缝线。

国内学者也报道了许多改良的缝合技术,最常采用的是"U"字缝合法,手术方法为在宫颈阴道黏膜交界处从 11 点进针,7 点出针,套一段橡皮管,长0.5~1cm,以避免丝线嵌入宫颈组织;再从 5 点方向进针,1 点出针,套橡皮管,在宫颈前方打结。李高珍等报道对宫颈功能不全患者采用宫颈 U 形缝合,术后 34 例患者均成功妊娠至足月后拆除缝线成功分娩。张晓红和邢爱芳等人的研究也得出类似结论。2000 年冯秀银和许玉阁、2007 年郭敏和苑海报道了倒"U"字缝合术,手术自宫颈 4 点处进针、2 点出针,套塑料管后向 10 点进针、8 点出针,再套塑料管后在宫颈后方打结。2014 年王亚男等报道了双"C"宫颈环扎术,手术应用 Mersilene 环扎带,于宫颈 2 点方向垂直进针,穿透肌层于 4 点位置出针,于对侧宫颈 9 点处打结。第二条环扎带自宫颈 10 点方向垂直进针,穿透肌层从 8 点方向出针,于 3 点位置打结,并留置足够长度的环扎带,以便日后便于拆除。

(三) 经阴道子宫峡部环扎术

1. Golfier 术式　因为 Shirodkar 和 McDonald 及其改良术式不适合宫颈过短、严重损伤,以及曾行阴式环扎失败的妇女,故 Benson 和 Durfee 报道了开腹子宫峡部环扎术。但是开腹手术相关并发症的发生限制了其应用。2001年,Golfier 等报道了经阴道子宫峡部环扎术,以证明经阴道途径也可以同开腹一样施行子宫峡部的环扎。手术于妊娠前或妊娠 12 周时施行,环扎线置于主韧带和宫骶韧带之上、子宫动脉内下方。共有 20 例患者成功施行了手术且无并发症发生。对于既往有流产或早产史且曾行环扎术失败的患者,手术后活胎率从术前的 18% 提高到 79%。手术步骤如下：

（1）打开前穹窿阴道壁，剪刀分离膀胱阴道间隙，用阴道拉钩钝性推离膀胱和输尿管。同法打开后穹窿阴道壁，剪刀分离进入直肠子宫陷凹，阴道拉钩置于间隙内。

（2）术者左手示指探入患者左侧直肠子宫陷凹，右手示指探入患者左侧膀胱阴道间隙，两手示指相聚探触左侧宫旁组织。在主韧带上方可触及向上进入子宫体的子宫动脉。用德尚氏针（Deschamps needle）在主韧带和宫骶韧带之上，子宫动脉的内下方，子宫峡部左侧自前向后穿刺，然后将缝扎线导入德尚氏针并退回子宫前方。同法穿刺子宫峡部右侧，将缝扎线导入子宫后方，在宫颈后壁结扎打结。

（3）阴道前壁创面用 4 号可吸收缝线连续缝合关闭，同法缝合直肠子宫陷凹的腹膜，并间断缝合阴道后壁创面。术后患者需行剖宫产结束妊娠。

2. Deffieux 术式　Deffieux 等在 2006 年报道了应用网带行经阴道宫颈峡部环扎术，以预防高危患者（既往有孕中期流产史，且此次阴式环扎失败，或宫颈阴道部缺失者）发生早产。手术相对传统 TVCC 困难，需由有经验的医师来完成。所有手术皆在妊娠早期（孕 12~16 周）施行，采用局部麻醉。术后需行剖宫产结束分娩。2017 年，Neveu 对既往 McDonald 术式失败的宫颈功能不全的患者采用 Deffieux 的方法在孕早期施术，29 例患者超过 24 周的活产率为 96.3%。手术步骤为：

（1）在宫颈阴道连接部打开阴道前壁，钝性分离宫颈前壁组织，上推膀胱，达子宫峡部水平。同法打开后穹窿阴道壁，钝性分离至子宫峡部水平。剪刀打开直肠子宫陷凹，置阴道拉钩暴露两侧宫骶韧带。

（2）探触宫骶韧带和子宫动脉。将无弹性单丝聚丙烯网带连接 2 个不锈钢针，导引网带放置于双侧宫骶韧带上方，子宫动脉下方。最初作者应用的是 UraTape 网带（法国），后来应用 I-STOP 网带（法国）（图 6-0-7）。

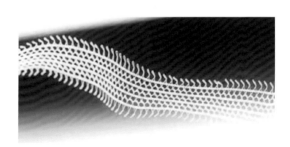

图 6-0-7　用于子宫峡部环扎的 I-STOP 网带

（3）拉紧网带,用 3-0 不可吸收聚丙烯线将网带缝于子宫峡部。用 2-0 可吸收缝线缝合腹膜和阴道创口。

3. 张松英术式　2014 年,国内的张松英等报道了一种妊娠前经阴道子宫峡部环扎手术,手术操作简便,具有与开腹环扎手术相似的疗效。适用于宫颈阴道段发育正常、发育不良或宫颈已部分切除的患者。手术步骤为:

（1）于拟切开处宫颈前后壁注射 1:10 稀释的垂体后叶素 3U 以减少出血。

（2）用鼠齿钳钳夹牵引宫颈前后唇,在宫颈阴道部前后壁距宫颈外口约 1.5cm 处做横向切口,前壁上推膀胱至子宫膀胱反折腹膜线峡部附着处,后壁上推至宫骶韧带峡部附着处。

（3）将 3 根 10 号丝线编织成线带,环绕宫颈进行缝扎。缝扎前壁时高度贴近反折线,缝扎侧壁时避开子宫动脉下行支穿过宫颈侧壁,缝扎后壁时在宫骶韧带附着处峡部高度,共缝 3 针,于宫颈前壁 1~2 点处打结,线带尾留 5cm左右,包埋于创面下方并做记录,以备拆线。前后壁创面用 2-0 可吸收线间断缝合。

4. 新式 Shirodkor 环扎术　2018 年,宋梅英等报道新式 Shirodkor 环扎术,宫颈阴道前壁黏膜环形切开长 2~3cm,紧贴宫颈向上分离膀胱,后壁不切开,相当于宫颈内口处,采用大圆针(如宫颈坚韧可改用皮针)10 号丝线缝合,自 12 点开始沿顺时针至少应进入 2/3 以上肌层深度,不穿透黏膜,环形荷包式绕宫颈缝合 1 圈,然后于宫颈前方打结,再于原进针上方约 0.5cm 处同法处理 1 圈加固,使宫颈内口缩小;于宫颈外口处自前唇进针,自子宫颈后唇穿出,行双 "8" 字缝合,共 4 针。将所有线头露于阴道内尾线长 2~3cm,以便拆线。术前、术后口服地屈孕酮 10mg/ 次,每日 2 次,以降低子宫的敏感性,抬高床尾卧床,减轻宫颈压力,术后绝对卧床休息,保持外阴清洁,保持大便通畅,每天静脉滴注硫酸镁 4~5 天,持续导尿 3~5 天,使用预防性抗生素 3~5 天。2008 年 1 月 ~2013 年 8 月收治的 83 例诊断为单胎宫颈功能不全患者,于孕(15.40 ± 1.68)周进行新式 Shirodkor 环扎术,结果活产 77 例(92.8%),效果很好。

5. 经阴道简易宫颈环扎术　2018 年,黄贤梅与胡莉琴共同报道经阴道简易宫颈环扎术,2014 年 1 月 ~2017 年 12 月就诊并诊断的 22 例宫颈功能不全患者中,16 例于孕 14~18 周行选择性经阴道简易宫颈环扎术,6 例于孕 23~29周行紧急性经阴道简易宫颈环扎术。手术方法:不切开阴道黏膜,用双层 7号不可吸收丝线或单层 10 号丝线减张缝合,准备 6 号新生儿导尿管,管径约 2mm,剪下 4 小段长约 1cm 的管芯备用,暴露宫颈穹窿,靠近宫颈阴道穹窿处用双 7 号丝线减张均匀缝合,进针深度约为宫颈肌层 1/2,不宜过浅,避免穿透宫颈黏膜层,从宫颈 2 点进针,1 点出针,缝线套上备用管芯,依次再从 11 点进针,10 点出针后套上管芯;从 8 点进针,7 点出针,套上管芯;从 5 点进针,4 点出针套上管芯后与 2 点进针处缝线打结,打结松紧度以内口容 4 号扩宫器为度。手术时间为 5~20 分钟,均无胎膜破裂等并发症。19 例随访至分娩,成功14 例,失败 5 例,成功患者选择性经阴道简易宫颈环扎术占比 92.9%,延迟孕周 4~21 周。明显高于失败患者的 20%,差异具有统计学意义($P<0.05$)。认为经阴道简易宫颈环扎术治疗宫颈功能不全患者,方法简易,可有效预防缝线嵌入宫颈肌层,易于拆除,能够避免患者早产,改善患者的妊娠结局。

(四) 羊膜囊脱出的处理

妊娠 24 周前出现的无痛性宫颈扩张和羊膜囊脱出需行紧急(或援救性)宫颈环扎术。手术过程中需将脱出的羊膜囊送回宫腔。很早以前就有用海绵钳钳夹浸湿的纱球将脱出的妊娠囊经宫颈推回宫腔的报道。还有报道可用充盈膀胱的方法或行羊水减量术使羊膜囊回位或压力降低,但是这两种方法的效果欠佳。近年来,各种新型技术和器械得到开发和临床应用,如Metreurynter 球囊、橡胶球、单凹球囊(uniconcave balloon)等。手术需与紧急环扎术配合进行。

1. **应用 Metreurynter 球囊**　2008 年,Kanai 等报道了 Metreurynter 球囊(图 6-0-8)应用于妊娠中期紧急宫颈环扎术。具体手术步骤如下:

(1) 当羊膜囊脱出至阴道内,无法显露宫颈时,可先行充盈膀胱技术,如无效再行羊水穿刺减量术。Kanai等认为,妊娠 22~24 周时,抽吸 250~300ml 羊水可减轻阴道内羊膜的张力。收集的羊水可送细菌培养,以检出宫内感染的致病菌。

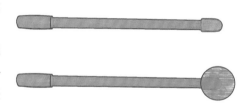

图 6-0-8　Metreurynter 球囊

(2) 当羊膜囊压力降低后,可尝试用 Metreurynter 球囊将羊膜囊送回。当可见部分宫颈时,用无损伤钳轻柔钳夹并牵拉宫颈。推回羊膜囊,至可钳夹宫颈上、下、左、右四点,完全暴露宫颈。

(3) 为避免羊膜囊再次脱出和预防逆行性感染,Kanai 等建议二层环扎。第一次用 McDonald 方法。环扎结束时,Metreurynter 杆和球囊保持在宫颈管内的环扎带上方。环扎带暂时打一个结。

(4) 然后行 Shirodkar 术式。缝扎结束时,术者和助手同时分别对 Shirodkar

术和McDonald术的线带打结。此时第二助手缓慢抽出Metreurynter球囊内的生理盐水,然后取出Metreurynter杆。同时2个线带的带结进一步打紧。

2. 应用单凹陷球囊 2015年,Son等报道应用一种单凹球囊辅助紧急宫颈环扎术(图6-0-9)。球囊前端为一凹陷,使球囊表面的形状类似红细胞或者甜甜圈,以使球囊与胎膜有最大的接触面积,可以安全、有效地将胎膜推回子宫腔,又减少羊膜囊破裂的可能性。此器械导杆上有厘米刻度,可以提示插入深度。手术步骤如下(图6-0-10):

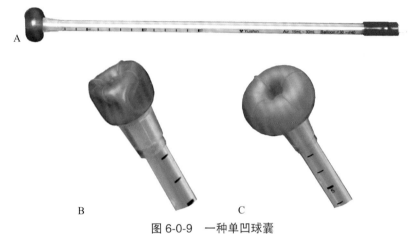

图 6-0-9 一种单凹球囊

A. 此器械由球囊、导杆和注气瓣膜组成;B. 未膨胀的球囊;
C. 扩张的球囊,外形如红细胞或者甜甜圈

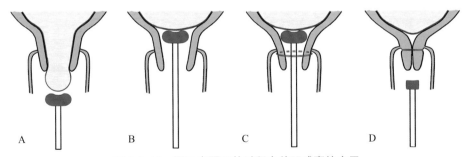

图 6-0-10 图示宫颈环扎过程中单凹球囊的应用

A. 可见膨出的羊膜囊;B. 用2个无损伤钳钳夹并牵拉宫颈,充分扩张的球囊轻柔地将胎膜推回宫腔;C. 胎膜回位至宫腔后,尽可能地在接近宫颈内口施行McDonald术式;D. 释放球囊,导杆在退出宫颈的过程中打紧荷包缝合的缝线

（1）先行超声监导下经腹羊水穿刺减量术以减少羊水量。

（2）用 2 个无损伤钳钳夹并牵拉宫颈，充分扩张的单凹球囊轻柔地将羊膜囊推回宫腔。

（3）羊膜囊回位至宫腔后，尽可能接近宫颈内口施行 McDonald 术式。

（4）释放球囊内气体，缓慢退出导杆，同时打紧荷包缝合的缝线。

（5）其他手术步骤同前。

3. 应用 Arabin 子宫托　2019 年，俄罗斯 Barinov 教授等在两个医疗中心为有宫颈功能不全高危因素的患者行预防性治疗，高危因素包括绒毛膜 / 胎盘早剥、宫颈功能不全、子宫肌瘤生长大、多次自然怀孕失败史、既往分娩宫颈撕裂和此次妊娠期糖尿病等。回顾两中心 240 例患者，其中 161 例于孕 14~24 周放 Arabin 子宫托，79 例于孕期宫颈环扎。两组均予阴道孕酮 200mg/d，至 34 周。研究表明，宫颈环扎术最适合有产科并发症史、宫颈长度 <15mm、峡部子宫肌瘤较大的患者。Arabin 子宫托的使用使早产率减少了 4/7。2021 年，美国 Dom 等指出子宫托对短子宫颈和有早产危险的患者可能有益。2020 年，美国 Agudelo 等系统复习和荟萃分析无症状高危妇女应用子宫托预防早产及不良围产期结局的有效性和安全性，结果认为目前的证据不支持使用子宫托来预防早产或改善短子宫颈单胎或双胎妊娠和未选择的双胎妊娠的围产期结局。

4. 应用宫颈子宫托　2017 年，意大利 Saccone 等检测无症状、宫颈较短（≤ 2.5cm）的单胎妊娠和既往无自发性早产妇女，使用宫颈子宫托 150 例与未使用宫颈子宫托 150 例相比，使用宫颈子宫托组 11 例（7.3%）妊娠 34 周以内自然早产，未使用宫颈子宫托组 23 例（15.3%），妊娠 34 周以内自然早产，P=0.04，使用宫颈子宫托者妊娠 34 周以内的发生率更低。

5. 术式评价

（1）紧急环扎术被认为是妊娠中期出现宫颈改变和 / 或羊膜囊膨出患者延长妊娠的必要手术。术前需排除羊膜腔感染、胎膜破裂、早产、严重出血、胎儿窘迫以及胎儿严重畸形等。

（2）与选择性环扎比较，紧急环扎术的成功率相对较低。术中胎膜容易破裂，尤其当宫颈扩张显著，且胎膜膨出宫颈外时。2020 年尉敏龄等报道回顾性研究 2014 年 1 月—2018 年 12 月 1027 例宫颈功能不全患者的临床资料，根据手术时宫颈内口情况分为孕期择期环扎组（511 例）和应激环扎组（225 例）（另有 291 例形孕前环扎）。比较不同组别孕妇分娩孕周、足月产率、新生儿体重及存活率。结果显示孕期择期环扎组的分娩孕周、足月产率及新生儿体重均高于孕期应激环扎组。认为经阴道子宫颈峡部环扎术操作简便有效,术后能够显著改善宫颈功能不全患者妊娠结局,孕期择期环扎手术效果优于孕期应激环扎术。

(3)紧急环扎前施行羊膜腔穿刺术不是强制性的,但是有两个好处:①羊水减压,以便于成功环扎,尤其是沙漏形胎膜膨出;②可检出羊膜腔感染。非控制的回顾性分析数据研究建议应用宫缩抑制剂和广谱抗生素。

2020年克罗地亚Medjedovic等报告减少羊水宫颈环扎成功足月分娩1例,患者33岁,G2P0,继发不孕5年。孕4个月时耻骨上有压迫感,宫颈缩短,宫口开大3cm,阴道内胎膜脱垂和突出。在超声引导下经腹部取清亮羊水120ml,进行微生物学和遗传学分析。实施McDonald紧急宫颈环扎术,接受了几天的监测后出院回家,建议患者严格减少活动到最低限度,行抗血栓形成、黄体酮和抗生素治疗。孕35周$^{+2}$有规律的宫缩,胎膜破裂,取出环扎术,宫口扩张6cm,分娩1女婴,体重2 250g,身长47cm,Apgar评分第5分钟9分、第10分钟10分。

(4)预防性宫颈环扎术的疗效优于治疗性环扎术:2019年,李兢回顾性分析2015年1月—2017年12月于南京市妇幼保健院就诊的87例宫颈功能不全患者的临床资料。根据手术时机的不同将所有患者分为:预防组44例,行预防性宫颈环扎术;治疗组43例,行治疗性宫颈环扎术。结果预防组环扎孕周小于治疗组($P<0.05$),孕周延长时间长于治疗组($P<0.05$),预防组早产率、流产率低于治疗组($P<0.05$),预防组并发症发生率低于治疗组(27.27% *vs.* 55.81%,$P<0.05$);认为预防性宫颈环扎效果优于治疗性宫颈环扎。

六、术后处理

(一) 术后护理

1. 卧床休息　我国传统观念认为,卧床休息或减少活动是预防早产的重要辅助手段。宫颈环扎术后患者需卧床休息,限制活动,保持大便通畅,禁止做增加腹压的活动及体力劳动。然而,没有证据支持卧床休息或减少活动可降低单胎或多胎妊娠早产发生的风险。2020加拿大妇产科学会(Society of Obstetricians and Gynaecologists of Canada,SOGC)临床实践指南指出,一项随机对照研究表明锻炼没有增加妊娠合并短宫颈孕妇早产的风险,早产率反而降低。尽管避免剧烈活动是合理的,但规定卧床休息或减少活动对预防早产不太可能有益。此外,卧床休息或减少活动会引起肌肉废退、骨量损失和静脉血栓栓塞的风险增加。该指南指出,对于有早产史、此次妊娠短宫颈或多胎妊娠等高危因素孕妇,不建议卧床休息或减少活动(强/中度推荐)。法国国家妇产科医师学院(CNGOF)预防自然早产的临床实践指南指出对有早产危险因素的妇女不建议长期住院(B 级)和卧床休息(C 级)。

2. 孕激素 2020 SOGC 临床实践指南指出有早产高危因素(早产史或宫颈长度 ≤ 25mm)单胎或双胎妊娠(或多胎妊娠)孕妇,使用阴道孕酮可降低自然早产发生的风险,并改善妊娠母儿结局。同时,阴道孕酮可作为宫颈环扎术的替代治疗方案。其对有早产风险的人群孕酮使用的建议概述如下:

(1)孕酮预防早产的机制:1956 年 Csapo 提出"孕酮跷跷板"理论,即高水平孕酮可抑制子宫收缩、低水平孕酮有助于子宫收缩。孕酮被认为是大多数哺乳动物维持妊娠所必需的,孕酮水平下降与分娩启动有关。妊娠早期,卵巢黄体分泌的孕酮对维持妊娠至关重要,至孕 7~9 周时胎盘形成取代该功能。妊娠后期,孕酮可维持子宫静息状态,无论是早产还是足月产,临近分娩启动时,孕酮活性都会功能性下降。此外,在基础及炎症反应激活状况下,孕酮均可防止胎膜外植体发生细胞凋亡,从而预防未足月胎膜早破,进而预防早产。

(2)孕酮预防早产高风险人群:Jarde 等荟萃分析表明,既往早产史或此次妊娠短宫颈(宫颈长度 ≤ 25mm)的孕妇,使用阴道孕酮可显著降低孕 <34 周和 <37 周早产的风险,降低新生儿死亡风险和新生儿入住重症监护病房的风险。在早产高危人群中,既往有早产史和宫颈缩短两个危险因素经常同时存在,研究显示约 1/5 既往有早产史的孕妇此次妊娠宫颈缩短。Romero 等的研究显示,约 30% 短宫颈的孕妇既往有早产史。尽管在大多数研究中未明确区分这两个高危因素,但大量证据表明孕酮可有效预防既往有早产史或宫颈短的孕妇发生早产。

(3)补充孕酮能明显获益的妊娠人群:①单胎妊娠且宫颈短(孕 16~24 周宫颈 ≤ 25mm);②有早产史;③双胎和多胎妊娠合并短宫颈(孕 16~24 周宫颈 ≤ 25mm)。

(4)使用剂量及时机:①每日阴道使用 200mg 微粒化孕酮预防单胎妊娠早产(强/中度),比肌注黄体酮安全;②每日阴道使用 200mg 微粒化孕酮预防多胎妊娠 SPB(弱/低度);③在孕 16~24 周之间开始使用(强/中度);④阴道孕酮治疗可以持续到 34~36 周(强/中度)。

(5)不良反应:该指南指出,使用阴道孕酮预防早产与新生儿先天畸形或神经发育不良结局无关(中度)。

(6)孕期宫颈环扎术使用孕酮的相关经验和报道:香港中文大学生殖医学中心主任李天照教授推荐已行宫颈环扎术合并其他子宫病理状况者,可行孕激素治疗,减轻子宫肌层的敏感性,减少子宫收缩:①子宫肌瘤;②子宫腺肌病;③宫腔粘连;④子宫畸形;⑤双胎。孕酮的使用自孕 12 周开始,可持续至妊娠 28~30 周。

2018 年,澳大利亚 Roman 等回顾分析对单胎妊娠有宫颈短早产高危因素者,33 例采用宫颈环扎术和阴道黄体酮环扎术与 33 例单纯采用宫颈环扎术的妇女的结果进行了比较。宫颈环扎术后持续宫颈缩短的妇女给予阴道黄体酮较单纯进行环扎术的可显著延长妊娠(36.36 周 *vs.* 32.63 周,*P*=0.003 6),新生儿出生体重相关(2 829g *vs.* 2 134g,*P*=0.006 5)。尽管两组患者在临床上均显著缩短了宫颈长度,但辅助阴道黄体酮治疗导致出生时孕龄更大,出生时体重更高。阴道孕激素可以改善宫颈短的妊娠结局,这是第一个专门检查阴道黄体酮作为宫颈环扎术辅助治疗的妇女的研究,此外,它支持了最近发表的数据,即在阴道使用黄体酮结合宫颈环扎术的潜在益处。

2018 年,美国 Enakpene 回顾分析 2013 年 1 月—2016 年 12 月在芝加哥伊利诺伊大学分娩的进行性宫颈长度缩短 <10mm 的 75 位患者,其中 36 名妇女(48%)进行了宫颈环扎术加阴道黄体酮,39 名妇女(52%)连续使用阴道黄体酮。接受环扎术的妇女和未接受环扎术的妇女的基线特征相似,平均宫颈长度(5.06mm *vs.* 5.52mm),诊断为极短宫颈时的平均胎龄(21.5 周 *vs.* 21.3 周)。采用环扎术的孕妇分娩时的平均胎龄显著大于仅使用阴道黄体酮者(34 周$^{+3}$ *vs.* 27 周$^{+2}$,*P*<0.001)。环扎组 <37、35、32、28 和 24 周的自然早产率明显低于仅使用阴道黄体酮组(44.1% *vs.* 84.2%;38.2% *vs.* 81.6%;23.5% *vs.* 78.9%;14.7% *vs.* 63.2%;11.8% *vs.* 39.5%)。入住新生儿重症监护病房和发展为呼吸窘迫综合征的新生儿在环扎组明显低于阴道黄体酮组:13(36.1%) *vs.* 23(65.7%)和 8(22.2%) *vs.* 17(43.6%)。进行环扎术的妇女所生的新生儿发生坏死性小肠结肠炎或新生儿死亡的可能性也显著降低。研究表明,对于进行性宫颈长度缩短 <10mm 的妇女,与单纯使用孕酮者相比,环扎加阴道孕酮可显著降低整体自然早产率,孕期延长 14 周,并降低新生儿整体发病率和死亡率。

2019 年,德国 Kuon 等的实验研究表明,黄体酮能抑制子宫收缩,稳定子宫颈,并具有免疫调节作用。近年来,大量的临床试验已经发表使用孕激素预防早产。由于采用不同的纳入标准和使用不同的孕激素及其有不同的使用方法,很难对这些研究进行比较。因此必须根据具体情况作出决定。即使黄体酮的应用被认为是安全的,从可能的长期后果来看,也应该避免在没有指征的情况下使用。仔细选择患者是治疗成功的关键。在检索文献(1956—2018 年)的基础上,对现有研究进行评估。将最近的随机对照研究作为基础证据,建议单胎无症状孕妇,宫颈长度 ≤ 25mm,妊娠 24 周之前,应用阴道孕酮(200mg胶囊或 90mg 凝胶)直到孕 36 周$^{+6}$,可显著降低早产率和改善新生儿结局。最新的数据也表明,在孕 24 周前超声检查宫颈长度 ≤ 25mm 的双胎妊娠中,使用黄体酮治疗有积极的效果。

2020 年和 2021 年国外的两篇论文对应用孕酮预防早产提出了质疑。

2020 年,英国 Norman 在综述中指出目前孕激素(阴道孕酮和肌内注射17- 羟孕酮乙酸酯)已被广泛推荐应用于早产高危妇女,对单胎妊娠和有自发早产史合并宫颈短(≤ 25mm)的妇女,典型的治疗方案包括从 16~20 孕周开始到 36 周应用 17- 羟孕酮己酸酯(250mg/ 周,肌内注射),或阴道孕酮(90mg阴道凝胶或 200mg 微缩阴道软胶囊)。尽管一些随机试验支持这一方法,但两个最大的试验(醋酸 17- 羟孕酮或阴道孕酮)都没有证明其有效。宫颈短的患者使用黄体酮可将早产率降低不到 0.5%。

单胎妊娠和孕中期超声检查子宫颈短的妇女,阴道给予孕激素可以降低早期早产的风险,并改善新生儿预后,而不会对儿童神经发育产生任何明显的有害影响。在双胎妊娠的妇女中,自然早产的比率是单胎的 10 倍,在这方面,所有双胞胎都有早产的风险增加。然而,在未选定的双胎妊娠的 6 个试验报告阴道注射孕酮对早期早产的发生率没有显著影响。2021 年,英国 Rehal 为研究孕酮在双胎中明显缺乏疗效是否由于剂量不足或在怀孕时开始治疗过晚的问题,设计了早期阴道孕酮预防自发性早产的双胎随机安慰剂对照双盲试验,旨在测试双胎妊娠妇女于孕 11 周、14 周、34 周使用阴道孕激素 600mg,每天 1 次,与安慰剂相比,24~33 周$^{+6}$ 自发性早产的发生率是否显著降低?该试验在英国、西班牙、保加利亚、意大利、比利时和法国的 22 家医院进行。以 1∶1的比例随机分配妇女接受孕激素或安慰剂,在随机序列生成中,根据参与中心进行分层。主要终点为妊娠 24~33 周$^{+6}$ 的自然分娩。以进一步探讨孕激素对早产的影响。2017 年 5 月—2019 年 4 月招募了黄体酮组 582 例,安慰剂组587 例。研究结果表明,在双胎妊娠的妇女中,普遍使用阴道孕酮治疗并不能降低妊娠 24~33 周$^{+6}$ 的自然分娩发生率。孕酮可降低宫颈长度 <30mm 的孕妇在妊娠 32 周前自然分娩的风险,而宫颈长度 ≥ 30mm 的孕妇则可能增加自然分娩的风险。

3. 抗生素治疗 妇产科手术基本上属于清洁 - 污染手术或污染手术,由于阴道存在大量寄殖菌群,手术时可能污染手术野,从而导致感染,故此类手术需预防性地应用抗生素。预防性抗生素的选择及给药方法:

(1)药物选择:抗生素的选择视预防目的而定。为预防术后切口感染,应针对金黄色葡萄球菌选用药物;预防手术部位感染或全身性感染时,则需依据手术野污染或可能的污染菌种类选用,如对大肠埃希菌和脆弱拟杆菌有效的抗生素。选用的抗生素必须是疗效肯定、安全、使用方便及价格相对较低的品种。

(2)给药方法:应符合围手术期用药的原则。在术前0.5~2.0小时内给药,或在麻醉开始时给药,使手术切口暴露时局部组织中以达到足以杀灭手术过程中入侵切口细菌药物的浓度。如果手术时间超过3小时,或失血量≥1500ml,可在手术中再次给抗生素预防感染,抗生素的有效覆盖时间应包括整个手术过程和手术结束后的4小时,总的预防时间为24小时。但污染手术可依据患者感染情况酌情延长抗生素的使用时间。对手术前已形成的感染者,抗生素使用时间按治疗性应用而定。

行McDonald环扎术时环扎线暴露于阴道,阴道感染率较高。应定期监测感染指标,进行阴道拭子检查,可每周或每隔2周进行1次,以排除感染。如果拭子显示为阳性结果,应根据细菌培养和药敏试验来选择合适的抗生素治疗。

(二) 拆除缝线

采用McDonald术式的患者的环扎缝线去除最容易,不需任何形式的麻醉。去除其他术式的环扎缝线可能需要局部或全身麻醉。缝线拆除时机如下:

1. 一般认为如有剖宫产指征者宫颈缝线可在行剖宫产术中拆除。

2. 计划经阴分娩者可在妊娠37~38周拆除。

3. 有如胎膜早破、宫缩、阴道出血、有明显宫内感染迹象、难免流产、早产临产情况的患者,应及时拆除环扎线。

七、并发症

经阴道宫颈环扎术的并发症很少,往往随着孕周的增加及宫颈的扩张而增多,最常见的并发症是胎膜早破。其既可以是轻微易处理的异常,也可以是严重的、危及胎儿甚至母体生命的损伤。详见第十三章。

(一) 近期并发症

近期并发症主要为术后48小时内发生的并发症,包括腹痛、阴道出血、膀胱损伤、早产胎膜破裂和流产等。

(二) 远期并发症

远期并发症为手术完成48小时以后发生的并发症。

1. **感染**　主要是异物引起的感染,包括绒毛膜羊膜炎、子宫内膜炎、宫内感染,甚至脓肿、败血症等。文献报道,行择期宫颈环扎术者感染发生率为1%~8%,行治疗性宫颈环扎术者感染发生率为16%~33%,行紧急宫颈环扎术者感染发生率为9%~37%。

2. **宫颈损伤、宫颈血肿、宫颈管狭窄等**　避免宫颈损伤的关键在于分娩前或分娩早期除去环扎线。而当手术失败、紧急流产或分娩发动时应立即松开缝线,否则会导致子宫剧烈收缩而使患者宫颈撕裂。

3. **缝线脱落**　如果宫颈的缝线脱落了,临床医师应根据孕龄及缝线移位时宫颈扩张及胎膜脱垂的情况来决定是否再行环扎术。

4. **其他**　包括早产、梗阻性难产、子宫破裂、缝线移位、拆线困难、膀胱阴道瘘、膀胱宫颈瘘、输尿管宫颈瘘、阴道宫颈瘘、死胎等。

八、争议与进展

(一) 关于手术指征

在国内外评估宫颈环扎的文献中,其所得结果经常相互矛盾,各个国家采用的手术指征也不尽相同。现以 3 个国家妇产科协会对宫颈环扎的应用指南为例,分析其手术适应证,这 3 个组织分别为:美国妇产科医师学会(American College of Obstetricians and Gynecologists,ACOG)、英国皇家妇产科医师学会(Royal College of Obstetricians and Gynecologists,RCOG)、加拿大妇产科学会(Society of Obstetricians and Gynaecologists of Canada,SOGC)。

1. **以病史为指征的环扎术**　SOGC 和 RCOG 指南说明,以病史为指征的环扎术适用于有 3 次或以上孕中期流产或早产史的患者。ACOG 指南指出,以病史为指征的环扎术适用于在没有临产或胎盘早剥的情况下,有 1 次或以上与无痛性宫颈扩张有关的孕中期流产史的患者。三项指南一致认为应在孕 12~14 周进行预防性的宫颈环扎术。有 3 项随机对照试验(randomized controlled trial,RCT)研究评估了以病史为指征的环扎术,其中 2 项研究没有得出有益的结论。第 3 项研究发现宫颈环扎术能够降低孕 33 周以前早产的发生率;亚组分析结果显示,只有发生 3 次或以上早产的妇女能从宫颈环扎术中获益。

2. **以超声检查为指征的环扎术**　三项指南一致认为:对孕 24 周内,超声测量宫颈长度 ≤ 25mm,有自然流产或早产史的单胎妊娠妇女,可以考虑环扎术。单胎妊娠而无自然流产史或早产史,偶然发现宫颈长度 <25mm 的妇女,不应进行环扎术。有宫颈功能不全风险的患者可以选择在孕中期连续超声监测宫颈长度。2011 年的一项荟萃分析研究宫颈缩短合并前次早产史的患者,

比较环扎与非环扎的效果,结果显示环扎组的患者早产率和围产期发病率与死亡率降低。2011年另一项荟萃分析比较早产高危人群中以病史为指征的环扎术和以超声检查为指征的环扎术,结果显示两组间早产发生率或围产期结局无任何差异。

3. **以体检为指征的环扎术**　SOGC指出以体检为指征的环扎术适用于孕24周内宫颈扩张 <4cm且不伴宫缩的患者。考虑到严重的早产、新生儿发病率和死亡率依然很高,RCOG建议以此为适应证的宫颈环扎术应个体化,要考虑到患者的孕周,并建议要有高年资产科医师参与决策。RCOG指出宫颈扩张 >4cm或羊膜囊膨出超过宫颈外口者与宫颈环扎失败密切相关。ACOG指出在临床检查排除子宫高反应和羊膜腔内感染后,以体格检查为指征的环扎术(如果技术可行)可能使宫颈内口发生改变的单胎妊娠患者获益。

4. **特殊情况下环扎术的适应证**　指南一致认为,以病史、超声检查为指征的宫颈环扎术不推荐用于多胎妊娠的妇女。ACOG和RCOG指南不建议环扎术用于米勒管异常或接受过宫颈手术(如宫颈锥切或环状电刀切除术)的妇女。RCOG指南也表明,多次扩宫和清宫不能单独作为宫颈环扎术的指征。

5. **宫颈环扎术禁忌证**　ACOG和SOGC的指南都没有指出绝对禁忌证。但RCOG指南明确指出:不可抑制的早产、绒毛膜羊膜炎、持续阴道出血、胎膜早破、胎儿窘迫、致死性胎儿缺陷、胎儿死亡是宫颈环扎术的禁忌证。

(二)关于施术时机

究竟是在妊娠期还是在妊娠前做宫颈环扎术,临床上一直有不同的意见。多数研究认为环扎手术选择的时间会影响预后。

1. **妊娠期环扎术**　通常宫颈环扎时机的选择取决于术者的经验、患者的偏好和曾经的治疗结局。目前大多数经阴道的宫颈环扎术是在孕期进行,可选妊娠中期前的任何时间。但是此过程可能会导致子宫收缩和胎膜早破。故孕期环扎术应尽量在14周后进行,此时自然流产的风险降低,但很少在孕晚期进行。妊娠期行环扎术主要有以下时机:

(1)妊娠后诊断宫颈功能不全,例如:①孕中期检查发现宫颈扩张,需行紧急宫颈环扎术;②孕20周左右时,胎儿的常规排畸超声检查偶然发现宫颈功能不全,需行应激性环扎;③当患者有相关妇产科病史的高危因素,进行超声连续监测宫颈时,发现患者宫颈功能不全,需及时行环扎术。

(2)妊娠前诊断宫颈功能不全,但拟行手术前妊娠,这时必须行孕期环扎。

2. **妊娠前环扎术**　孕前宫颈环扎术因为子宫小、血管少,所以较易操作,同时避免了因孕期环扎操作造成流产的风险。孕前环扎术需要关注的问题是孕早期流产的风险和由于环扎过紧造成的一系列潜在问题。因此，孕前宫颈环扎不宜过紧，避免因妊娠出现问题需清宫时，8mm 吸管无法进入。近年随着腹腔镜技术的普及，使孕前环扎术得到广泛应用。

（三）关于手术效果

许多学者对宫颈环扎术的手术效果进行了研究，但是对患者实施宫颈环扎术是否可以获益仍然存在争议。

1. 经阴道宫颈环扎术与期待疗法比较 一些临床研究证实了选择恰当的病例、适当的时机、正确的术式，宫颈环扎术与期待疗法比较，可明显改善宫颈功能不全患者的妊娠结局。2010 年，Berghella 等对 1966—2008 年与"宫颈缩短""宫颈环扎""随机试验"等相关的医学文献进行检索和分析，发现在对单胎妊娠、孕中期阴道超声宫颈长度 <25mm 的患者进行的随机对照研究中，有早产史和此次单胎妊娠超声发现宫颈管缩短（CL<25mm）的患者，宫颈环扎组较非环扎组在 35 周前早产的比率明显降低。Aoki 等在 2014 年进行了一项回顾性对照研究，比较紧急环扎术和期待治疗的效果，对于妊娠 15~26 周发现胎膜脱出的宫颈功能不全孕妇，排除胎膜早破、感染、宫缩等因素，15 例施行了紧急环扎术，20 例予卧床休息、期待疗法。结果环扎术组在 28 周以后和 32 周以后分娩者都明显多于卧床组。宫颈环扎组平均可延长妊娠 44 天（4~165 天），而卧床休息组延长妊娠仅 12.5 天（2~93 天）（P<0.05）。因此认为，与期待方法相比，对于发现胎膜膨出而无感染或宫缩迹象的孕妇紧急行宫颈环扎术可明显延长妊娠时间。2016 年，周蓬分析晚期复发性流产一般是因为宫颈功能发育不全及子宫畸形所致，少许是因为双胎所致。选取 2012 年 7 月—2014 年 10 月间收治的 49 例子宫畸形所致复发性流产患者 49 例，其中 25 例行经阴道宫颈环扎术，另 24 例保守治疗。结果显示经阴道宫颈环扎术治疗子宫畸形所致复发性流产效果较为明显，总有效率达到 88%，而保守治疗组总有效率仅为 25%，观察组治疗效果是保守组的 3 倍多，经阴道宫颈环扎术治疗子宫畸形所致复发性流产的疗效显著。

2019 年，陈丹玲报道 2010 年 1 月—2017 年 6 月收治的 84 例辅助生殖的宫颈功能不全患者，其中 42 例未进行预防性环扎为对照组，42 例进行 McDonald 子宫颈环扎为观察组，比较两组患者的妊娠结局及围产儿情况。结果显示观察组患者分娩率和足月分娩率均显著高于对照组（P<0.05），早产率和晚期流产率均显著低于对照组（P<0.05），妊娠终止时间显著长于对照组（P<0.05）。观察组新生儿体重、Apgar 评分均显著高于对照组（P<0.05）。认为预防性 McDonald 子宫颈环扎术治疗辅助生殖孕妇宫颈功能不全的效果显

著,能够显著提高足月分娩率,降低早产率,有效改善妊娠结局和新生儿结局。

2. 经阴道宫颈环扎术与阴道孕酮或宫颈环托的比较　许多文献报道了阴道孕酮对降低早产率的作用,一些临床研究发现宫颈环扎术具有与阴道孕酮相似的效果。Conde-Agudelo 等在 2013 年用间接荟萃分析方法比较了阴道孕酮与宫颈环扎预防早产的作用。选择有早产史、宫颈缩短的单胎妊娠孕妇,检索医学文献中阴道孕酮与对照组比较、宫颈环扎与对照组比较的随机对照试验。荟萃分析后发现对单胎妊娠、有自发早产病史、孕中期超声发现宫颈缩短(<25mm)的患者,阴道孕酮和宫颈环扎术在预防早产、改善妊娠结局方面有相同的效果。2018 年该文作者更新了检索文献,得出相同的结论。

2003 年,Antczak-Judycka 等比较了宫颈环扎术和宫颈环托治疗有宫颈功能不全和早产风险的患者,发现两种方法的效果相同。国内的一项研究也得到了相同的结果。2013 年,Alfirevic 等对既往有早产史、此次单胎妊娠超声发现宫颈缩短的患者,比较阴道孕酮、宫颈环扎或者宫颈环托的作用,发现三种方法预防早产的效果相同。

3. Shirodkar 环扎术和 McDonald 环扎术的比较　2020 年,Basbug 比较改良 Shirodkar 和 McDonald 为单胎妊娠妇女行救援环扎术的结果。研究样本包括 2008—2017 年在土耳其两家三级医院就诊的 47 名妇女,因宫颈功能不全和宫颈扩张伴胎膜脱入阴道而接受 Shirodkar 术(20 例)和 McDonald 术(27 例)。结果采用 Shirodkar 环扎术比 McDonald 环扎术术后延长妊娠的时间长[(83.8 ± 37.6)天 *vs.*(63.7 ± 38.9)天],分娩时的胎龄大(33 周 *vs.* 31 周),但无统计学意义(*P* =0.08 和 0.63)。两组在 28、32 和 37 周后的分娩率相似(*P*=0.20、0.15 和 0.25),这些差异也没有统计学意义(85% *vs.* 63%,*P*=0.09)。结论:McDonald 环扎术与改良 Shirodkar 环扎术在延长妊娠和提高活产率方面效果相似。因此,这两种技术都可用于预防早产造成的新生儿损失。

4. 宫颈环扎术与其他方法联合应用　近些年,对宫颈功能不全的患者保守和手术方法联合应用的报道日益增多。

(1)与孕酮联合应用:Roman 等报道,对于宫颈环扎术后宫颈仍进行性缩短的患者应用阴道孕酮治疗,同未用组比较可明显延长孕周,提高出生儿体重。2018 年,美国 Sinkey 报道一项于 2011 年 10 月 1 日—2015 年 6 月 30 日进行的回顾性队列研究,包括单胎妊娠伴阴道环扎术的妇女,同时使用 17α-羟孕酮己酸酯(17-OHPC)和阴道孕酮(vagp)。目的是预防 <35 周胎龄的早产。136 例患者符合纳入标准,73 名妇女只做了环扎术,53 名做了环扎术和 17-OHPC,10 名做了环扎术和阴道孕酮。组间宫颈环扎术时的孕周相似

（$P=0.068$）。两组在预防早产<35周方面的差异有显著性（$P=0.035$），环扎术和阴道孕酮治疗组有提前分娩的趋势。环扎术组（29%）与环扎术和17-OHPC组（34%）<35周的早产比率相似（$P=0.533$）。

（2）与宫缩抑制剂联合应用：2015年，姜玲和张文英报道，用阴式宫颈环扎术联合宫缩抑制剂治疗宫颈功能不全可以有效地延长孕周，改善妊娠结局。2016年，栗娜等报道了宫颈环托在宫颈环扎术后预防早产的作用，发现宫颈环托可明显延长宫颈环扎术后宫颈缩短或内口开大患者的孕周，有助于改善妊娠结局。2019年，刘辉和蔡中琼报道对宫颈功能不全患者应用紧急宫颈环扎术联合盐酸利托君治疗晚期难免流产的临床效果。收集34例因宫颈功能不全导致晚期难免流产1~5次的孕妇，设18例为A组，采用紧急宫颈环扎术联合盐酸利托君治疗，另16例为B组，仅采用盐酸利托君治疗。结果A组孕妇平均分娩孕周为（33.2 ± 2.1）周，延长孕周时间（48 ± 2）天；B组孕妇平均分娩孕周为（27.1 ± 2.2）周，延长孕周时间（16 ± 2）天，两组比较差异有统计学意义（$P<0.05$）。可见紧急宫颈环扎术联合盐酸利托君治疗晚期难免流产的效果理想，适用于无明显宫内感染的因宫颈功能不全出现胎囊突出于阴道的紧急情况，不需局限在孕14~18周内，手术效果并不完全受孕周影响，宫颈环扎术与盐酸利托君的联合应用可延长孕周，提高新生儿存活率，值得临床推广。2020年，许利君报道2015年6月—2019年8月于西南医科大学附属医院行宫颈环扎术治疗宫颈功能不全的患者70例，其中32例患者宫颈环扎术后使用阿托西班抑制宫缩（阿托西班组），38例术后未使用阿托西班抑制宫缩（常规组）。结果阿托西班组宫缩抑制27例，抑制宫缩有效率为84.4%，仅2例出现轻微不良反应，无严重不良反应。阿托西班组不良反应发生率较常规组高（$P<0.05$），常规组早产率较阿托西班组高（$P<0.05$），新生儿Apgar评分较阿托西班组低（$P<0.05$）可见阿托西班能有效抑制宫缩，阿托西班联合宫颈环扎能明显延长孕周，降低早产率，无明显不良反应，妊娠结局良好。

（3）与子宫托联合应用：2015年，Kosinska-Kaczynska等对紧急宫颈环扎术后辅助应用宫颈环托者进行回顾性分析，15人接受环扎及宫颈环托治疗，17人仅用环扎术，2组患者同时都接受阴道孕酮至34周。结果显示，宫颈环托作为辅助治疗可明显延长妊娠时间，延长分娩时孕周。2017年法国国家妇产科医师学院（CNGOF）的临床实践指南不建议对有自发性早产危险因素的妇女使用子宫托预防早产。2019年，以色列Shor回顾分析2011年9月—2017年12月期间于孕15~29周时超声测量宫颈短（≤25mm）286例妇女使用4种方法治疗，预防早产的结果。A组使用阴道孕酮联合宫颈环扎和Arabin子宫托；

B 组 Arabin 子宫托联合阴道孕酮;C 组宫颈环扎联合阴道孕酮;D 组单用孕酮。其中 A 组 18 例(6.3%)、B 组 120 例(41.9%)、C 组 38 例(13.3%)、D 组 110 例(38.5%)患者接受治疗。与 B、C、D 组比较,A 组有宫颈功能不全史(分别为 44.4%、9.2%、7.9%、0.9%,P=0.000 1),或宫颈手术史导致宫颈短者[14.5(0~25)mm $vs.$15(0~25)mm $vs.$ 15.5(0~25)mm $vs.$ 19(2~25)mm]较多。各组间 <37 周妊娠的自发早产率相似(44.4% $vs.$ 32.5% $vs.$ 36.8% $vs.$ 32.7%,P=0.665)。可见作为一个有前途的管理策略为有早产风险的短宫颈孕妇进行阴道孕激素、宫颈环扎术、Arabin 子宫托联合抢救治疗,可以延长妊娠期,并安全地在近期分娩。需要更多的研究来证实这些初步发现。

（四）手术方式的比较

1. 预防性 / 择期宫颈环扎术（以病史为指征的环扎术）　预防性(择期)宫颈环扎术一般用于之前曾有多次晚期流产或早产史的患者,在宫颈尚未有改变,并确认胎儿存活且无畸形存在时施术。手术时机一般选择在妊娠 16 周之前,也可以选择在非孕期。许多文献报道择期宫颈环扎术的手术成功率高、预防早产效果肯定。1993 年,英国医学研究委员会 / 英国皇家妇产科医师学会联合多个国家和医院进行了一项多中心随机对照试验,主要针对无明确环扎手术指征的有晚期流产和早产风险的患者,其中多数患者有早产史或宫颈手术史。结果显示,预防性宫颈环扎手术与期待疗法相比,可以明显降低孕 33 周前分娩的发生率(13% $vs.$17%,P=0.03),但极低出生体重儿的发生率两组间只有少许差异(10% $vs.$13%,P=0.05)。2004 年,Ezechi 等进行了一项随机对照研究,81 例既往有早产史的孕妇随机分为两组,一组为环扎组(38 例),孕 14 周时行 McDonald 环扎术;另一组为对照组。结果发现,环扎组在早产率、新生儿低体重比率和新生儿病率都明显低于对照组。分娩时孕周和新生儿体重明显高于对照组。2011 年,Ouzounian 等回顾性分析了 78 例因宫颈功能不全行宫颈环扎的单胎妊娠患者,发现环扎时宫颈管长度和既往孕中期流产的次数与妊娠 32 周后分娩密切相关。手术时宫颈长度 >2cm 与妊娠 32 周以后分娩密切相关。因此认为宫颈长度与预防性环扎的产科结局相关,有助于对手术患者的选择。2017 年,国内霍雷等对 134 例宫颈功能不全的孕妇进行了随机对照研究,67 例行预防性宫颈环扎术,另 67 例为对照组。结果发现,环扎组的足月产率、新生儿存活率均显著高于对照组,流产率和早产率明显低于对照组。环扎组妊娠延长时间平均为 14.2 周,显著长于对照组(7.3 周)。

2. 治疗性 / 应激性宫颈环扎术（以超声为指征的环扎术）　应激性(治疗性)宫颈环扎术应用于存在早产风险,但是又不符合预防性环扎标准的患者。

连续进行超声监测,若孕中期(<24 周)监测到宫颈长度 <25mm,宫颈内口漏斗形成,可行应激性环扎,又称救援性宫颈环扎。然而,应激性环扎术的有效性和安全性存在争议。有些研究发现应激性宫颈环扎术可降低流产或早产的发生率,另一些学者却得到不同的结果。2009 年,朱宁湖等选择单胎初产妇、孕 16~28 周时阴道超声检测宫颈长度及宫颈内口宽度有早产高风险的病例,随机分为宫颈环扎组(36 例)与对照组(37 例)。结果发现,环扎组的产妇早产的发生率明显低于对照组。2016 年,Otsuki 等进行了多中心随机控制试验,将98 例妊娠 16~26 周发现宫颈缩短(<25mm)的单胎妊娠孕妇随机分为三组,34例行 Shirodkar 环扎术,34 例行 McDonald 环扎术,30 例卧床期待治疗。结果发现三组之间早产率或围产期结局无明显差异。中国香港中文大学李天照教授就曾为一位冷冻胚胎移植妊娠并环扎后超声检查宫颈缩短的妇女行 2 次经阴道宫颈环扎术。患者 39 岁,既往人工流产 2 次,足月顺产 1 次,胎停育清宫2 次,因宫腔粘连行宫腔镜手术 1 次。后经冷冻胚胎解冻并移植,成功妊娠。孕 9 周时超声检查发现宫颈长 1.1cm,呈漏斗状改变,遂行经阴道宫颈环扎术。术后定期复查超声,测量宫颈长度为 1.7~2.2cm,至孕 22 周发现前次环扎的环扎带侵蚀宫颈后唇,拆除环扎带,应用 McDonald 法再次环扎。术后监测宫颈长度为 3.1cm,至妊娠 38 周剖宫产分娩一健康男婴,体重 3 100g,身长 50cm。

有些学者研究发现,孕中期根据超声检查结果施行的环扎术具有和选择性环扎术相同的效果。2002 年,To 等回顾性分析了 90 例既往至少有一次妊娠 16~33 周发生流产或早产的单胎妊娠患者,观察宫颈环扎术后妊娠结局。43 例施行择期环扎术,47 例予以期待疗法,其中 28 例(59.6%)因超声监护宫颈缩短行宫颈环扎术。结果发现,两组患者在流产和 34 周前早产的比率无明显差异。2011 年,Berghella 和 Mackeen 检索了 1966—2011 年与宫颈环扎相关的医学文献,对文献报道中的随机试验,研究有早产史的单胎妊娠孕妇施行以超声为指征的环扎和以病史为指征的环扎的术后效果。与以病史为指征的环扎术相比,以超声为指征的环扎术术后 37 周前的早产率、34 周前的早产率、围产期死亡率都相近。因早产史行宫颈超声监测的孕妇,因宫颈缩短行宫颈环扎的比率为 42%。还有学者发现,应激性宫颈环扎与期待治疗相比并无优势。

3. **紧急 / 援救性宫颈环扎术(以体格检查为指征的环扎术)** 紧急宫颈环扎术是在宫颈发生变化和 / 或羊膜囊已脱出宫颈口时,以干预为目的、为阻断产程进展而进行的手术。多篇医学文献报道了紧急宫颈环扎术降低早产率的作用。2007 年,Pereira 等对单胎妊娠至孕 14~26 周宫颈管扩张的患者作了一个历史性队列研究,152 名患者实施宫颈环扎术,73 名患者接受期待治疗,结果显示环扎组患者妊娠延长时间明显长于期待治疗组(12.4 周 *vs.* 1.6 周),且分娩时孕周明显大于后者(平均 33 周 *vs.* 25.9 周),这些结局使得新生儿存活率增加 10 倍之多。2008 年,Stupin 等对妊娠中期宫颈管扩张和胎膜膨出的患者实施宫颈环扎术进行了回顾性分析,发现环扎组妊娠延长时间明显长于保守治疗组(41 天 *vs.* 3 天,*P*<0.001)。2013 年,Gundabattula 等回顾性研究了 74 例援救性环扎术的产科预后,结果术后分娩活产率为 50.7%。同年,Hashim 等检索医学文献中与援救性环扎相关的随机对照研究,发现援救性环扎术可平均延长孕周 4~5 周,妊娠 34 周前早产率降低 1/2。宫颈管扩张超过 4cm 或羊膜囊膨出至阴道内者失败率极高。2015 年,Ragab 和 Mesbah 对妊娠 24~28 周行援救性环扎和孕激素辅助治疗的孕妇进行了前瞻性随机试验研究。结果发现,与对照组相比,环扎组可明显延长妊娠时间(平均 7 周 *vs.* 1.4 周,*P*<0.001),分娩时孕周延长(平均 32 周 *vs.* 28 周),新生儿体重和 Apgar 评分都增加。在国内,2014 年沈庆君等评价紧急宫颈环扎术的治疗效果及影响因素,分析确诊为宫颈功能不全、宫口开大 1~7cm 并行紧急宫颈环扎术的 67 例患者的临床资料,结果发现,紧急宫颈环扎术可延长孕周,降低早产率,是宫颈功能不全宫口已经扩张的补救措施,但双胎妊娠、术前宫口扩大程度(尤其是 >3cm)、术前宫缩及感染是手术失败的影响因素。

紧急性环扎术一般在 24 周以后施行,术时宫颈口扩张,甚至羊膜囊膨出,故手术成功率和术后效果都不如以病史和超声为指征的环扎术。2009 年,Nelson 等回顾性分析了 133 例行宫颈环扎术的单胎妊娠患者的妊娠结局,其中预防性宫颈环扎组 89 例、应激性环扎组 26 例和紧急环扎组 18 例。结果显示,当与预防性环扎组和应激性环扎组相比较,紧急宫颈环扎组在分娩时孕周(35.9 周 *vs.* 34.2 周 *vs.* 29.3 周)、36 周后分娩率(73.9% *vs.* 57.7% *vs.* 23.5%)、新生儿死亡率(6.8% *vs.* 9.5% *vs.* 43.8%)等都有明显差异(*P*<0.05)。当与应激性组和紧急环扎组相比较,选择性环扎组胎膜早破(19.3% *vs.* 38.5% *vs.* 64.7%)和绒毛膜羊膜炎(1.4% *vs.* 18.2% *vs.* 42.9%)的比率有显著性差异(*P*<0.05)。而选择性环扎组和应激性环扎组无明显差异。2009 年,祝丽琼等对选择性、应激性及紧急宫颈环扎术的手术效果进行了对比研究,发现紧急宫颈环扎术组分娩时孕周平均 26.25 周,显著低于选择性和应激性环扎术组(35.56 周 *vs.* 33.11 周,*P*<0.05),紧急宫颈环扎术组术后延长妊娠时间仅为平均 15.73 天,远低于择期宫颈环扎术组和应激性宫颈环扎术组(104.83 天 *vs.* 75.00 天),且紧急宫颈环扎术组死产率高达 27.28%。

4. 预防性宫颈环扎术与紧急宫颈环扎术比较　2019 年,覃艳丽回顾分析 2015 年 4 月—2018 年 2 月治疗的 53 例孕 14 周到 24 周诊断宫颈功能不全患者,采取预防性宫颈环扎术 42 例(研究组),采取紧急宫颈环扎术 11 例(对照组)。观察两组妊娠结局,结果显示研究组分娩孕周、新生儿体重、足月产、新生儿存活率均高于对照组($P>0.05$),而早产、流产发生率低于对照组($P<0.05$)。可见及早发现宫颈功能不全,尽早实施预防性宫颈环扎术,可明显延长孕周,提高新生儿存活率,改善妊娠结局,为预后提供保障。

5. 预防性宫颈环扎术和援救性宫颈环扎术的比较　2018 年,比利时 Wafi 回顾分析 2008 年 1 月—2016 年 12 月间 212 例实施宫颈环扎干预的结果,其中 71% 于孕 16 周前进行了预防性环扎术,29% 于孕 16~23 周进行了援救性宫颈环扎术,比较两种环扎指征对宫颈功能不全孕妇的疗效。结果显示预防组和援救组环扎术后平均延长妊娠时间分别为 21 周和 10 周,大多数患者采用阴道分娩(70%),出院时新生儿健康(78%)。由于胎儿预后与孕周之间的相关性,预防性环扎术干预最有可能与减少胎儿死亡有关。

6. 三种不同指征宫颈环扎术的预后比较　2016 年,张珊珊与陈悦回顾分析 66 例孕期 3 种不同指征采用 McDonald 环扎术的妊娠结局和新生儿预后。3 种不同指征包括病史指征、超声指征和紧急指征等。结果显示病史指征性环扎组与超声指征性环扎组,在平均分娩孕周、活产率及新生儿平均出生体重方面差异均无统计学意义($P>0.05$)。紧急性环扎组的分娩孕周(29.17 ± 6.44)周低于病史指征性环扎组(34.06 ± 6.66)周和超声指征性环扎组(35.42 ± 4.75)周,差异有统计学意义($P<0.05$)。体检环扎组中手术失败孕妇在宫口开大程度、术后白细胞计数及 C 反应蛋白(CRP)最高值较手术成功孕妇高。提示病史指征性环扎术和超声指征性环扎术均可获得良好的相似妊娠结局。术后加强抗炎可提高紧急性环扎手术的成功率。剖宫产再孕者有一定的发生宫颈功能不全的概率,孕期应 B 超监测宫颈的变化。

(五) 宫颈环扎术在多胎妊娠中的意义

双胎或多胎妊娠子宫增长迅速,肌纤维张力大,子宫易激惹;子宫过度膨胀、牵拉使宫颈被动扩张,易致晚期流产或早产。故胎膜早破、流产或早产,出生缺陷,以及早产儿病率、死亡率较高等是多胎妊娠常见并发症。有学者尝试将宫颈环扎术应用于多胎妊娠以改善妊娠结局。但是到目前为止,多胎妊娠施行宫颈环扎术的优势并没有被临床实践证实,且颇有争议。美国、英国、加拿大三国的妇产科学会(ACOG、RCOG、SOGC)的应用指南一致认为,以病史、超声检查为指征的宫颈环扎术不推荐使用于多胎妊娠的妇女。

1. 预防性环扎术　一些文献报道了预防性宫颈环扎术应用于双胎妊娠不能改善妊娠结局,甚至可增加这类孕妇早产的风险。对无宫颈功能不全病史的多胎妊娠,临床研究发现宫颈环扎术不能改善妊娠结局。2005 年,Rebarber 等检索分析了 248 名无宫颈功能不全病史而行预防性宫颈环扎术的三胎妊娠患者,与保守治疗比较,两组间在分娩时妊娠时间、32 周前早产率、新生儿出生体重等无明显差异,因此认为未诊断宫颈功能不全的三胎妊娠患者行预防性环扎术不会改善妊娠结局。2013 年,Roman 等分析了 146 例实施了预防性宫颈环扎术的无流产或早产史,也无宫颈功能不全诊断的双胎妊娠患者,与未行环扎术者比较,发现两组间分娩时妊娠时间无显著差异,施行环扎术者妊娠 32 周前早产率显著增高,而新生儿出生体重较低。2020 年,伊朗 Hajizadeh 前瞻性随机研究 2016—2018 年经治的 50 名双胎孕妇,其在第 14 孕周超声测量宫颈长度 <30mm,其中环扎组 25 例,于 14~27 周行 McDonald 环扎术,子宫托组 25 例,于阴道内插入 Hodge 环子宫托。所有患者于 16~36 周每周肌注 17- 羟孕酮 250mg。研究结果显示,环扎组和子宫托组妊娠长度的均数 ± 标准差(SD)分别为 238.6 ± 32.4 和 223.6 ± 16.6。两组间差异有统计学意义(P=0.048)。环扎组与子宫托组妊娠率(P=0.565)、子宫托 / 环扎组子宫托长度(P=0.491)、分娩前后 BMI 差异均无统计学意义(P>0.05)。建议在双胎妊娠中使用环扎术以延长妊娠时间。2021 年,Yaniv-Nachmani 回顾队列研究 2012—2016 年孕 16~28 周的双胎妊娠和宫颈长度(<25mm)的妇女预防早产的治疗效果,68 名采用 Arabin 子宫托联合阴道孕酮,为治疗组;78 名仅采用阴道孕酮方法,为对照组。与对照组相比,研究组干预时宫颈的长度更短(13.6 ± 5.9 *vs.* 16.5 ± 5.7,P=0.002),研究组开始治疗的时间较晚[(23.2 +2.2)*vs.* (22.6 +3.0)]。两组在妊娠 34 周以内的自然分娩率治疗组为 36.8%,对照组为 37.2%。联合使用阿拉伯子宫托和阴道孕酮可能有协同作用,可能对预防早产有好处。子宫托和孕激素的联合不会对双胎妊娠结局产生负面影响,也不会导致早产。

对以往有流产和早产病史,或者诊断为宫颈功能不全的双胎或多胎妊娠,目前尚无可靠的临床研究证实宫颈环扎对妊娠结局的影响。近期的一篇体外受精胚胎移植术(IVF-ET)双胎妊娠的报道初步验证了预防性环扎术的作用。Deanna 等对因不孕行 IVF-ET 治疗获得双胎妊娠,并且前次 IVF-ET 妊娠在孕 20~24 周因宫颈功能不全发生流产的 8 例孕妇,在孕 12 周前施行了预防性环扎术。结果 6 例于 34 周后分娩(75%),1 例于 31 周分娩,1 例因胎盘早剥于 25 周时分娩,所有分娩皆获活婴。因此建议,对于因不孕行 IVF-ET 治疗获得双胎妊娠的宫颈功能不全孕妇,预防性宫颈环扎术有益于改善产科预后。

2. 应激性环扎术　超声检查发现宫颈缩短(<25mm)而行宫颈环扎术目前仅适用于单胎妊娠,对于双胎妊娠尚无明确指征。2014 年 ACOG 指出双胎妊娠孕妇超声检查发现宫颈长度 <25mm 时,宫颈环扎可能增加早产的风险。2005 年,Berghella 等用荟萃方法分析了 4 篇评估宫颈环扎对单胎妊娠和双胎妊娠作用的临床随机对照研究。在超声发现宫颈长度 <25mm 的双胎妊娠组,结果显示 35 周前早产率明显增加,且有统计学意义。2002 年,Newman 等评估了孕中期超声检查宫颈缩短的双胎妊娠患者施行宫颈环扎术的效果,发现妊娠 24 周之前宫颈长度 <25mm 的双胎妊娠患者施行宫颈环扎术并不能显著改善妊娠结局。2015 年,Saccone 等也得到了相似的结果。不过也有临床研究报道得出相反的结论。2016 年,Houlihan 等回顾性分析了 40 例在双胎妊娠 16~24 周时超声检查发现宫颈长度 <25mm 而行宫颈环扎术的病例,另 40 例未行环扎术者为对照组。结果发现与对照组相比,宫颈环扎术组在 <32 周早产的比率显著减少(20% *vs.* 50%)。

有些学者发现,双胎妊娠患者施行应激性环扎术的手术指征与宫颈长度的设定有关。2015 年,Roman 等用回顾性队列研究观察无症状宫颈缩短的双胎妊娠患者实施宫颈环扎术的手术效果。妊娠 16~24 周阴道超声发现宫颈长度 <25mm 的双胎妊娠妇女行宫颈环扎术。结果显示,与对照组相比,妊娠 28 周前、32 周前、34 周前的早产率无显著性差异。超声发现宫颈长度 ≤ 15mm 而行宫颈环扎者,与对照组相比,术后妊娠时间显著延长(12.5 周 *vs.* 8.8 周,*P*<0.001),妊娠 34 周前早产率显著降低(50% *vs.* 79.5%)。因此认为双胎妊娠 24 周前阴道超声发现宫颈长度 ≤ 15mm 而行宫颈环扎术者可明显改善妊娠结局。2018 年,Adams 等也得到了相似的结果:孕 24 周前宫颈缩短(≤ 25mm)行宫颈环扎术的双胎孕妇与对照组相比 35 周前早产率无显著差异(34.9% *vs.* 48.7%);因宫颈长度 ≤ 15mm 行宫颈环扎术的双胎孕妇与对照组相比,35 周前早产率显著减少(37% *vs.* 71.4%)。2019 年,王敏等比较分析无症状经阴道彩超测量 10mm ≤宫颈长度 ≤ 20mm 双胎妊娠患者采用宫颈环扎术或期待治疗的妊娠结局。2013 年 1 月—2017 年 12 月经治患者 57 例,其中 41 例行应激性宫颈环扎术为手术组,16 例行期待治疗为对照组。结果显示,手术组诊断孕周(22.70 ± 2.54)周,早于对照组的(25.79 ± 1.59)周,妊娠延长时间为(72.29 ± 22.88)日,长于对照组的(44.94 ± 22.64)日,差异均有显著性(*P*<0.05)。两组在胎膜早破发生率、分娩孕周、<26 周分娩率、<28 周分娩率、<32 周分娩率、<34 周分娩率等方面,差异无显著性(*P*>0.05)。显示孕 17~27 周[+6] 的双胎妊娠患者,10mm ≤ 宫颈长度 ≤ 20mm 时,应激性宫颈环扎术比期待治疗能更久地延长妊娠时间。

3. **紧急环扎术**　亦称为援救性环扎术,是无宫颈功能不全病史双胎妊娠的一个重要的选择,其至可以因为胎囊再次膨出至宫颈管而行 2 次以上的宫颈环扎术。目前临床研究数据表明,对于因宫颈扩张、胎膜膨出而行紧急宫颈环扎术的双胎妊娠患者,宫颈环扎对妊娠结局有积极影响。2012 年,Levin 等回顾性分析了 14 例紧急宫颈环扎术的双胎妊娠患者,发现环扎术后妊娠延长时间平均为 71.1 天,因宫颈管缩短或消失行环扎术者(10 例)术后平均延长妊娠 80.2 天,4 例因胎膜膨出施术的患者术后妊娠平均延长 48.5 天。28 周前早产比率为 14.2%。认为紧急宫颈环扎术有助于改善双胎妊娠结局。2014 年,Rebarber 等观察紧急宫颈环扎术对双胎妊娠的影响,发现宫颈环扎术可改善妊娠结局,包括 32 周后分娩概率增加,生存率提高。其结果与单胎妊娠相似。2016 年,Bernabeu 等回顾性研究单胎和双胎妊娠因宫颈扩张行紧急宫颈环扎术的术后效果,发现紧急宫颈环扎术可明显改善单胎和双胎孕妇的产科预后。2016 年,Roman 等用回顾性队列分析研究宫颈扩张行紧急环扎术的双胎妊娠妇女。76 例双胎妊娠 16~24 孕周宫颈扩张 1.0~4.5cm,38 例行紧急宫颈环扎术,并予吲哚美辛和抗生素治疗,另 38 例予期待治疗(对照组)。结果显示,环扎组与对照组相比,<34 周、<32 周、<28 周、<24 周的早产率均显著降低。围产期病率、新生儿 ICU 监护率、整体新生儿病率都显著减少。环扎组术后妊娠延长时间平均 10.46 周,对照组为 3.7 周。因此认为:与期待治疗相比,宫颈环扎、吲哚美辛和抗生素联合治疗应用于 24 孕周前宫颈扩张 ≥ 10mm 的双胎妊娠患者,可明显延长妊娠时间,降低自发早产的比率,提高围产期结局。2018 年,Abbasi 等观察了妊娠 25 周前宫颈扩张、胎膜完整行宫颈环扎术的双胎妊娠孕妇,结果环扎术组的妊娠结局明显好于对照组,得出了与前一文献相似的结论。2017 年,钟轶磊等报道 1 例双胎妊娠,于孕 25 周宫口开大 1cm,羊膜囊突出于宫口,行宫颈环扎术。术后 12 日,妊娠 27 周,超声检查显示:宫颈内口呈 U 形,羊膜囊突入宫颈管内,达宫颈外口。术后 25 日,妊娠 29 周再次行宫颈环扎术。孕 30 周因胎膜早破行紧急剖宫产,娩出两活女婴,新生儿 A 体重 1 007g,新生儿 B 体重 1 700g,以"早产儿"转新生儿科进一步护理和诊治。2018 年,Cilingir 等检索分析了孕中期行宫颈环扎术的双胎妊娠病例,结果发现,环扎术后分娩时孕周平均为 27.3 周,环扎后延长妊娠时间平均 6.4 周,其中最长的延长时间为 11 周。有羊膜囊膨出的孕妇环扎术后平均延长孕周为 4.1 周,而宫颈管缩短并消失的孕妇环扎术后平均延长孕周 10 周。新生儿死

亡率 40%（8/20）。因此建议：宫颈缩短（<15mm）的双胎妊娠患者可行宫颈环扎术。对有宫颈扩张和羊膜囊膨出的双胎妊娠者，需在仔细选择病例，详细告知患者并发症和低成功率之后施行紧急宫颈环扎术。2018 年，加拿大 Mitric 报道一位 33 岁的单绒毛膜双胎（MCDA）患者，在 19 周[+3] 体检时发现宫颈扩张 3.5cm，胎膜暴露。于 20 孕周行紧急 McDonald 环扎术，怀孕已至 35 周[+6]。2020 年，刘建华等为探讨双胎妊娠合并宫颈功能不全孕妇行经阴道宫颈环扎术——MacDonald 术式治疗的妊娠结局，选择 2014 年 1 月—2019 年 6 月规律产检且分娩的双胎妊娠合并宫颈功能不全的孕妇 97 例。根据其病史、诊疗经过及随访结果分为 2 组，手术组为宫颈环扎者（n=57），保守组为卧床休息且行药物对症治疗者（n=40）；再根据不同手术时机将手术组分为预防性环扎组（n=39）和紧急性环扎组（n=18）。分析比较其母婴结局及临床效果。结果手术组的延长孕周和分娩孕周均高于保守组，差异有统计学意义（$P<0.05$）。预防性环扎组的环扎前宫颈长度、延长孕周、分娩孕周、新生儿出生体重均高于紧急性环扎组（$P<0.05$）；预防性环扎组的环扎孕周低于紧急性环扎组（$P<0.05$）。手术组 <35 周早产率、≥ 35 周分娩率和活产率均高于保守组（$P<0.05$）；保守组流产率高于手术组（$P<0.05$）。预防性环扎组流产率和 <35 周早产率与紧急性环扎组相比较，差异无统计学意义（$P>0.05$），但预防性环扎组 ≥ 35 周分娩率和活产率均高于紧急环扎组，差异均有统计学意义（$P<0.05$）。说明相对于保守治疗，双胎妊娠合并宫颈功能不全的孕妇行经阴道宫颈环扎术，对改善妊娠结局有积极的意义，预防性宫颈环扎比紧急性宫颈环扎有利于延长孕周。

多胎妊娠减胎术（multifetal pregnancy reduction，MFPR）和宫颈环扎术（cervical cerclage，CC）治疗多胎妊娠合并宫颈功能不全国内外鲜有报道。2018 年，国内方炼砂为 2 例有宫颈功能不全病史的 IVF-ET 成功多胎妊娠妇女实时行 MFPR 和 CC，均获单胎活婴。第 1 例为双胎妊娠，孕 11 周[+5] 行 MFPR 术，经腹胎心注射氯化钾 3ml，经过顺利。术后第 2 天复查彩色超声提示：减除胎儿无心跳，保留胎儿脐血流正常。术后 2 天病情稳定出院。于孕 13 周[+4] 在局域麻醉下经阴道使用 Mersilene 带 U 形环扎宫颈。孕 34 周[+5] 因羊膜囊突出宫颈外口，宫口开大 1.5cm，拆除宫颈环扎线。拆线后 9 天，孕 36 周胎膜早破，6 小时后未临产，予静脉滴注缩宫素引产，于破膜后 32 小时顺产一活男婴，新生儿体重 2 692g。第二例为 3 胎妊娠，孕 20 周[+5] 行 MFPR 术，减去一唇腭裂胎及右下正常胎，保留一活胎，术中确定减胎成功，术后 3 日检查保留胎脐血流正常。孕 21 周[+5] 经阴道超声提示：宫颈仅剩余长度 8mm，内口扩张呈 V 形,于孕 21 周$^{+6}$ 在局域麻醉下经阴道行 CC,术中见宫口开大 2cm,羊膜囊突出,采用 VCP523 线 McDonald 法双重环扎宫颈,环扎后宫颈长 1.5cm,术程顺利,孕 32 周 $^{+6}$ 孕妇感染指标升高(WBC 18.84 × 10^9/L、NEU% 79.1%、CRP 27.03mg/L、PCT 0.114ng/mL),考虑存在绒毛膜羊膜炎的可能,停止使用宫缩抑制剂,拆除宫颈环扎线,于拆除宫颈环扎线后 18 小时自然临产,拆线后 31 小时,孕 33 周 $^{+4}$ 顺产一男活婴,体重 1 850g,Apgar 评分第 5 分钟 10 分、第 10 分钟 10 分,另排出两纸样儿,胎盘胎膜娩出完整,宫颈 8 点裂伤 3cm 给予缝合,产后出血 424ml。产后 30 分钟患者出现寒战、发热(体温 38.7℃),心率 120 次 /min,考虑羊膜腔感染所致,给予加强抗感染处理,症状逐渐缓解。发热时双管静脉血培养:未培养出厌氧菌、需氧菌及真菌。胎盘胎膜脐带病理提示:中度胎膜炎,胎膜下绒毛间隙炎,脐带未见明显异常。产后 3 日出院。新生儿出生后考虑早产儿、低体重儿、新生儿呼吸窘迫综合征转新生儿科治疗,给予肺表面活性物质补充后,呼吸窘迫症状缓解,未出现感染迹象,未使用抗生素,于出生后 21 日情况稳定出院。随访新生儿至出生 3 个月,情况良好。

多胎妊娠行减胎术是否能改善产科结局仍存在争议。既往双胎减胎至单胎通常仅用于有医学指征的患者,如子宫发育异常、宫颈功能不全或胎儿发育异常等。一项回顾性队列研究对比了 63 例双绒双羊双胎妊娠减胎孕妇和 62 例双绒双羊双胎妊娠未减胎孕妇,发现 <34 周的早产率(1.6% *vs.* 11.7%)、<37 周的早产率(9.5% *vs.* 56.7%)差异有统计学意义,而早期流产率(0 *vs.* 4.8%)、孕 24 周前流产导致妊娠丢失率(11.1% *vs.* 10.0%)、妊娠期高血压疾病发生率(6.3% *vs.* 15.0%)和胎儿生长受限发生率(0 *vs.* 3.3%)差异无统计学意义,提示与未减胎双胎妊娠相比,双胎减胎至单胎早产风险较低及围产期结局较好,当双胎妊娠存在非常高的不良结局风险时,减胎应该作为一个选择进行考虑。另一项纳入 500 例未减胎的双胎妊娠和 63 例对合理防治早产、指导临床用药及适时拆除宫颈环扎线至关重要。该 2 例患者产后胎盘胎膜病理均提示绒毛膜羊膜炎,定期监测感染指标并及时给予治疗是非常有必要的,因为感染是诱发早产的重要因素,还会引发严重的产妇及胎儿并发症。综上所述,MFPR 联合 CC 治疗多胎妊娠合并宫颈功能不全的临床疗效是肯定的。MFPR 是多胎妊娠改善妊娠结局的补救措施,当多胎妊娠合并宫颈功能不全时采用 MFPR 联合 CC 进行治疗是一个可供临床借鉴的选择方案。

(六) 宫颈环扎术在畸形子宫妊娠中的意义

回顾性研究显示,未经治疗的子宫畸形妇女再次妊娠时流产率或早产率将显著升高。子宫颈功能不全是导致晚期自然流产的重要原因。子宫畸形分为先天性与获得性子宫畸形两种，先天性子宫畸形是一种常见由女性生殖器官发育异常造成的疾病，而获得性子宫畸形多是由于剖宫产、流产、宫颈手术等诱发，常致不孕或妊娠并发症。晚期复发性流产常发生在妊娠 12~28 周，胎儿未表现出明显异常且发生反复，给孕妇造成生理与心理伤害。2016 年，周蓬为探讨宫颈环扎术治疗子宫畸形所致复发性流产的疗效，选取 49 例子宫畸形所致复发性流产患者，25 例行经阴道宫颈环扎术治疗作为观察组，另 24 例保守治疗作为对照组。观察对比两组患者治疗效果。结果显示治疗后观察组总有效率为 88%，高于对照组总有效率 25%。显示经阴道宫颈环扎术治疗子宫畸形所致复发性流产的疗效显著。

单角子宫的生殖预后一般较差，可引起不孕、流产、宫颈功能不全和早产。2020 年，钟彩娟报告 1 例单角子宫，曾 3 次妊娠，分别于 10 周[+]、26 周[+] 和 22 周[+] 自然流产，经宫腔镜联合腹腔镜行左侧残角子宫离断 + 右侧单角子宫成形术，术后成功自然妊娠 2 次，均于孕 12 周行预防性经阴道宫颈环扎术，术后分别在孕 35 周[+5] 和 36 周[+4] 剖宫产分娩近足月活婴。Golan 等报道单角子宫有 30% 发生宫颈功能不全，其宫颈环扎者早产和晚期流产率为 21%，未环扎者为 50%。Abramovici 等指出，子宫畸形患者的宫颈肌肉成分增加，结缔组织减少，宫颈不足以对抗妊娠后增加的不对称的宫腔压力而致流产、早产。他曾为 15 例有反复流产和早产史的畸形子宫患者，在妊娠 11~12 周行宫颈环扎术，术后 13 例足月分娩、2 例早产，新生儿均存活。据此经验作者认为，对因子宫畸形而不孕者，在考虑手术矫形之前，尽管缺乏宫颈功能不全的证据，仍推荐先行宫颈环扎，以延长妊娠后的孕周，提高胎儿存活率。仅在宫颈环扎失败时，建议行子宫畸形的矫形手术。另有多篇报道说明，有中期妊娠流产史的单角子宫患者，通过宫颈环扎可提高胎儿存活率。经阴道超声检查能精确预测早产，但在子宫畸形人群中研究不够。Airoldi 等前瞻性研究孕 14~23 周[+6] 畸形子宫妊娠的宫颈扫描结果，认为宫颈长度 <2.5cm 为宫颈过短，35 周前分娩为早产；他们观察的 64 例孕妇中，28 例为双角子宫，13 例为中隔子宫，11 例为双子宫，12 例为单角子宫，其中 7 例早产，10 例宫颈过短的孕妇中 5 例早产，54 例无宫颈过短者中仅 2 例早产；宫颈过短预测自然早产的敏感度为 71%，特异度为 91%，阳性预测值为 50%，阴性预测值为 96%；阴道超声发现宫颈过短的子宫畸形孕妇早产的危险度高 13 倍，单角子宫的宫颈过短和早产发生率最高。

北京大学第三医院李蓉教授总结 13 例畸形子宫双胎妊娠，其中 1 例不全纵隔,宫颈环扎,妊娠201天,剖宫产分娩,一头一臀先露,生一女婴1630g,一男婴1320g。

九、经阴道宫颈环扎用于其他疾病

(一) 经阴道宫颈环扎用于宫颈妊娠手术

1978年,Scott首次描述了这项技术。2002年,以色列Mashiach等发表了1994—2000年收治的8例宫颈妊娠,前4例药物治疗,后4例通过经阴道宫颈环扎治疗。其中包括1例宫内、宫外同期宫颈妊娠。环扎术的技术选择Shirodkar式而非McDonald式。由于宫颈环扎的位置更高。他们认为这种方法的优势是可以更好地控制大量出血,避免氨甲蝶呤引起的副作用,尤其适用于宫内、宫外同时宫颈妊娠者。

(二) 经阴道宫颈环扎用于治疗前置胎盘子宫下段出血

外科手术是如今临床治疗前置胎盘子宫下段出血的主要手段,但由于手术难度较大,尤其是源于子宫下段的出血,采用传统术式效果欠佳,而改用改良式宫颈环扎术治疗。改良式宫颈环扎术包括子宫动静脉上行支结扎及宫颈管内背带式缝合两个主要步骤,具体操作是:首先暴露子宫动静脉起始部"8"字缝合,需穿透肌层以同时结扎子宫动静脉,下推膀胱,暴露切口,卵圆钳试探并同时扩张宫颈内口,用手指在宫颈内口做引导,在宫颈管内口水平做以3、6、9、12点为中心的大"8"字缝合,将宫颈缝扎一圈形成类似环状止血带,同时保证宫颈内口可容一指(约2cm),防止后期宫颈管粘连或狭窄。该手术方式适用于前置胎盘子宫下段及宫颈出血,同样也适用于其他原因的子宫下段或宫颈出血,但禁忌用于单纯宫缩乏力所致产后出血。近年来国内多篇报道改良式宫颈环扎术可有效缓解前置胎盘子宫下段出血,较宫腔纱布填塞、子宫动脉结扎、髂内动脉结扎等传统术式疗效确切,止血有效率显著高于传统术式。

参 考 文 献

1. 李天照,肖豫.宫颈机能不全诊治及环扎术后妊娠期管理.国际妇产科学杂志,2016,43 (6): 605-622.
2. 夏恩兰.重视宫颈机能不全的防治.中国实用妇科与产科杂志,2014,30: 81-84.
3. 夏恩兰.《ACOG宫颈环扎术治疗宫颈机能不全指南》解读.国际妇产科学杂志,2016,43: 652-656.
4. 姚书忠.宫颈机能不全诊治过程中存在的争议和思考.中国实用妇科和产科杂志,2017,33: 31-35.

5. 张松英, 金晓莹, 梁峰冰, 等. 改良经阴道峡部水平子宫颈环扎术. 中华妇产科杂志, 2014, 49 (4): 309-311.

6. Berghella V, Keeler SM, To MS, et al. Effectiveness of cerclage according to severity of cervical length shortening: a meta-analysis. Ultrasound Obstet Gynecol, 2010, 35 (4): 468-473.

7. Cilingir IU, Sayin C, Sutcu H, et al. Emergency cerclage in twins during mid gestation may have favorable outcomes: results of a retrospective cohort. J Gynecol Obstet Hum Reprod, 2018, 47 (9): 451-453.

8. Deffieux X, De Tayrac R, Louafi N, et al. Novel application of polypropylene sling: transvaginal cervicoisthmic cerclage in women with high risk of preterm delivery. J Minim Invasive Gynecol, 2006, 13 (3): 216-221.

9. Golfier F, Bessai K, Paparel P, et al. Transvaginal cervicoisthmic cerclage as an alternative to the transabdominal technique. Eur J Obstet Gynecol Reprod Biol, 2001, 100 (1): 16-21.

10. Kanai M, Ashida T, Ohira S, et al. A new technique using a rubber balloon in emergency second trimester cerclage for fetal membrane prolapse. J Obstet Gynaecol Res, 2008, 34 (6): 935-940.

11. Mashiach S, Admon D, Oelsne G, et al. Cervical shirodkar cerclage may be the treatment modality of choice for cervical pregnancy. Hum Reprod, 2002, 17 (2): 493-496.

12. Rand L, Norwitz ER. Current controversies in cervical cerclage. Semin Perinatol, 2003, 27 (1): 73-85.

13. Tsikouras P, Anastasopoulos G, Maroulis V, et al. Comparative evaluation of arabin pessary and cervical cerclage for the prevention of preterm labor in asymptomatic women with high risk factors. Int J Environ Res Public Health, 2018, 15 (4): 791.

14. Wolfe L, DePasquale S, Adair CD, et al. Robotic-assisted laparoscopic placement of transabdominal cerclage during pregnancy. Am J Perinatol, 2008, 25: 653-655.

15. Son GH, Chang KH, Song JE, et al. Use of a uniconcave balloon in emergency cerclage. Am J Obstet Gynecol, 2015, 212 (1): 114.

第七章

开腹宫颈环扎术

一、概述

经腹宫颈环扎术也称经腹宫颈峡部环扎术（transabdominal cervicoisthmic cerclage，TCIC）是由 Benson 和 Durfee 于 1965 年首次报道。随着临床技术的发展，经腹环扎术的定义逐渐扩展为开腹宫颈环扎术和腹腔镜宫颈环扎术以及机器人腹腔镜宫颈环扎术。开腹宫颈环扎术为经开腹手术进入腹腔，在主韧带和宫骶韧带上方环扎子宫颈，能确保环扎带位于宫颈内口水平。Benson 等最初施行这一技术主要用于已明确宫颈功能不全的孕妇需行宫颈环扎术，但经阴道无法完成时。患者常伴有宫颈解剖缺陷（宫颈过短、锥切后组织缺失、严重瘢痕等）或宫颈炎症而不宜行阴式手术。此后这一手术逐渐在临床推广。1992 年，Novy 报道开腹环扎术后胎儿存活率为 95%（21/22）。然而，开腹宫颈环扎需要在孕期做 2 次开腹手术，创伤较大且并发症较多，影响再次妊娠，从而影响了其广泛应用。现在，随着医疗设备和技术的不断发展，越来越多的开腹环扎术被腹腔镜微创手术所替代。

二、手术适应证

虽然开腹环扎术没有阴式环扎应用广泛，但是其手术指征主要针对阴式手术无法完成病例，且随着临床经验的累积，其手术适应证逐渐完善。

1. 既往有一次以上妊娠期明确诊断宫颈功能不全行预防性阴式宫颈环扎术失败，再次妊娠时应考虑开腹环扎术。

2. 宫颈解剖结构异常，包括：①先天性宫颈发育不良（宫颈短小）或者萎缩；②宫颈深度裂伤，甚至可达侧穹窿部；③因手术使宫颈缩短或缺失（宫颈锥切术、根治性宫颈切除术等）。此类宫颈功能不全者阴式手术操作困难，即使环扎于穹窿部最上方，也可能因为子宫膨大促使环扎带向宫颈外口移行而无法支持宫颈。

3. 经阴道宫颈环扎失败后宫颈严重瘢痕。在瘢痕的宫颈上缝合困难，易致损伤及手术失败。

4. 其他　包括宫颈及阴道炎症、流产后宫颈阴道瘘、宫颈管消失且羊膜囊完整、三胎及以上妊娠等。

三、手术禁忌证

1. 绝对禁忌证

(1) 此次妊娠胎儿畸形无法存活、宫内感染、活动性出血、早产临产活动期、早产胎膜早破和死胎，因为此时手术已不能降低早产风险或不能改善胎儿结局。

(2) 心、肝、肾衰竭的急性期不能耐受麻醉及手术者。

(3) 生殖道感染的急性期。

2. 相对禁忌证

(1) 既往妊娠中期流产或早产有明确的其他原因，例如绒毛膜羊膜炎、胎膜早破、持续阴道出血、可致死的胎儿缺陷或畸形、宫缩频繁等。

(2) 既往子宫手术史，如剖宫产、子宫肌瘤剔除术、子宫腺肌病病灶切除术等，若晚期流产或早产不可避免，宫缩频繁时，如延迟拆除环扎线，瘢痕子宫破裂的风险增加。

(3) 子宫腺肌病、严重的盆腔子宫内膜异位症等导致盆腔和子宫粘连固定，无法施行手术者。

四、手术方法

1. 手术时机　开腹环扎术可以在非孕时施行，也可以在孕期施行，孕期手术一般选择在早期妊娠的后期或中期妊娠的早期(妊娠 10~18 周)。非孕期环扎手术操作相对简单，并发症较低。但是孕期子宫增大、变软，宫旁血管(血供)增加，开腹环扎操作比较困难，并发症也较高。2016 年，英国 Dawood 和 Farquharson 进行了一项回顾性和前瞻性队列研究，数据来自 1993—2006 年的病例回顾，及 2006—2015 年的前瞻性病例回顾。纳入标准包括至少有过一次自发性中期妊娠丢失病史，同时至少有一次经阴道环扎术失败，并筛查抗磷脂综合征和细菌性阴道病。1993 年 1 月—2015 年 1 月的 22 年中，共 161 名妇女连续接受孕前开腹宫颈环扎术(孕前组)和孕前 3 个月开腹宫颈环扎术(早孕组)。144 例怀孕，其中 121 例有完整的妊娠结局，孕前组 62 例，早孕组 59 例。两组患者既往有相似的流产史和经阴道环扎史。孕前组 97% 成功怀孕 >24 周，早孕组为 93%。孕前组 90% 成功怀孕 >34 周，早孕组为 74%。

孕前组因早产需紧急剖宫产的患者明显少于早孕组(12% *vs.* 36%)。因抗磷脂综合征和细菌性阴道病,6 例妊娠 <24 周(孕前组 2 例,早孕组 4 例)。严重手术并发症早孕组为 4.6%(3/65),孕前组为 0。早孕组术时 50%(32/65)出血 >500ml。与早孕组相比,孕前做经腹宫颈环扎术能更成功地防止复发性中期妊娠流产和早产,且并发症少。

2. 手术步骤

(1)进入腹腔后,横向打开子宫膀胱反折腹膜,沿中线分离,下推膀胱,注意避免横向分离过多,引起出血。

(2)用手指触摸宫旁血管,在子宫与宫颈交界部两侧阔韧带内分离血管和子宫侧壁之间的间隙(图 7-0-1)。在子宫解剖学内口水平用导引针穿过间隙,将环扎带围绕子宫峡部环扎(图 7-0-2)。

(3)环扎带在子宫前方或后方打结(图 7-0-3)。用不可吸收细丝线将带结尾端缝合在环扎带上(图 7-0-4)。注意针和线带都不要穿过宫颈组织、子宫或附属韧带。

(4)检查子宫后方的环扎带。用细的可吸收线连续缝合关闭腹膜创面,覆盖前方环扎带,腹壁创面用传统手术方法分层缝合。

3. 术式评价

(1)此术式宫颈环扎带放置于解剖学内口水平,子宫动脉上行支的内侧,在子宫峡部两侧子宫动脉与子宫侧壁间的潜在间隙穿过。在此部位,上方有增大的子宫、下方为宫骶韧带和主韧带,可以将环扎带固定在原位,不易滑脱。需注意在中期妊娠的初期(妊娠 12 周),子宫峡部逐渐扩展,解剖学内口和子

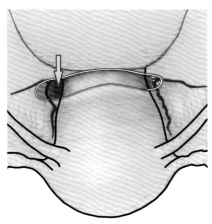

图 7-0-1　妊娠子宫的横切面,显示子宫宫颈连接部环扎的"游离"间隙

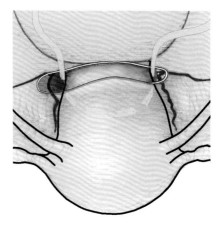

图 7-0-2　在子宫解剖学内口水平用直角钳穿过间隙,将环扎带围绕子宫峡部环扎

宫峡部轻度向上移位。所以环扎部位在子宫峡部上缘的水平。

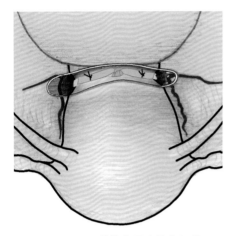

图 7-0-3　环扎带在子宫前方打结

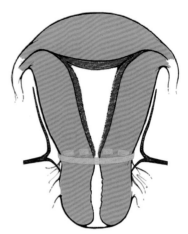

图 7-0-4　用不可吸收细丝线将带结尾端缝合在环扎带上

（2）通常应用的环扎带为不可吸收编织带（Mersilene 线带），宽度 5mm。此外还有文献报道应用双股 1 号可吸收缝线等。线带结扎后用不可吸收细丝线将带结尾端缝合在环扎带上，可以避免多次打结，减少对子宫的手术操作。术中线带和缝线都没有穿过宫颈组织、子宫或附属韧带，有利于术后顺利取出环扎带。术后缝合线或环扎带在腹腔内，不外露，不会引起感染，避免了经阴宫颈环扎术的阴道异物感，克服了在瘢痕和缩短的宫颈上缝合困难的技术问题。整个孕程甚至剖宫产后环扎带均可一直留置于腹腔内，直到患者无再次妊娠需要。但是患者足月或早产分娩时只能采取剖宫产术，增加了患者剖宫产手术的相关风险。

五、术后处理

经腹环扎术后孕妇适当卧床休息，必要时予宫缩抑制剂，患者妊娠至足月需行剖宫产结束分娩。如果患者此后还有妊娠要求，环扎带不予处理。如再无生育要求，可于新生儿娩出后取出环扎带。如环扎带线结在子宫前壁时需下推膀胱，在膀胱和子宫体之间的间隙内找到线带的线结。仔细剥离表面粘连，剪断并取出线带。2018 年，Ishioka 等描述了剖宫产术后取出环扎带的经验："起初整条缝线包埋在子宫周围的结缔组织内，我们不能发现线带。然而，当用手触摸时可以感受到宫颈周围环扎带的棱状触觉……尽管缝线被包埋，然而与周围组织的粘连并不致密，因此取出并不困难。"

此外,对于经腹环扎术后发现胎儿畸形或染色体异常、宫内死胎、难免流产,且孕周较大胎儿不能经阴道娩出时,可行剖宫取胎术,但是这种方法创伤较大,且再次妊娠时增加子宫破裂的风险;另一种方法是经腹取出环扎带,经阴道娩出胎儿,此种方法更有利于患者再次妊娠。

2020 年,荷兰 Burger 报告 3 例腹部环扎术后,于妊娠中期切开阴道前、后穹窿,成功取出环扎带。这种新型的微创手术技术避免了损伤较大的腹腔镜或开腹手术取出环扎带,并可以从阴道分娩。

六、并发症

(一) 非孕期环扎术并发症

同孕期开腹环扎相比,非孕期开腹环扎手术并发症相对较少,且易于处理。2004 年,Groom 等报道 19 例孕前开腹宫颈环扎术,发生 3 例并发症。第 1 例因既往妊娠分娩时子宫、宫颈、膀胱破裂损伤形成瘢痕,此次环扎术中瘢痕组织出血,因出血不多,未行输血治疗。第 2 例孕妇在孕 27 周因胎心率异常而分娩,胎儿产后生存良好。第 3 例术后初次妊娠至足月,再次妊娠孕 34 周时因胎膜早破而早产。

(二) 孕期环扎术并发症

孕期开腹环扎手术因为子宫增大、变软,同时宫旁血管增多,血供丰富,手术操作困难,并发症的发生多且严重。术中易发生的并发症包括严重出血、膀胱损伤、肠管损伤等;术后并发症包括胎膜早破、绒毛膜羊膜炎、流产、胎死宫内、环扎带移位、直肠阴道瘘、子宫破裂等。

1. 术中并发症

(1)出血:孕期开腹环扎手术术中出血是很常见的,临床通常以超过 400ml 或 500ml 为衡量标准,评估出血并发症的发生率,但文献报道很不一致。2005 年,Farquharson 等报道 40 例开腹环扎术,术中普遍有较多量出血,但是通过结扎线带可有效止血,且无 1 例需要输血治疗。2011 年,Foster 等用回顾性队列研究方法分析了一位医师在 24 年间完成的 300 例预防性开腹宫颈环扎术,发现有 11 例并发症发生。术中平均出血量为 100ml,其中有 4 例出血量超过 500ml(1.3%),包括 1 例输血治疗,2 例子宫动脉结扎,1 例切口血肿形成。2016 年,Dawood 和 Farquharson 比较了孕前和孕早期开腹环扎术的手术效果和安全性。结果发现孕早期环扎组术中出血(>500ml)的比率为 50%(32/65),而孕前环扎组无 1 例出血并发症发生。1995 年,Cammarano 等的回顾性分析详细描述了并发症发生情况,24 次开腹环扎手术中 5 例发生出血(>400ml),

4 例输血治疗。第 1 例患者因为缝合过低致严重出血、羊膜囊膨出以及胎儿丢失。该例患者不得不移除环扎带,清宫,然后重新放置环扎带。累计失血量达到 1 300ml。第 2 例在分离宫旁隧道时发生静脉撕裂伤,出血 500ml,结扎静脉并输血治疗。第 3 例患者因穿刺伤及子宫动脉,出血 500ml,结扎子宫动脉后出血停止。第 4 例患有自身免疫性全血细胞减少症,术中出血 1 300ml,进行了输血治疗。第 5 例患者进行了自体输血治疗。

如何预防严重出血,减少出血并发症的发生十分重要。2016 年,Sumners 等在其对开腹环扎术的综述中强调了暴露手术野、识别并分离子宫动脉的重要性。他们认为:术野的充分暴露是预防和控制出血的前提条件;对于肥胖和有盆腔粘连的患者取腹壁纵切口有助于暴露手术野;宫旁静脉出血是最危险和难以处理的并发症;发生静脉出血可用金属止血钳止血;要避免和控制静脉丛出血,常需要分离出子宫动脉,然后将线带在子宫动脉内侧、静脉丛的外侧环扎,可压迫静脉丛止血。他们建议术中应妥善处理宫旁血管,手术时可先识别子宫动脉,然后在静脉间小心分离间隙,直到透过间隙能够看到阔韧带另一侧的术者的手指。然后将一把窄钳自前向后穿过间隙,钳夹一侧线带末端,将之自后向前牵拉通过间隙。对侧宫旁行同样操作,最后线带的两端置于子宫前方打结。他们认为这种方法要比用穿刺针沿宫颈旁穿刺安全,既可预防出血,又不影响宫颈的完整性。

(2)脏器损伤:文献报道的术中脏器损伤包括膀胱损伤和肠管损伤。2005年,Farquharson 等报道 1 例患者因既往剖宫产致膀胱致密粘连而在开腹环扎术中发生穿孔损伤,以及 1 例在宫旁用缝针穿刺时发生乙状结肠穿刺伤。2007 年,Debbs 等回顾性分析了 75 例开腹宫颈环扎术,1 例在直角钳穿过阔韧带时发生肠管穿孔损伤,缝合后无副损伤发生。2016 年,Farquharson 报道在其 65 例孕早期手术和 96 例孕前进行环扎手术的病例中,孕早期环扎手术有 2 例膀胱损伤和 1 例肠管针刺穿孔,而在孕前环扎术中,没有发生过膀胱和肠管损伤。

2. 术后并发症

(1)产科并发症:妊娠期开腹环扎手术与产科相关的并发症包括术后很短时间内发生的羊膜囊脱出、胎膜早破、绒毛膜羊膜炎、胎儿死亡、流产等。1995年,Cammarano 等回顾性分析了 16 年内 23 例 24 次开腹环扎手术,发生了 2 例胎儿丢失。第 1 例发生在放置线带时,胎膜发生破裂,继而发生流产。取出胎盘后,成功环扎宫颈,患者术后成功妊娠。第 2 例患者宫颈环扎后成功分娩,但第 2 次妊娠在孕 21.5 周发生胎膜早破,患者不得不行开腹手术,并重新环扎,术后成功妊娠 2 次。2007 年,Debbs 等回顾性分析 75 例孕期开腹环扎术,1 例在术后 24 小时内发生胎膜破裂,在妊娠 13 周时行清宫术;1 例患者妊娠 19 周时发生胎膜早破;另 1 例妊娠 22 周时发生严重先兆子痫。后两例皆行剖宫取胎术结束妊娠。2018 年,Kim 等报道了 1 例妊娠期开腹宫颈环扎术后第 1 天胎死宫内的病例。

开腹环扎术后有子宫破裂的报道。2013 年,Martin 等报道 1 例有剖宫产史的单角子宫患者,于妊娠期行开腹宫颈环扎术,术后妊娠 31 周时出现宫缩,继而子宫破裂。

(2) 其他并发症:文献报道开腹环扎的术后并发症还有直肠阴道瘘、环扎带侵蚀移位、切口感染或切口疝等。环扎带移位的原因考虑可能为子宫增大和收缩的压迫力量迫使环扎带向宫颈移行。2007 年,在 Debbs 等回顾性分析中,75 例开腹宫颈环扎术发生切口疝 1 例,切口感染 1 例。2011 年,Foster 等报道开腹环扎切口感染 2 例。

七、争议与进展

(一) 临床效果

尽管术中出血、脏器损伤等并发症较多,开腹环扎术对早产的预防作用是肯定的。许多文献报道开腹宫颈环扎术后活产率达到 90% 以上。1991 年,Novy 等报道 111 例开腹环扎术,术后活产率为 90%。2000 年,Mahran 等报道了 240 例开腹环扎术,术后校正活产率为 90.7%。2011 年,Foster 等回顾性分析了因常规指征或多胎妊娠等行预防性开腹宫颈环扎术 300 例,术后活产率为 92.5%(431/466)。2006 年,Lotgering 等报道了 101 例开腹宫颈环扎术,术后活产率为 93.5%(101/108)。

1. 与阴式手术比较　与经阴道环扎相比,开腹环扎术有许多缺点:需 2 次经腹手术(1 次缝合,1 次剖宫产);手术区域有许多血管易致出血;术中发生膀胱或直肠等脏器损伤的并发症多。2002 年,加拿大 Zaveri 等在汇总 14 项研究中,共 157 名妇女曾于孕期经阴道环扎术失败,其中 117 名随后进行了开腹环扎术,40 名妇女进行了经阴道环扎术。开腹环扎术者中 3.4% 术后发生严重手术并发症,经阴道环扎者术后无严重手术并发症发生。但是开腹环扎位置较高,失败率低。所以一般只有在经阴道环扎术失败或不适用时才使用。那么对于既往有一次以上妊娠期明确诊断宫颈功能不全行预防性阴式宫颈环扎术失败的病例,再次妊娠时应该选择开腹环扎术还是阴式环扎术? 一些研究对两者进行了比较。2000 年,Davis 等用回顾性队列研究分析了既往有一次以上阴式环扎失败的单胎妊娠者，于妊娠 9~14 周时行开腹环扎术 40 例，经阴道环扎术 24 例。结果分娩时孕龄开腹环扎组（36.3 ± 4.1）周，阴式组（32.8 ± 8.6）周，差异有统计学意义（P=0.03）。妊娠 35 周前早产开腹组明显低于阴式组（18% $vs.$ 42%，P=0.04）。因此认为对既往阴式环扎失败的患者，开腹环扎术与阴式环扎术比较，开腹环扎术术后早产率更低。2002 年，Zaveri 等检索了相关医学文献，比较了先前阴式环扎失败而此次妊娠行开腹或经阴道宫颈环扎者的妊娠结局，统计行开腹环扎者 117 例，经阴道环扎者 40 例。发现开腹环扎组围产期死亡或 24 周前流产率为 6%（7/117），阴式组为 12.5%（5/40）。开腹环扎组并发症发生率为 3.4%。认为开腹环扎术的围产期死亡和流产比率低，但是发生严重并发症的比率高。

2. **与腹腔镜手术的比较**　一些学者研究了腹腔镜环扎术和开腹环扎术的术后效果，以证明腹腔镜手术是开腹环扎术有效的替代方法。2009 年，Carter 等比较了 7 例开腹和 12 例腹腔镜宫颈环扎术的术后效果。结果发现腹腔镜组术后活产率为 75%，与开腹组（71%）无显著差异（P=0.63）。更为可靠的研究是囊括较多数据的系统综述。2011 年，Burger 等检索了与腹腔镜和开腹宫颈环扎术相关的医学文献，共纳入 31 项研究，135 例腹腔镜手术，1 116 例开腹手术。结果发现妊娠 34 周及以上的活产率为 78.5%（腹腔镜组）和 84.8%（开腹组）。中期妊娠胎儿丢失率为 8.1%（腹腔镜组）和 7.8%（开腹组），晚期妊娠胎儿丢失率为 0（腹腔镜组）和 1.2%（开腹组）。认为腹腔镜和开腹环扎术治疗宫颈功能不全均具有良好的妊娠结局，且术中和孕期的胎儿生存率高、并发症低，两者手术效果无明显差异。2015 年，澳大利亚 Ades 等为评价开腹或腹腔镜宫颈环扎术患者的产科结局和手术并发症，前瞻性队列研究 2007—2014 年 51 例患者接受腹腔镜宫颈环扎术和 1995—2011 年 18 例接受开腹宫颈环扎手术的宫颈功能不全患者，经比较，开腹组有 4 例（22%）出现并发症，腹腔镜组仅有 1 例（2%）出现并发症。研究结果表明腹腔镜宫颈环扎术与开腹宫颈环扎术的产科结局同样有效，但开腹组并发症多。2018 年，Moawad 等报道了一篇系统综述，比较了 1 116 例开腹环扎术和 728 例腹腔镜环扎术。术后两组的新生儿存活率无显著差异（腹腔镜组 89.9% $vs.$ 开腹组 90.8%，P=0.80）。但当排除妊娠早期流产病例时，新生儿存活率腹腔镜组明显高于开腹组（96.5% $vs.$ 90.1%，P<0.01）。34 周以上分娩率在腹腔镜组明显高于开腹组（82.9% $vs.$ 76%，P<0.01），在妊娠 23~33.6 周时分娩率腹腔镜组明显低于开腹组（6.8% $vs.$ 14.8%，P<0.01）。因此认为腹腔镜手术无论是手术微创伤还是妊娠结局都优于开腹手术。2020 年，巴西 Marchand 为调查腹腔镜环扎术和开腹环

扎术治疗宫颈功能不全的并发症,进行了 33 项试验的系统回顾和荟萃分析,结果腹腔镜环扎术组的胎儿丢失、失血量和大出血发生率均低于开腹环扎术组,开腹环扎术的总失血量为 110.589ml,腹腔镜环扎术为 24.549ml。认为腹腔镜环扎术治疗宫颈功能不全比开腹环扎术更安全。

(二) 临床应用

1. 扩大开腹环扎手术的指征 开腹环扎曾是经阴道环扎的唯一替代选择,然而随着微创技术的发展,腹腔镜手术的普及,腹腔镜环扎术已逐渐成为经阴道环扎术的首选替代方法。开腹宫颈环扎术的临床应用也越来越少,目前临床上只有在阴式和腹腔镜都不适合或失败时才考虑行开腹手术。尽管如此,仍有一些学者研究开腹宫颈环扎手术的临床价值。2016 年,Sumners 等对经腹宫颈环扎术的手术指征、手术方法、并发症等进行了系统综述,认为扩大开腹环扎手术的指征,如重度宫颈发育不良、根治性宫颈切除术以及三胎及以上多胎妊娠等,开腹环扎术可有效改善妊娠预后,建议对于正确选择的病例应扩大应用。

2018 年,Ishioka 等建议开腹环扎术用于因宫颈大锥切、重复锥切或者根治性宫颈切除术致宫颈极度缩短的患者。作者对 11 例上述情况的患者于非孕期施行了开腹环扎手术,结果平均出血量为 (49±64)ml,术后 2 年妊娠 7 例,5 例剖宫产成功分娩,2 例仍在妊娠中。2016 年,Joung 等报道了 2 例妊娠 18 周以后开腹环扎病例。1 例 38 岁未产妇在妊娠 19 周时超声发现无痛性无症状宫颈缩短(17mm)和漏斗形成,诊断为宫颈功能不全,行经阴道改良式 Shirodkar 环扎术,术后 21 周复查时发现宫颈进一步缩短(7mm),行开腹宫颈环扎术,术中出血 <50ml。术后检测宫颈长度满意(孕 34 周时宫颈长 3.6cm)。患者于孕 38 周时剖宫产一健康婴儿,环扎带留置腹腔以待下次妊娠。另 1 例 38 岁孕妇 4 年前因宫颈不典型增生行宫颈环形电切术(LEEP),之后出现复发性流产。此次妊娠 16 周时超声发现宫颈缩短(25~27mm)。1 周后宫颈长度进一步缩短(18mm),阴道检查宫颈管内直径 1cm 肿物伴出血,考虑阴式环扎有大出血的可能。故在妊娠 18 周时施行了开腹宫颈环扎术,术中出血约 50ml。术后孕 22 周时测量宫颈长度 3.4cm,该患者术后足月剖宫产一活婴。因此作者认为,应用正确的手术技术,妊娠 18 周以后需环扎宫颈而阴式手术无法施行者,可行开腹环扎术,仍可有效地治疗宫颈功能不全。

2. 开腹环扎术后的中期妊娠流产问题 经腹环扎术患者在非预期妊娠、妊娠失败或存在妊娠并发症的情况下,面临终止妊娠的挑战。有关安全排空子宫内胚物技术的文献很少。2011 年,英国 Chandiramani 等报道 1 例 41 岁妇女,G11P0,因宫颈功能不全曾经行 McDonald 环扎失败。于此次妊娠 14 周行开腹尼龙线宫颈环扎术,孕 18 周腹痛,胎囊突出于环扎缝线外的宫颈管内,继而胎膜破裂,C 反应蛋白升高,诊断为绒毛膜羊膜炎。在腰椎麻醉下切开后穹窿取缝合线失败。于是扩张宫颈口至 Hager12 号(只有这么多),在 B 超引导下用海绵钳和大吸引管钳取胚胎及附属物,代替子宫切开术。手术前后抗炎治疗,恢复良好。2 年后,患者 43 岁,G12P0,宫颈环扎线仍在原位,孕 38 周[+1]行剖宫产分娩一健康女婴,体重 3.88kg。此例说明在开腹宫颈环扎术后早孕或中孕因故必须流产时,可以采取扩宫和清宫代替子宫切开,排出胚胎及附属物,此后仍可能成功妊娠。2020 年,美国 Perry 报告 1 例曾经做过开腹宫颈环扎术的患者,于孕 17 周[+3] 时胎膜早破,有羊膜绒毛膜炎和早产的征象。通过扩张宫颈和吸引、钳刮,成功将子宫内胚物取出,未做子宫切开术。2019 年,美国 Dethier 报道 1998 年 1 月—2019 年 8 月有开腹环扎术史的患者 142 例,其中 14 例在研究期间共进行过 19 次吸宫术。15 例中有 11 个患者在孕 5~12 周间做过子宫扩刮术,另 4 例之中的 3 例在孕 17~19 周做过扩宫和子宫排空术。手术医师使用渗透扩张棒进行宫颈预处理和标准的手术操作。与子宫切开术比较,用子宫扩刮术或扩宫和子宫排空术解决开腹宫颈环扎术后意外中期妊娠流产问题,侵入性较小,对以后的妊娠、分娩影响少,是一种合理的治疗选择。

参 考 文 献

1. Benson RC, Durfee RB. Transabdominal cervico uterine cerclage during pregnancy for the treatment of cervical incompetency. Obstet Gynecol, 1965, 25: 145-155.

2. Burger NB, Brölmann HA, Einarsson JI, et al. Effectiveness of abdominal cerclage placed via laparotomy or laparoscopy: systematic review. J Minim Invasive Gynecol, 2011, 18 (6): 696-704.

3. Carter JF, Soper DE, Goetzl LM, et al. Abdominal cerclage for the treatment of recurrent cervical insufficiency: laparoscopy or laparotomy？ Am J Obstet Gynecol, 2009, 201 (1): 111. e1-4.

4. Dawood F, Farquharson RG. Transabdominal cerclage: preconceptual versus first trimester insertion. Eur J Obstet Gynecol Reprod Biol, 2016, 199: 27-31.

5. Farquharson RG, Topping J, Quenby SM. Transabdominal cerclage: the significance of dual pathology and increased preterm delivery. BJOG, 2005, 112 (10): 1424-1426.

6. Foster TL, Moore ES, Sumners JE. Operative complications and fetal morbidity encountered in 300 prophylactic transabdominal cervical cerclage procedures by one obstetric surgeon. J Obstet Gynaecol, 2011, 31 (8): 713-717.

7. Ishioka S, Kim M, Mizugaki Y, et al. Transabdominal cerclage (TAC) for patients with ultra-short uterine cervix after uterine cervix surgery and its impact on pregnancy. J Obstet Gynaecol Res, 2018, 44 (1): 61-66.

8. Joung EJ, Go EB, Kwack JY, et al. Successful term delivery cases of trans-abdominal cervicoisthmic cerclage performed at more than 18 weeks of gestation. Obstet Gynecol Sci, 2016, 59 (4): 319-322.

9. Kyvernitakis I, Lotgering F, Arabin B. Abdominal cerclage in twin pregnancy after radical surgical conization. Case Rep Obstet Gynecol, 2014: 519826.

10. Moawad GN, Tyan P, Bracke T, et al. Systematic Review of Transabdominal Cerclage Placed via Laparoscopy for the Prevention of Preterm Birth. J Minim Invasive Gynecol, 2018, 25 (2): 277-286.

11. Song JE, Lee KY, Son GH. Prediction of outcome for transabdominal cerclage in women with cervical insufficiency. Biomed Res Int, 2015: 985764.

第八章

腹腔镜宫颈环扎术

第 1 节　妊娠前腹腔镜宫颈环扎术

一、概述

1998 年,Scibetta 等首次报道腹腔镜宫颈环扎术(laparoscopic transabdominal cervicoisthmic cerclage,LTCC),旨在用一种创伤小、效果相似的技术替代创伤较大的开腹环扎术。腹腔镜术野清晰、出血少、创伤小,环扎带能准确放置在解剖学内口水平,可以克服在缩短或瘢痕的宫颈上缝合困难的技术问题,并可避免阴道异物感,目前已成为替代开腹甚至阴式宫颈环扎术的安全、有效方法。文献报道其术后活产率达 80%~95%。

腹腔镜宫颈环扎术手术时机通常选择妊娠前或妊娠早期。妊娠前手术是针对有流产或早产史的宫颈功能不全患者,在下次妊娠前提前环扎宫颈内口,增加宫颈管张力,防止宫颈口扩张,从而保证未来能够正常妊娠。妊娠前预防性环扎术一般选择在计划妊娠前 2~3 个月,月经后 3~5 天。非妊娠期宫颈组织较为松软,易于手术;子宫体积小、血管少,放置举宫器后利于暴露穿刺点,便于手术操作,术中出血风险低于妊娠后手术,术后感染风险更低。同时避免了因孕期环扎操作造成流产的风险。本节主要介绍妊娠前预防性腹腔镜宫颈环扎术。

二、手术适应证

1. 反复中期妊娠无痛性羊膜囊脱出继而流产,至少一次经阴道环扎失败史。

2. 无其他原因导致的孕中期流产史;有明确的宫颈损伤史,例如宫颈切除术后、宫颈过短或严重的宫颈裂伤(特别是延伸至阴道穹窿的裂伤)、宫颈瘢痕坚硬,由于解剖局限性,经阴道环扎术困难者。

3. 保留生育功能的根治性宫颈切除术后。

三、手术禁忌证

随着医师手术经验的积累,腹腔镜手术的适应证范围逐渐扩大,但应充分术前评估,权衡手术利弊,充分与患者沟通可能发生的术中并发症和术后妊娠期的风险。

1. 绝对禁忌证

(1)心、肝、肾衰竭的急性期不能耐受麻醉及手术者。

(2)生殖道感染的急性期。

(3)严重盆、腹腔粘连影响人工气腹形成或不能置镜者。

2. 相对禁忌证

(1)既往妊娠中期流产或早产有明确的其他原因,例如绒毛膜羊膜炎、胎膜早破、持续阴道出血、可致死的胎儿缺陷或畸形、宫缩频繁等。

(2)既往子宫手术史,例如剖宫产史、子宫肌瘤剔除术、子宫腺肌病病灶切除术,晚期流产或早产不可避免,宫缩频繁时如延迟拆除环扎线,瘢痕子宫破裂的风险增加。

(3)子宫腺肌病、严重的盆腔子宫内膜异位症导致子宫粘连固定无法暴露穿刺点时。

四、环扎带与举宫器械

(一) 环扎带

腹腔镜宫颈环扎术最常用的环扎带为聚丙烯宫颈环扎带(Mersilene 带),宽度为 5mm,长度 30cm 或 40cm,环扎带两端各连接弯针。也有文献报道使用 5 股聚酯不可吸收缝合线、1 号聚丙烯单丝线等(图 8-1-1)。

(二) 举宫器

举宫器(uterine manipulator),又称子宫操纵器,作为控制子宫位置的器械,用于辅助各种妇科腹腔镜手术的盆腔操作,主要由中央导杆、宫颈固定器、穹窿杯等构成。临床应用有各种类型及用途。

1. 子宫摇摆器　　子宫摇摆器(图 8-1-2)是一种常用的举宫器械,由举宫器、举宫头、宫颈固定器、宫颈钳组成。举宫头安装在举宫器的宫颈固定器上,举宫头活动度大,可将子宫体左右及前后摆动。强力顶举举宫器,将子宫摆成前倾位时,可在子宫后壁清楚显示较狭窄的宫颈与宫体交界部及宫旁结构;将子宫摆成后倾位时,亦有相同效果,便于确定穿刺点位置,适用于妊娠前预防性腹腔镜宫颈环扎术。但应注意举宫头要选用粗短钝头,长度小于宫腔深度

1~1.5cm，以防向上顶举时因宫颈外口松弛，宫颈固定器进入宫颈管而引起子宫穿孔。

2. **杯状举宫器**　杯状举宫器（图 8-1-3）也是一种常见的举宫器械，由操作手柄、引导杆、举宫杯、推杯杆组成。举宫杯的杯套呈前浅后深的弧形，符合阴道穹窿前浅后深的解剖结构。举宫杯有大小不同的型号，可根据宫颈的直

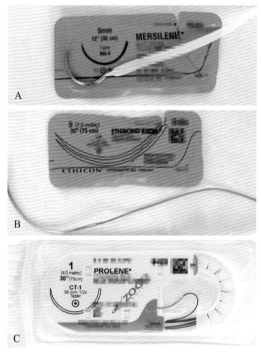

图 8-1-1　腹腔镜手术常用宫颈环扎带
A. 聚丙烯宫颈环扎带（Mersilene 带）；B. 5 股聚酯
不可吸收缝线；C. 1 号聚丙烯单丝线

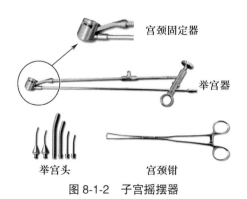

图 8-1-2　子宫摇摆器

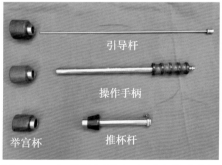

图 8-1-3　杯状举宫器及不同直径的举宫杯

径选择合适的举宫杯,以举宫杯恰好扣住宫颈为最佳。杯状举宫器能将子宫举起,根据手术需要改变子宫位置,充分暴露宫体与宫颈连接处(子宫峡部),可自举宫杯上缘穿刺。放置杯状举宫器时,需注意操纵杆进入宫腔的长度应小于宫腔深度 1~1.5cm,以减少向上用力顶举时子宫穿孔的机会。

五、手术方法

早期传统的腹腔镜宫颈环扎术类似于开腹手术,膀胱被推离子宫下段,通过仔细地解剖分离子宫峡部,在子宫侧方、子宫血管内侧无血管区打通通道,然后用器械穿过通道,将环扎带导入,缝扎于宫颈内口水平,此方法可称为"造穴法"。另外一种常用的方法为穿刺法,最早由 Scibetta 等报道,应用一次性腹壁缝合器(endo close suturing device)于子宫峡部侧方穿刺,手术需要分离显露子宫下段和子宫血管,但不需打通通道,直接用缝合器穿刺即可。后来一些医师将环扎带连接的弯针扳直,用直针穿刺缝扎,因其方法相对简单,得到更多的临床应用。

(一) 造穴法

1. **建立气腹**　患者取改良截石位,采取气管插管或喉罩静脉吸入复合麻醉。常规放置导尿管排空膀胱,传统腹腔镜 4 孔法,脐部 10mm 套管放入腹腔镜,3 个辅助穿刺点为 2 个侧腹部 5mm 穿刺口和一个耻骨上 10mm 穿刺口。置入腹腔镜,气腹压力设置为 12~15mmHg(1mmHg=0.133kPa),探查盆腔。助手放置举宫器。

2. **分离宫旁组织**　横向打开子宫膀胱反折腹膜,稍下推膀胱,向两侧延长切口,打开阔韧带前叶,显露耻骨宫颈筋膜和子宫血管(图 8-1-4)。采用钝性分离与锐性分离相结合的方法,在子宫峡部水平两侧与子宫血管中间(无血管区)打开通道(图 8-1-5)。

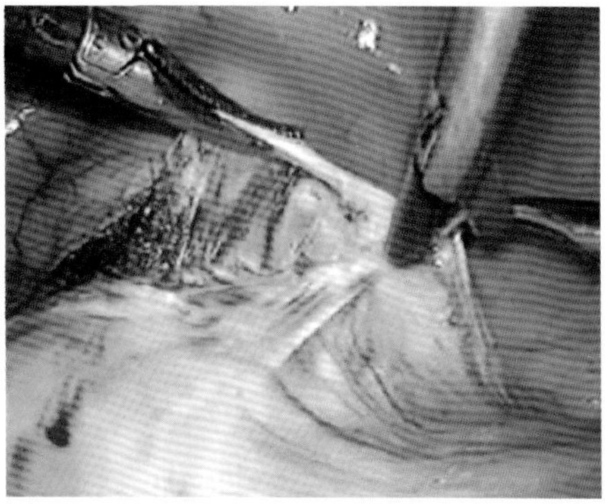

3. **放置环扎带**　首先将环扎带两侧弯针剪除,将环扎带置入腹腔。于宫骶韧带内上方打开阔韧带后叶。用腹腔镜弯钳贴近宫颈穿过前面已经分离好的子宫峡部与子宫血管之间通道,由前向后穿出阔韧带后叶的孔隙(图 8-1-6)。然后抓住环扎带的一端穿过通道退回子宫前方(图 8-1-7、8-1-8)。同法处理对侧(图 8-1-9、8-1-10)。

图 8-1-4　打开子宫膀胱反折腹膜,稍下推膀胱,向右侧延长切口

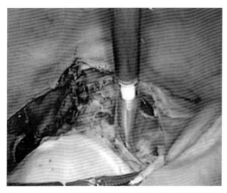

图 8-1-5　在子宫峡部右侧钝性分离子宫血管内侧通道

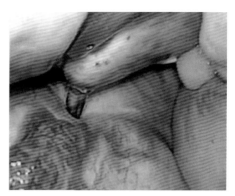

图 8-1-6　弯钳贴近子宫右侧壁穿过子宫峡部与子宫血管之间通道，由前向后穿出阔韧带后叶的孔隙

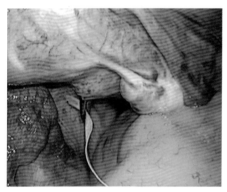

图 8-1-7　弯钳于子宫右后方抓住环扎带的一端

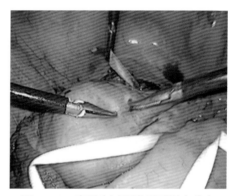

图 8-1-8　弯钳穿过通道退回子宫前方

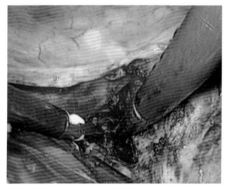

图 8-1-9　钝性分离子宫左侧血管区，在子宫峡部与子宫血管之间形成通道

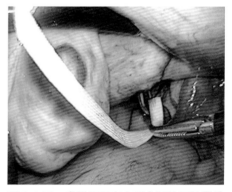

图 8-1-10　弯钳于子宫左后方抓住环扎带的一端

4. **结扎环扎带**　牵拉环扎带,将环扎带调整平顺置于子宫下段峡部水平(图 8-1-11、8-1-12)。环扎带在子宫峡部前方拉紧,打外科结 3 个,然后剪除多余环扎带,残留环扎带长度 2~3cm(图 8-1-13、8-1-14)。连续缝合关闭膀胱子宫反折腹膜(图 8-1-15)。冲洗盆腔,检查子宫前后创面出血点(图 8-1-16),必要时双极电凝止血。

(二) 直针穿刺法

1. **分离宫旁组织**　进入腹腔后,横向打开子宫膀胱反折腹膜,稍下推膀胱,向两侧延长切口,打开阔韧带前叶,显露子宫峡部侧方和子宫血管。

2. **处理环扎带**　先将环扎带两侧弯针扳成直针,然后将环扎带引入腹腔。

3. **直针穿刺**　将子宫调整为水平偏后位,显露子宫前壁下段。将直针放置于子宫峡部一侧,紧贴宫颈自前向后穿过子宫血管内侧无血管区(图 8-1-17)。

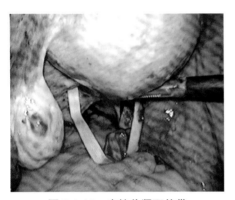

图 8-1-11　牵拉收紧环扎带

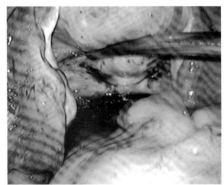

图 8-1-12　将环扎带调整平顺置于子宫后壁下段峡部水平

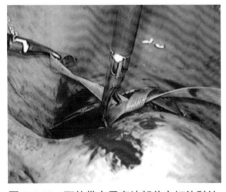

图 8-1-13　环扎带在子宫峡部前方打外科结

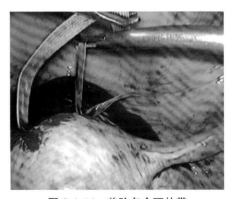

图 8-1-14　剪除多余环扎带

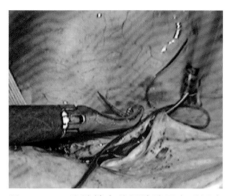

图 8-1-15　连续缝合关闭膀胱子宫反折腹膜缺损

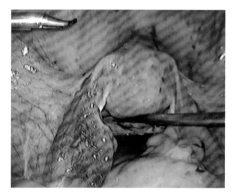

图 8-1-16　冲洗盆腔,检查子宫后壁创面,环扎带位于宫颈内口水平

小心调整子宫为前位,使直针自阔韧带后叶穿出。拔出直针及连接之环扎带。同法处理对侧。剪除直针取出。

4. 处理并结扎环扎带　将环扎带调整平顺置于子宫下段峡部水平,在子宫峡部后方拉紧,打结,然后剪除多余环扎带。连续缝合关闭膀胱子宫反折腹膜。

5. 自后向前穿刺　前述方法环扎带在子宫后方打结,缺点是剖宫产时需向子宫后壁寻找线结拆线,相对困难。也可采用相反的步骤,用直针自后向前穿刺,这样环扎带线结可以打在子宫前方,有利于剖宫产时拆除。

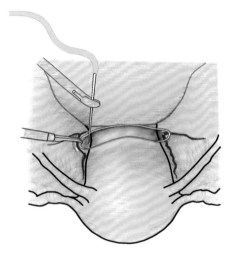

图 8-1-17　打开子宫膀胱反折腹膜,分离显露子宫血管后,紧贴宫壁自前向后于子宫血管内侧无血管区穿刺

(三) 术式改良

1. 穿刺器械

(1)一次性腹壁缝合器:1998 年,Scibetta 等应用一次性腹壁缝合器(Endo Close suturing device),自耻骨联合上方腹中线 5mm 切口导入,沿子宫峡部侧壁、子宫血管内侧自前向后穿过主韧带,在宫骶韧带起始处的上方刺破阔韧带后叶穿出。缝合器的尖端钳夹环扎带一侧连接的丝线,自穿刺处退出缝合器,将环扎带引至子宫前端。

（2）Goldfinger 器械：2015 年，Bolla 等报道应用 Goldfinger 器械导入环扎带。此器械有一个钝头抓钳，以及一个由手柄操控的可弯曲头端（BgFt 器械）。该器械经子宫峡部侧方子宫动脉内侧的无血管区自前向后穿刺，至宫骶韧带上方穿出。然后钳夹线带退出，将线带带至子宫前方。

2. 应用 1 号聚丙烯单丝线　2009 年，Whittle 等报道应用 1 号聚丙烯单丝线和 CT-1 缝针，在子宫峡部血管内侧穿刺，同时缝合少量宫颈侧壁组织。缝线在子宫后壁打结。2014 年，Ades 等报道应用 1 号聚丙烯单丝线于子宫峡部双重缝扎，以保障环扎强度。

3. 子宫膀胱反折腹膜和阔韧带的处理　2008 年，Liddell 等报道，腹腔镜宫颈环扎术不必打开子宫膀胱反折腹膜，只需打开子宫峡部两侧阔韧带前叶和后叶，显露子宫血管即可。

2018 年，Ramesh 等报道了一种"阔韧带开窗"技术，手术用 8 号 Hegar 扩宫器举宫，打开子宫膀胱反折腹膜，下推膀胱，向两侧打开阔韧带前叶，识别子宫两侧动脉及其上行支。在子宫内口水平、子宫动脉外侧阔韧带内打开 2cm×3cm 空隙，显露子宫峡部侧壁及血管。腹腔镜直视下，用环扎带弯针自前向后在子宫动脉内侧、紧贴宫颈侧壁于宫旁穿刺。这一技术因为解剖结构清晰，从而安全性高，尤其是妊娠子宫。但是对腹腔镜技术的要求较高。

4. 后穹窿出针法　2017 年，Shaltout 等报道一种新型的手术方法，即在腹腔镜下宫颈内口水平两侧由前向后穿过宫颈组织进针，出针后再由宫颈后壁进针，在阴道后穹窿处出针，进入阴道，在阴道内扎紧打结。终止妊娠前可以在阴道内拆除环扎带，然后经阴道分娩。共报道 15 例患者，1 例因妊娠 8 周胎死宫内行吸宫术，2 例妊娠 21 周、23 周发生无痛性宫颈扩张和胎膜早破，经阴道取出环扎带后经阴道娩出。妊娠至妊娠晚期的 12 例患者，除 2 例因胎儿臀位行剖宫产术终止妊娠，余皆经阴道取出环扎带，并成功经阴道分娩。这一术式将环扎带结扎于阴道内，分娩前经阴道取出环扎带，给患者提供经阴式分娩的机会，避免了剖宫产。但是这一报道的病例数较少，还需要大样本的资料证实其有效性和优势。

六、环扎带位置评估

腹腔镜宫颈环扎术，环扎带应位于宫颈内口水平，评价环扎带位置是否准确有以下两种方法：

（一）宫腔镜检查

非孕期宫颈环扎术完成后可立即进行宫腔镜检查，主要探查环扎线是否进入宫颈管,并确定环扎带环扎部位。

1. 检查环扎带是否穿刺进入宫颈管,如穿入宫颈管,应拆除并重新穿刺,因环扎带在宫颈管会增加感染和胎膜早破的风险。

2. 通过透光试验确定环扎带的位置,将宫腔镜放置在宫颈内口水平,并将光源调至最亮,腹腔镜光源调暗,观察子宫前壁和宫颈透光度,环扎带如果恰好位于透光处,提示环扎带位于宫颈内口水平(图 8-1-18)。

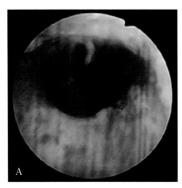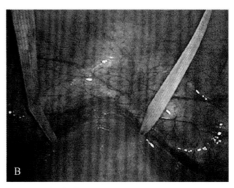

图 8-1-18　透光试验

A. 宫腔镜光学视管置于宫颈内口水平做透光试验;B. 腹腔镜下透光试验
提示环扎带位于宫颈内口水平

(二) 超声检查

宫颈环扎术后可应用超声检查判断环扎带的位置。二维超声可以在纵切面上,宫颈内口水平上方及下方见强回声光点(图 8-1-19);通过三维超声成像,可以在冠状面观察宫颈内口水平环扎带的位置,并可测量环扎带周径(图 8-1-20)。

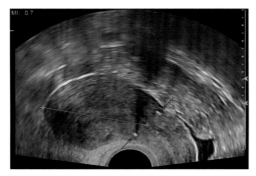

图 8-1-19　二维经阴道超声检查,环扎带位置
(红色箭头所指强回声光点)恰好位于宫颈内口水平

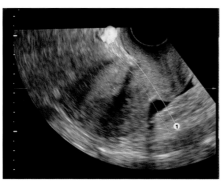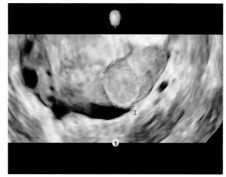

图 8-1-20　三维超声冠状面成像提示环扎带位置恰好位于宫颈内口水平,并可测量环扎带的径线

七、术后处理

1. 妊娠前预防性宫颈环扎术后无需特殊处理,可观察体温,使用抗生素 2~3 天预防感染。术后 3 个月即可妊娠。

2. 妊娠后定期产检,避免增加腹压及重体力劳动,间隔 2~4 周查阴道分泌物,如果阴道拭子检查显示阳性结果,应根据细菌培养和药敏试验来选择合适的抗生素治疗。若出现先兆流产症状需积极保胎,应用硫酸镁、孕激素治疗。

3. 若孕早期流产不可避免,可实施宫颈扩张及清宫术。

4. 妊娠 15~32 周每 2~3 周超声测量宫颈管长度,出现晚期流产征象,或者胎膜早破、规律宫缩、宫腔感染、胎儿异常等需终止妊娠时,可以选择腹腔镜下拆除环扎带,然后经阴道分娩。

5. 无症状者于孕 37 周住院,有临产先兆症状者需及时剖宫产。对无再生育要求者可术中拆除环扎带,有再生育要求者可保留环扎带。

八、并发症

非妊娠期腹腔镜宫颈环扎术的并发症发生率比较低。传统的腹腔镜宫颈环扎术分离宫颈旁间隙,易致血管损伤和出血,此外文献报道还有手术失败(先兆流产或早产需取出环扎带)、脏器损伤、感染、中转开腹等发生。2003 年,Mingione 等报道 11 例妊娠前腹腔镜宫颈环扎术,1 例在分离盆腔子宫和肠管粘连时发生小肠穿刺伤,后形成盆腔脓肿,经引流和抗生素治疗好转。此例患者损伤发生与既往妊娠 27 周时因胎膜早破行剖宫取胎术,然后因盆腔感染住院治疗形成的粘连有关。2011 年,Murray 等报道了 1 例非妊娠期腹腔镜宫颈环扎术后 IVF-ET 妊娠,孕 29 周时因腹痛和子宫壁疝囊形成急诊行剖宫产,术后反复腹痛,经引流治疗复发,产后约 5 个月后,患者因严重腹痛,疝囊部位子宫破裂行子宫全切术。2012 年,Riiskjaer 等观察了 52 例妊娠前腹腔镜宫颈环扎术,有 1 例患者因为低血容量征象于术后 6 小时开腹探查,发现子宫收缩不良,予子宫收缩药物,止血缝合,应用外科 TachoSil 膜后出血停止。2018 年,Ades 等评估 225 例妊娠前腹腔镜宫颈环扎术,手术总并发症发生率 1.3%(3/225),术后伤口感染 1 例,抗生素治愈;术中膀胱损伤 1 例,腹腔镜下缝合治疗;子宫底部穿孔 1 例,腹腔镜下缝合治疗。国内 2016 年夏恩兰统计 2014~2016 年 7 篇有关妊娠前和妊娠期腹腔镜宫颈环扎术并发症的研究,共包含 312 例病例,仅有 3 例并发症,平均发生率为 1%(0~2%)。2016 年,李全香等报道妊娠前腹腔镜宫颈环扎术 40 例,术中发生宫旁血肿 1 例,术中打开阔韧带缝合后止血。2016 年,雷庆华等报道了妊娠前腹腔镜宫颈环扎术后发生盆腔脓肿 1 例,患者既往曾行经阴道宫颈环扎术 3 次失败。此次选择孕前腹腔镜环扎,术后 1 个月出现盆腔脓肿破溃入阴道,经治疗好转并妊娠。2016 年,郭燕子和何锋云报道 31 例妊娠前腹腔镜宫颈环扎术,术中发生膀胱损伤 1 例,并发症发生率为 3.21%。2017 年,李仲君等报道妊娠前腹腔镜宫颈环扎术 25 例,术中发生膀胱损伤 1 例,术后出现盆腔炎症 1 例,并发症发生率为 8%(2/25)。2016 年,国内罗文斌等报道 1 例子宫破裂:一位 28 岁孕妇因 "宫颈功能不全" 于非妊娠期行腹腔镜宫颈环扎术,术后妊娠,孕 30 周[+5]时出现不规则下腹痛,予以抑制宫缩的保胎治疗,约 20 小时后因腹痛加剧,考虑子宫破裂可能,急诊行剖宫产术。术中见子宫后壁近左侧宫角约 2cm 处约 3.0cm × 3.5cm 破裂口。

九、争议与进展

(一) 术式评价

1. **优缺点**　随着临床应用的普及,妊娠前腹腔镜宫颈环扎术因其显著的优势已成为开腹甚至阴式宫颈环扎术安全、有效的替代方法。腹腔镜手术术野清晰、出血少、创伤小;非妊娠子宫体积小,可放置子宫摇摆器控制子宫位置,暴露手术部位,解剖结构清晰,便于手术操作;非妊娠子宫血管少,术中出血风险低于妊娠后手术;宫颈环扎带留置腹腔,可降低术后感染概率,避免阴道异物感;腹腔镜下环扎带能准确放置在解剖学内口水平,有效降低环扎带的滑脱率,克服缩短或瘢痕的宫颈上缝合困难的技术问题;非孕期手术避免了因孕期环扎操作造成流产的风险。

腹腔镜宫颈环扎术的主要缺点是患者需要选择性剖宫产终止妊娠,如果孕中期发现胎儿畸形、胎死宫内或胎膜早破,需手术拆除环扎带,可经腹腔镜施行,之后经阴道分娩,一旦妊娠中期突然出现宫缩频繁,有子宫破裂的风险,则需要紧急剖宫产终止妊娠。

腹腔镜环扎术环扎带多数结扎在子宫前方,以便于剖宫产时容易取出,但有带结侵蚀膀胱的风险。而在用直针或弯针穿刺时,自前向后穿刺操作更加容易,这时带结打在子宫后方,缺点是取出环扎带时从子宫后壁取出比较困难。

2. **妊娠前腹腔镜环扎对后续妊娠的影响**　检索国外文献,近十年报道妊娠前腹腔镜宫颈环扎术者术后妊娠率约在 76.5%~90.9%。因干扰因素较多,此数据并不准确,如部分患者术后经辅助生殖技术妊娠,部分患者未育原因可能与其宫颈病变有关等。2014 年,Alex 等在其发表的文章中就认为:环扎术后不孕的发生并不是因为环扎术本身的影响,而是与患者年龄以及在术前就存在的一些不孕因素等有关。国内 2018 年唐林等比较妊娠前和妊娠后腹腔镜宫颈环扎术,结果试验组 30 例实施妊娠前腹腔镜宫颈环扎术的患者术后皆成功自然妊娠。认为环扎带虽为一种异物,但其位于子宫峡部宫颈组织及宫旁组织中,并未穿透宫颈管或者达到子宫内膜层,同时常规环扎的松紧度不会对精子通过宫颈产生影响,因此非孕期宫颈环扎术在理论上对受孕是没有影响的。

(二) 临床效果

1. **产科结局**　对于妊娠前预防性腹腔镜宫颈环扎术的手术效果,文献报道其术后妊娠获得活产的比率为 83%~100%,显著高于术前,而孕中期流产率、早产率、并发症发生率都较低。2008 年,Liddell 等对 11 例既往有孕中期流产并阴式环扎失败或有宫颈缺陷的患者施行了妊娠前腹腔镜宫颈环扎术,结果术后有 10 例妊娠(妊娠率 90.9%),皆在 34 周以后以剖宫产结束妊娠,并取出环扎带。术中及术后无并发症发生。2012 年,Riiskjaer 等观察了 52 例妊娠前腹腔镜宫颈环扎术后妊娠结局,结果术后妊娠 45 次,妊娠超过 28 周者 40 例,围产儿皆存活(活产率为 88.9%)。2018 年,Ades 等评估妊娠前腹腔镜宫颈环扎术后妊娠者 121 例,活产率为 98.5%,34 周之后结束妊娠者占 79.7%。

2. **与开腹环扎术的比较**　腹腔镜宫颈环扎术最初是以开腹环扎术的替代方法应用于临床,已有研究对其有效性进行了报道。在一篇系统综述中,Moawad 等比较了已出版的医学文献中开腹环扎术(1 116 例)和腹腔镜环扎术(728 例)的术后效果。结果发现术后两组的新生儿存活率无显著差异。但当排除妊娠早期流产病例时,腹腔镜组新生儿存活率、34 周以上分娩率明显高于开腹组($P<0.01$),而妊娠 34 周前的早产率明显低于开腹组($P<0.01$)。因此认为腹腔镜手术无论是手术微创伤还是妊娠结局都优于开腹手术。

3. 与妊娠期腹腔镜宫颈环扎术的比较　目前的研究结果表明,妊娠前腹腔镜宫颈环扎术与妊娠期腹腔镜宫颈环扎术比较,手术难度降低,手术效果相似,出血等并发症的风险明显降低。2017 年,李全香和严凤分析腹腔镜下孕前和孕期宫颈环扎术的妊娠结局,发现 54 例妊娠前腹腔镜手术于术后妊娠者,其中 47 例(87%)34 周以上分娩,围产儿存活率为 94.4%(51/54)。18 例妊娠期腹腔镜手术患者,34 周以上分娩者 15 例(83.3%),围产儿存活率为 88.9%(16/18)。孕前环扎组术中出血量显著少于孕期环扎组(13.70ml *vs.* 25.70ml,$P<0.05$)。而两组晚期流产率、早产率、孕足月分娩率、围产儿存活率均无显著差异($P>0.05$)。

4. 与阴式环扎术的比较　对于妊娠前预防性腹腔镜宫颈环扎术是否可作为首选手术方法替代预防性经阴道宫颈环扎术,目前尚有争议。有学者认为有 3 个主要原因限制了其应用:①与阴式手术比较,腹腔镜为创伤较大手术;②流产时可能需要剖宫取胎;③必须用剖宫产结束妊娠。也有学者提出了相反的意见,认为早期流产可用 8 号吸管行负压吸宫术,晚期流产可先行腹腔镜手术取出环扎带,再经阴道流产。认为非孕期腹腔镜环扎手术为微创手术,效果好,并发症发生率低,可成为替代预防性经阴道宫颈环扎术的首选方法。2016 年,郭燕子和何锋云比较了非妊娠期腹腔镜 31 例和孕早期经阴道环扎术 31 例的治疗效果及对妊娠结局的影响,结果腹腔镜组患者的术后流产率、早产率显著低于经阴道组(9.68% *vs.* 35.48%;12.90% *vs.* 41.94%),新生儿存活率及足月分娩率显著高于对照组(90.32% *vs.* 48.39%;70.97% *vs.* 45.16%)。认为妊娠前腹腔镜宫颈环扎术与经阴道环扎术相比,可以更有效地延长孕周,改善新生儿的预后。2018 年,唐林等比较妊娠前腹腔镜宫颈环扎术和妊娠期经阴道宫颈环扎术,结果腹腔镜组术后妊娠 30 例患者足月分娩 24 例,足月分娩率显著高于经阴道组($P<0.05$),胎儿存活 29 例(96.7%)。认为非孕期腹腔镜下宫颈环扎术对治疗宫颈功能不全有较好的临床效果,可明显改善妊娠结局,可在临床推广应用。

(三) 宫颈部分切除术后宫颈环扎问题

宫颈部分切除术主要包括宫颈锥切术(conization of cervix)及根治性宫颈切除术(radical trachelectomy,RT)。早期发现并治疗宫颈上皮内瘤变(cervical intraepithelial neoplasia,CIN),特别是锥状切除部分宫颈组织治疗 CIN Ⅲ,可有效降低宫颈浸润癌的发病率。根治性宫颈切除术治疗早期宫颈癌,可有效降低宫颈浸润癌的病死率,并能保留生育功能。这两种术式均有可能导致患者手术后宫颈功能不全,需要施行预防性或治疗性宫颈环扎术,以改善妊娠结局。而腹腔镜宫颈环扎术是宫颈锥切术和根治性宫颈切除术患者首选的微创、有效的手术方法。

1. **宫颈锥切术的宫颈环扎问题**　宫颈锥切术是由外向内呈圆锥形切下一部分宫颈组织,一方面为了行病理检查,确诊宫颈病变;另一方面是切除宫颈病变组织,治疗疾病。其主要适应证为 CIN Ⅰ～Ⅲ 及原位癌不能定期随访的患者。宫颈锥切手术包括宫颈冷刀锥切术(cervical cold knife conization conization,CKC)、宫颈环形电切除术(LEEP)和宫腔镜宫颈病变切除术(transcervical resection of cervix,TCRC)。目前研究虽然认为在治疗 CIN Ⅲ 中,LEEP 的疗效与 CKC 相近,但仍无足够证据表明其可替代 CKC。

CKC 被公认为是导致妊娠期宫颈功能不全的危险因素之一,目前对宫颈锥切术后需行宫颈环扎术多持肯定观点,有研究证明 CKC 术后宫颈重塑,改变了宫颈原有解剖结构和坚韧度,破坏了宫颈括约功能的完整性。其术后早产风险是正常对照组的 2.9 倍。术后宫颈平均长度(3.69cm)低于正常对照组(4.21cm),$P<0.001$。Althuisius 等研究提示宫颈环扎能够延长宫颈长度,显著降低宫颈锥切术等宫颈功能不全患者的早产率。

亦有持怀疑观点者,Marcellin 对 1972—2016 年英文文献进行荟萃分析,结果 CKC 早产比 LEEP 发生率高(3 级证据),但 CKC 病史并不推荐作为环扎的适应证(3 级证据)。因证据水平低,仅供参考。2017 年,夏恩兰对宫颈锥切及根治性宫颈切除术后宫颈功能不全及宫颈环扎相关问题进行综述,认为对宫颈组织切除过多、过高者应考虑宫颈环扎术。

2. **根治性宫颈切除术的宫颈环扎问题**　Dargent 等于 1980 年首次提出"根治性宫颈切除术"的概念,旨为保留早期宫颈癌患者的生育能力,其手术范围包括盆腔淋巴结切除、广泛性宫颈切除、宫颈环扎及子宫阴道残端吻合。于 1994 年报道后在临床得以广泛应用,相继有患者术后妊娠分娩的报道。已经成为治疗年轻、希望保留生育功能的早期宫颈癌患者的一种安全、有效方法。现有术式包括腹腔镜辅助阴式根治性宫颈切除术(laparoscopic vaginal radical trachelectomy,LVRT)、经腹根治性宫颈切除术(abdominal radical trachelectomy,ART)、腹腔镜根治性宫颈切除术(laparoscopic radical trachelectomy,LRT)和机器人根治性宫颈切除术(robotic radical trachelectomy,RRT)等。

RT 术是中期流产、早产、胎膜早破和绒毛膜羊膜炎等并发症的高危因素。Dargent 等建议在宫颈峡部下 5mm 处切除宫颈,但由于残余宫颈较少,导致术后妊娠的患者孕中期流产率和早产率偏高。Park 等回顾性分析了 55 例行 LRT 患者的术后生育情况,术后 18 例患者尝试妊娠,流产率 28.6%,早产率 60%,胎儿分娩率 71.4%;LVRT 术后流产率 24%,早产率 24.7%,胎儿分娩率 68.9%;辅助生殖技术流产率 24%,早产率 38.7%,胎儿分娩率 70.1%;流产率均明显高于普通人群 12%,早产率也明显高于普通人群 10%。

为预防 RT 术后发生妊娠中期流产或早产,一些学者建议给予预防性宫颈环扎术,以提供机械性支持,可以明显减少中期流产及早产的风险。环扎术可于 RT 手术时施行,在子宫体与阴道断端缝合完成后,用不可吸收缝合线行子宫峡部环扎。但是文献报道这一方法术后发生阴道侵蚀和宫颈管缩窄等并发症的概率较高,因此有学者建议在 RT 术后,准备妊娠前行腹腔镜下子宫峡部环扎术,但此时可能存在盆腔粘连,手术相对困难。

第 2 节　妊娠期腹腔镜宫颈环扎术

一、概述

由于妊娠子宫增大、柔软,宫旁血运丰富,解剖位置辨认困难,手术难度大,风险增加,且全身麻醉和手术操作对胚胎可能有潜在影响,因此腹腔镜下宫颈环扎术通常在非妊娠期进行。但是,随着腹腔镜手术技术的提高和孕前宫颈环扎术式的改进,妊娠期宫颈环扎术已不再是腹腔镜手术的禁忌。尤其是不孕症患者和进行辅助生殖技术助孕的患者,会选择妊娠后再进行环扎手术,需注意术前应与患者充分沟通手术及麻醉的风险,获得知情同意后方可手术。

二、手术适应证

妊娠期腹腔镜宫颈环扎术适用于:①妊娠 <16 周,曾行经阴道环扎术失败,以及宫颈长度 <2.5cm、先天性宫颈缺如、宫颈阴道瘘和宫颈瘢痕过硬等不适合经阴道环扎术,有强烈意愿保留此次妊娠的患者。②对于有孕前宫颈环扎指征但未能及时手术或者妊娠 10 周内首次发现宫颈长度 ≤ 2.5cm 的宫颈功能不全患者,可行妊娠期腹腔镜宫颈环扎术。关于术时的孕周大小,通常在

妊娠早期,但是应根据术者经验决定,孕周越大,手术失败和中转开腹的概率越高。

妊娠期腹腔镜宫颈环扎术的禁忌证与妊娠前腹腔镜宫颈环扎术大致相同,尤其是曾有过盆腔手术史,或者子宫过大(如妊娠 >16 周)的患者,不能施行妊娠期腹腔镜环扎术。

三、术前评估和准备

妊娠期腹腔镜宫颈环扎术应进行严格的术前评估和完善的术前准备,以保证手术成功和孕妇 / 胎儿的安全。需详细询问病史,完善体格检查,判断是否符合腹腔镜环扎术的适应证,排除手术禁忌证,并评估是否存在其他引起妊娠中期流产的原因。

1. 对患者进行血常规、阴道分泌物、微生物学等检查;行阴道上段涂片筛查细菌性阴道病(bacterial vaginosis,BV);利用二维超声对宫颈的长度、宫口宽度进行检查;行三维超声或磁共振检查、宫腔镜检查评估子宫形态,排除先天性子宫畸形;对于复发性流产患者,应排除抗磷脂抗体综合征(APS)、易栓症,进行抗心磷脂抗体、β_2- 微球蛋白、V 因子 Leiden 突变等检查。

2. 检查胎儿的健康状况。在孕早期行产前诊断以排除胎儿畸形;术前超声检查确认胎儿存活,看到胎心才可手术;手术前后 2 周,为了促进恢复和改善妊娠预后,可适当使用保胎药物及抗生素。

四、手术时机的选择

妊娠期腹腔镜宫颈环扎术的手术时机一般限定在妊娠 16 周以内,但是具体妊娠时限取决于术者的经验。一般妊娠 10 周以内的子宫增大不显著,通常不影响腹腔镜手术操作;妊娠 10 周以上的子宫增大,质软,宫旁血运丰富,腹腔镜手术相对困难,术中风险增加;妊娠 12 周以上时,子宫体占满盆腔,且右倾明显,环扎穿刺点暴露更加困难。因此,妊娠期腹腔镜宫颈环扎术通常选择在妊娠 8~10 周进行。术前需进行超声检查提示有胎心,患者无先兆流产迹象,与患者及家属充分沟通。应告知如果妊娠期排畸检查发现胎儿畸形,需拆除环扎带后进行引产。

五、手术方法

适用于妊娠前腹腔镜宫颈环扎术的传统手术方式也适用于妊娠期腹腔镜宫颈环扎术,只是因为妊娠子宫的特点,手术操作务必轻柔,操作应尽量减少。

(一) 造穴法

传统的分离宫颈旁无血管区间隙的方法应用于妊娠期手术是由 Lesser 等在 1998 年最先报道。手术应用腹腔镜弯钳探入子宫旁血管内侧无血管区,钳夹 Mersilene 带置于宫旁行环扎术。手术步骤如下:

1. 进入腹腔　患者取改良截石位,采取气管插管或喉罩静脉吸入复合麻醉。常规放置导尿管排空膀胱。Veress 气腹针经脐孔小心置入腹腔,注入 CO_2,形成气腹。脐部 10mm 套管放入腹腔镜,放置辅助穿刺点:2 个侧腹部 5mm 穿刺口,1 个耻骨上 10mm 穿刺口。气腹压力设置为 12~15mmHg(1mmHg=0.133kPa),探查盆腔。助手用卵圆钳钳夹纱布块放置于阴道穹窿,帮助操纵子宫。

2. 打开子宫膀胱反折腹膜,适度下推膀胱,钝锐分离膀胱旁间隙,识别子宫血管。腹腔镜弯钳自前向后穿过一侧子宫侧壁与子宫血管之间无血管区,于子宫侧后方钳夹环扎带,退回弯钳,将环扎带放置于子宫峡部水平。同法处理对侧。详见第八章第 1 节。

3. 调整并拉紧环扎带,于子宫前方打结。连续缝合腹膜缺损。

(二) 缝针穿刺法

2003 年,Cho 等报道应用连接 Mersilene 环扎带的 Mayo 针穿刺,用于妊娠期腹腔镜环扎术。此后,2006 年 Ghomi 等对这一技术进行了改良,将与环扎带相连的弯针扳成直针,再进行穿刺。因为这一方法较传统方法简单,更易被医师接受,故临床应用更多。其手术步骤如下:

1. 将卵圆钳钳夹纱布球置于阴道内以利于操控子宫位置。

2. 横向打开子宫膀胱反折腹膜,下推膀胱,显露子宫峡部侧方和子宫血管。将环扎带两侧弯针扳成直针,将环扎带引入腹腔。

3. 小心调整子宫位置,显露一侧子宫后壁,确认子宫血管位置,钳夹直针中部,针尖置于子宫峡部后方、宫骶韧带起始部上方 1~2cm、稍外 2~3mm 的位置,自后向前垂直穿刺。当直针沿宫颈侧壁进入 2~3cm 后,小心将子宫调整为水平偏后位,以显露前壁出针处的针尖。拔出直针,一并将环扎带带出。同法处理对侧。环扎带于子宫前方打结。

4. 也可采用直针自前向后穿刺的方法,手术步骤与上述相似,只是在穿刺时子宫为水平偏后位,直针自宫颈内口水平、子宫血管内侧,紧贴子宫峡部侧壁自前向后垂直穿刺,然后小心提拉子宫,显露阔韧带后叶,使直针自宫骶韧带内上方穿出阔韧带。拔出直针,将环扎带带出至子宫后方。同法处理对侧。在子宫后方打结。

（三）注意事项

1. 妊娠期对子宫过多操作易刺激子宫,诱发宫缩致流产,故腹腔镜下手术操作应尽量轻柔;妊娠子宫宫腔内不能放置子宫摇摆器的举宫头或杯状举宫器的引导杆,子宫位置不能很好地控制,增加了手术难度;妊娠子宫增大、质软、血运丰富,暴露手术部位困难,手术难度加大,故手术操作必须小心,拨动子宫时需使用无损伤钳,以免损伤子宫肌壁。

2. 妊娠期宫颈环扎通常采用 Mersilene 环扎带,也有一些学者采用 1 号聚丙烯单丝线,认为用缝合线更易于手术操作和剖宫产时拆除。

3. 因为妊娠期宫腔内不能放置举宫器引导杆,各种替代方法曾经尝试应用于临床,曾用的方法为用卵圆钳钳夹纱布块放置于阴道穹窿,帮助控制子宫位置;也有用圆筒状的穹窿顶举器置于阴道内,协助控制子宫位置;还有学者应用腹腔镜三角牵开器提拉子宫,以暴露子宫后壁下段和直肠子宫陷凹。一些学者建议术中先切断圆韧带,以增加子宫的活动度,便于暴露手术部位。

4. 妊娠期腹腔镜环扎术自前向后穿刺时带结打在子宫后方,自后向前穿刺时带结打在子宫前方。因为妊娠子宫大而软,子宫后壁下段不易暴露,故在子宫前方打结相对容易,加之直针穿刺较造穴法操作少、方法简单,临床医师多采用直针自后向前穿刺,子宫前方打结的方法。此外,因胎儿异常等原因需要终止妊娠娩出胎儿时,行腹腔镜取出环扎带是相对创伤小又安全的方法。而位于子宫前壁的带结更易于识别和取出。带结若打在子宫后壁,从子宫后壁取出环扎带比从前壁取出困难。若实在无法取出,可小心将增大的子宫向前方和侧方摆动,在宫骶韧带上方剪断环扎带环,这样即使不取出环扎带,也可以放松宫颈,允许经阴道分娩。

六、妊娠期腹腔镜下宫颈环扎术的麻醉选择

既往临床研究发现,妊娠 12 周前进行手术的胎儿神经管缺陷的概率增加,因此手术前需要与患者及家属充分沟通。

（一）麻醉方式的选择

妊娠期腹腔镜宫颈环扎术手术时间相对短,通常应用喉罩支持通气的全身麻醉。喉罩的优点是创伤小,放置简单,患者耐受性好,尤其适合短小微创手术。

（二）麻醉药物的致畸性和安全性

麻醉药物对胚胎的发育有潜在的风险,这与给药浓度、方式和胚胎发育时期有关。应尽可能应用对胎儿影响最小的药物。非甾体抗炎药物可影响前列

腺素化的内环境并导致胚胎丢失,应避免使用;氧化亚氮和巴比妥类药物在动物实验中发现有致畸性,而在人类孕妇身上使用未见致畸倾向,故存在争议;咪达唑仑、芬太尼、舒芬太尼、瑞芬太尼、肌松药(罗库溴铵、阿曲库铵、维库溴铵等)、异氟烷、七氟醚、地氟醚目前认为无致畸性。

(三) 麻醉中的监测与管理

对于孕妇来说,术中必须保证充分氧合,严重的母体低氧会引起子宫胎盘血管收缩,降低子宫胎盘血流灌注,而导致胎儿乏氧、酸中毒和死亡。母体高碳酸血症直接引起胎儿呼吸性酸中毒,严重的呼吸性酸中毒可以引起胎儿心肌抑制,也可引起子宫动脉血管收缩而降低子宫血流。低碳酸血症也会降低子宫胎盘血流灌注,同时使母体的血红蛋白解离曲线左移。术中应常规监测心电图(ECG)、脉搏血氧饱和度(SpO_2)、无创血压(NIBP)、呼气末二氧化碳分压($PetCO_2$),应维持 $PetCO_2$ 在 32~35mmHg,避免过度通气或通气不足。

七、术后处理

1. 术后留置尿管 24 小时,静脉滴注抗生素 2~3 天预防感染,保持外阴清洁、大便通畅,避免增加腹压及重体力劳动,观察 2 天无异常可出院,出院前超声检查确定胎儿存活并可见宫颈内口环状强回声,术后孕激素支持到妊娠 12 周。出院后定期产检,有流产先兆者积极保胎。孕 15 周后每 2~3 周超声测量宫颈长度至孕 32 周。

2. 拆线时机　妊娠中期出现胎膜早破、有宫缩、宫腔感染者可腹腔镜下拆除环扎带;晚期妊娠如有产兆、死胎或胎儿畸形等胎儿异常及胎膜早破等情况应及时入院行剖宫产同时拆除环扎带;如无产兆及其他异常情况可于孕 37 周后来院待产,行剖宫产同时拆除环扎带。而对于有再生育要求者,剖宫产术中应保留环扎带。妊娠期环扎术由于子宫峡部变软,更容易扎紧,术时不能检测宫口容受性,所以剖宫产时保留环扎带者需检查宫口情况,以免恶露排出不畅。

八、并发症

理论上说,因为妊娠子宫增大、变软,血运丰富,手术部位暴露困难,致手术操作困难,妊娠期腹腔镜宫颈环扎术极易出现出血、膀胱损伤、直肠损伤、术中流产等并发症。但是迄今为止,妊娠期腹腔镜宫颈环扎术发表的文献多数为个例报道和小规模研究,缺乏对手术并发症的系统观察和报道。2009年,Whittle 等研究了 34 例妊娠前和 31 例妊娠期腹腔镜宫颈环扎术的手术技术、并发症和产科结局，结果发现 7 例手术因子宫血管出血（5 例）或过度肥胖（2 例）而中转开腹，其中 6 例患者为妊娠期手术，2 例因出血中转开腹者术中发生流产，其中 1 例妊娠 16 周术时流产。中转开腹率妊娠期手术为 19.4%（6/31），非妊娠期手术为 2.9%（1/34）。2015 年，Bolla 等报道了 1 例妊娠早期腹腔镜宫颈环扎术后流产病例。因为腹腔镜术中宫颈环扎不充分，宫颈扩张致妊娠囊脱出宫颈管内，给予紧急经阴道环扎术，患者仍于妊娠 12 周时流产。2017 年，张瑜等报道在妊娠后实施腹腔镜宫颈环扎术，结果妊娠 12 周前施术者（14 例）有 1 例术后出现痛经症状，妊娠 13~16 周（9 例）施术者有 1 例发生子宫动脉损伤，2 例术后出现反复盆腔炎症和慢性盆腔痛。2018 年，李全香等报道，妊娠 6~8 周行腹腔镜宫颈环扎术者 24 例，1 例术后反复阴道炎发作，于 27 周$^{+6}$ 难免流产，腹腔镜下拆线，有生机儿自阴道娩出，但未存活。

九、争议与评价

（一）术式评价

随着麻醉及腹腔镜技术的成熟，腹腔镜宫颈环扎术可在妊娠期施行，一些病例报道和对照研究证实了妊娠期手术的安全性和有效性，临床应用逐渐增加。总结妊娠期腹腔镜环扎术的优势包括：①减少了与开腹或经阴道手术相关的病率。②同妊娠前环扎术比较，避免了术后不孕的困扰。③避免了阴式手术环扎带对阴道的刺激和异物存留所致的排斥现象。④受妊娠的影响，阴式手术常无法直观地暴露宫颈内口位置，环扎位置常无法达到宫颈内口水平，手术失败率高；腹腔镜手术解剖部位更直观、清晰、明确，可准确环扎于宫颈内口水平，环扎位置高，效果可靠。⑤避免了孕前宫颈环扎术的缝线在腹腔内存留时间长，导致以后拆除缝线困难的可能。

妊娠期腹腔镜宫颈环扎术也因为患者增大的子宫、充血的盆腔使临床医师望而却步。总结其困难和缺点包括：①妊娠期手术需要平稳的环境，对麻醉的要求较高；长时间的麻醉和手术对胎儿有一定的影响；气腹形成和排放腹腔余气时不能过快，以免腹压突然改变。②妊娠子宫大而软，手术操作需要轻柔和精准；需减少器械直接触碰子宫；尽量不使用能量器械，这些需要医师有娴熟腹腔镜操作技术，否则易引起损伤、出血或诱发宫缩，甚至流产。③因孕期子宫增大变软，血运丰富，对子宫位置不能有效操控，手术部位不易暴露，镜下环扎手术难度增加。④同妊娠前腹腔镜环扎一样，有妊娠中晚期难免流产需拆除缝线、分娩方式必须采用剖宫产等问题。

(二) 妊娠期腹腔镜手术的安全性

1. 妊娠期腹腔镜手术的优点 同开腹手术相比,妊娠期腹腔镜手术可提高孕妇和胎儿的安全性,避免开腹手术给孕妇带来的痛苦,降低手术风险;腹腔镜手术减少了开腹手术对子宫的提拉和刺激,从而减少了对胎儿的刺激,降低自然流产、早产的发生率,并可降低术后感染率,孕妇能很快恢复妊娠生理状态;腹腔镜手术切口小且易愈合,孕妇术后并不会产生剧烈的疼痛,镇痛药物用量也少,有效地减轻了镇痛药对胎儿的不良影响。

2. 妊娠期腹腔镜手术对母儿的影响

(1) CO_2 气腹对母儿的影响:气腹压力、手术持续时间对胎儿预后均会产生重要影响。气腹本身带来的腹腔压力升高可能减少子宫血液循环,使母体静脉回流及心排血量减少,最终导致胎儿低血压、缺氧及酸中毒。为减少 CO_2 对胎儿的影响,应保持孕妇呼吸道通畅,选择恰当的腹腔压力(10~12mmHg),尽量缩短手术时间。当腹腔压力维持在合适水平时,妊娠期的腹腔镜手术并不会对胎儿和母体产生明显的伤害,与开腹手术相比无明显差异。

(2) 麻醉及药物对母婴的影响:在胎儿器官尚未形成的妊娠早期行腹腔镜手术时,需注意麻醉药的致畸问题,应避免使用有争议的麻醉药。妊娠期行全身麻醉插管应迅速、快捷,以减少胎儿缺氧的发生。

(3) 腹腔镜手术对母婴的损伤:妊娠期腹腔镜环扎术一般选择妊娠 10 周以内的子宫施行,但是也有学者将时限定为 16 周以前。通常妊娠 10 周以内的子宫不影响腹腔镜手术操作,但是 10 周以上的子宫占据甚至超过盆腔,在插入气腹针和套管针时容易发生穿刺损伤。

(三) 临床效果

1. 产科结局 一些研究发现,妊娠期腹腔镜宫颈环扎术具有较高的手术成功率,可明显改善妊娠结局,降低晚期流产和早产的发生率。表 8-2-1 总结了医学文献中与妊娠期腹腔镜宫颈环扎术后妊娠结局有关的数据,从表中可见,多数文献的术后胎儿存活率在 90% 以上。

表 8-2-1 妊娠期腹腔镜宫颈环扎术后妊娠结局

作者,年份	病例数	术时孕周	早期流产	胎儿丢失	胎儿存活	胎儿存活率(妊娠 >12 周)
Lesser 等,1998	1	11	0	0	1	100%
Cho 等,2003	20	11~14	0	1	19	95%

续表

作者,年份	病例数	术时孕周	早期流产	胎儿丢失	胎儿存活	胎儿存活率 (妊娠 >12 周)
Ghomi 等,2006	1	12	0	0	1	100%
Whittle 等,2009	31[a]	<16	—	7	26	78.8%
Carter 等,2009	6	9~13	—	2	4	66.7%
Sifakis 等,2012	1	12	0	0	1	100%
Shin 等,2014	1	12	0	0	1	100%
Bolla 等,2015	6[b]	11.4	1	0	6	100%
Chen 等,2015	43[c]	14	1	0	25	100%
Shin 等,2015	80	12.1	—	8	72	90%
Vissers 等,2017	2	11~14	0	0	2	100%
刘明敏等,2017	30	6-8	0	0	30	100%
张瑜等,2017	23	<16	0	2	21	91.3%
李全香等,2018	24	6~10	0	1	23	95.8%
Ades 等,2018	19	6~11	0	0	19	100%

注:[a]2 例双胎妊娠,总妊娠 33 例;[b]1 例双胎妊娠,总妊娠 7 例;[c]17 例继续妊娠

2. 与其他宫颈环扎术的比较 同妊娠前腹腔镜宫颈环扎术比较,妊娠后手术具有相近的产科结局。2015 年,Bolla 等比较了妊娠期腹腔镜宫颈环扎术 6 例(妊娠 7 胎)和妊娠前腹腔镜宫颈环扎术 12 例(术后妊娠 7 例)。结果妊娠后组有 1 例孕 12 周时流产。余二组妊娠皆足月分娩,胎儿存活率 100%。2015 年,Chen 等研究了妊娠前和妊娠后腹腔镜宫颈环扎术的术后效果。比较了 58 例妊娠前腹腔镜宫颈环扎术(术后妊娠并已知结局者 34 例)、43 例妊娠早期腹腔镜宫颈环扎术(术后已知结局者 26 例),33 例妊娠中、晚期经阴道宫颈环扎术(术后已知结局者 33 例)。结果术后三组各有 1 例妊娠早期流产,三组胎儿存活率(妊娠 14 周以后)分别为:97%(32/33)、100%(25/25)、72%(23/32)。

从并发症方面来说,妊娠期腹腔镜宫颈环扎术具有比妊娠前手术更大的风险。虽然有学者认为孕期宫颈组织较软,可使手术操作相对容易,但大多数

学者却认为孕前手术更加安全。妊娠期手术时不能使用宫内举宫器,不能有效操控子宫位置,增大的子宫妨碍视线,手术难度增加;妊娠期盆腔血运丰富,血管增多、血管面积增加,增加了术中出血的风险。文献报道,孕期腹腔镜手术有发生术中或术后近期流产、术中出血、血管损伤、膀胱或肠管损伤等风险。此外,妊娠期手术有较高的中转开腹率,虽然中转开腹不算失败,但也有违初衷。2009 年,Whittle 等研究了 34 例妊娠前和 31 例妊娠期腹腔镜宫颈环扎术的手术经过和产科结局,结果妊娠期腹腔镜环扎术中转开腹率为 19.4%,妊娠前环扎中转开腹率为 2.9%。2014 年,夏恩兰等报道施行妊娠期腹腔镜环扎术 6 例,中转开腹 2 例,非孕期手术无中转开腹者。此后妊娠期腹腔镜手术临床应用逐渐增多,却很少见中转开腹的报道。说明操作例数增多、技术娴熟后,中转开腹率会随之下降。

腹腔镜术式与经阴道术式相比,经阴道术式更微创。阴式方法简单易行,有较高的成功率及较少的并发症;分娩前经阴道拆除环扎带,允许经阴道分娩;方法简单,不需要麻醉,一直以来都是临床医师首选的治疗宫颈功能不全的手术方法。但是与经阴道术式相比,腹腔镜高位结扎在宫颈内口水平,可以提供足够的支撑力,维持宫颈足够的长度,降低环扎带的滑脱率,胎儿存活率不低于甚至高于经阴道环扎术。在前述 Chen 等的报道中,妊娠前、妊娠后腹腔镜与经阴道环扎比较,术后三组胎儿存活率分别为:97%、100%、72%。随着越来越多的妇科医师熟悉腹腔镜宫颈环扎手术,腹腔镜环扎将逐渐成为经阴道环扎术失败患者的首选宫颈环扎方法。

参 考 文 献

1. 黄晓武,夏恩兰.宫颈组织结构与宫颈机能.国际妇产科学杂志,2016,43 (6): 657-660.

2. 李天照,肖豫.宫颈环扎术的过去、现状和将来.国际妇产科学杂志,2016,43 (6): 605-608, 622.

3. 夏恩兰,刘玉环,黄晓武,等.非妊娠期环扎带宫颈环扎术 2 例报告及文献复习.国际妇产科学杂志,2011,38 (3): 250-252.

4. 夏恩兰,刘玉环,黄晓武,等.孕前腹腔镜子宫峡部环扎术七例临床分析.中华妇产科杂志,2011,46 (12): 952-954.

5. 夏恩兰,刘玉环,黄晓武,等.孕前环扎带腹腔镜宫颈环扎术.中华临床医师杂志 (电子版),2011,5 (12): 3635-3637.

6. 夏恩兰,马宁,黄晓武,等.妊娠期腹腔镜子宫峡部环扎术治疗子宫颈机能不全并成功分娩六例临床分析.中华妇产科杂志,2014,49 (11): 864-867.

7. 夏恩兰.宫颈环扎术并发症.国际妇产科学杂志, 2016, 43 (6): 618-622.

8. 夏恩兰.宫颈锥切及根治性宫颈切除术后宫颈环扎问题.国际生殖健康/计划生育杂志, 2017, 36 (3): 181-184, 233.

9. 夏恩兰.孕前腹腔镜子宫颈峡部环扎术.中华腔镜外科杂志(电子版), 2012, 5 (2): 86-89.

10. 夏恩兰.重视宫颈机能不全的防治.中国实用妇科与产科杂志, 2014, 30 (2): 81-84.

11. Ades A, Dobromilsky K. Laparoscopic removal of abdominal cerclage and vaginal delivery at 21 weeks, CRSLS. e2014. 00247.

12. Ades A, Parghi S, Aref-Adib M. Laparoscopic transabdominal cerclage: Outcomes of 121 pregnancies. Aust N Z J Obstet Gynaecol, 2018, 58 (6): 606-611.

13. Bolla D, Raio L, Imboden S, et al. Laparoscopic Cerclage as a Treatment Option for Cervical Insufficiency. Geburtshilfe Frauenheilkd, 2015, 75 (8): 833-838.

14. Cho CH, Kim TH, Kwon SH, et al. Laparoscopic transabdominal cervicoisthmic cerclage during pregnancy. J Am Assoc Gynecol Laparosc, 2003, 10 (3): 363-366.

15. Ghomi A, Rodgers B. Laparoscopic abdominal cerclage during pregnancy: a case report and a review of the described operative techniques. J Minim Invasive Gynecol, 2006, 13 (4): 337-341.

16. Lesser KB, Childers JM, Surwit EA. Transabdominal cerclage: a laparoscopic approach. Obstet Gynecol, 1998, 91 (5 Pt 2): 855-856.

17. Liddell HS, Lo C. Laparoscopic cervical cerclage: a series in women with a history of second trimester miscarriage. J Minim Invasive Gynecol, 2008, 15 (3): 342-345.

18. Mingione MJ, Scibetta JJ, Sanko SR, et al. Clinical outcomes following interval laparoscopic transabdominal cervico-isthmic cerclage placement: case series. Hum Reprod, 2003, 18 (8): 1716-1719.

19. Moawad GN, Tyan P, Bracke T, et al. Systematic review of transabdominal cerclage placed via laparoscopy for the prevention of preterm birth. J Minim Invasive Gynecol, 2018, 25 (2): 277-286.

20. Murray A, Hutton J. Successful tubal blastocyst transfer after laparoscopic cervical cerclage: cesarean delivery of a live very low-birth-weight infant and later hysterectomy for uterine rupture. Fertil Steril, 2011, 96 (4): 895-897.

21. Ramesh B, Chaithra TM, Prasanna G. Laparoscopic transabdominal cervical cerclage by broad ligament window technique. Gynecol Minim Invasive Ther, 2018, 7 (3): 139-140.

22. Riiskjaer M, Petersen OB, Uldbjerg N, et al. Feasibility and clinical effects of laparoscopic abdominalcerclage: an observational study. Acta Obstet Gynecol Scand, 2012, 91 (11): 1314-1318.

23. Scibetta JJ, Sanko SR, Phipps WR. Laparoscopic transabdominal cervicoisthmic cerclage. Fertil Steril, 1998, 69 (1): 161-163.

24. Shaltout MF, Maged AM, Elsherbini MM, et al. Laparoscopic transabdominal cerclage: new

approach. J Matern Fetal Neonatal Med, 2017, 30 (5): 600-604.

25. Shin JE, Kim MJ, Kim GW, et al. Laparoscopic transabdominal cervical cerclage: Case report of a woman without exocervix at 11 weeks gestation. Obstet Gynecol Sci, 2014, 57 (3): 232-235.

26. Whittle WL, Singh SS, Allen L, et al. Laparoscopic cervico-isthmic cerclage: surgical technique and obstetric outcomes. Am J Obstet Gynecol, 2009, 201 (4): 364. e1-7.

27. Xia E, Huang X. Laparoscopic Cerclage for prevention of recurrent pregnancy loss due to cervical incompetence. J Minim Invasive Gynecol, 2015, 22 (6S): S201.

第九章

极简式腹腔镜宫颈环扎术

第 1 节　妊娠前极简式腹腔镜宫颈环扎术

一、概述

如前一章所述,腹腔镜宫颈环扎术(LTCC)已成为替代开腹宫颈环扎术的有效方法,以及经阴道环扎的首选替代方法。而腹腔镜环扎的关键是把环扎带放置于子宫峡部侧方血管内侧的无血管区。传统的腹腔镜宫颈环扎术通常先打开子宫膀胱反折腹膜,分离下推膀胱,向两侧分离暴露子宫血管,在子宫侧方血管内侧打通通道,然后放置环扎带。对于如何放置环扎带出现了几种方法,以期简化手术方式,降低并发症的发生。例如最早报道的应用一次性腹壁缝合器,随之报道的应用腹腔镜弯钳、Mayo 针、环扎带弯针变直针等于子宫峡部宫颈旁穿刺,导入环扎带。应用直针穿刺不需要在宫旁血管内侧无血管区打开隧道,手术方式有所简化,但仍需打开腹膜,暴露子宫两侧血管,以确定穿刺位置。

首都医科大学附属复兴医院宫腔镜中心夏恩兰团队自 2007 年 12 月在国内首次开展了腹腔镜宫颈环扎术,迄今共施术 1 000 余例。初始的手术采用的是传统"造穴法"术式。在实施"造穴法"2 例手术的过程中,观察到穿刺点的水平与膀胱顶有一定距离,尤其在应用子宫摇摆器顶举子宫时,子宫峡部的解剖位置可以清晰识别,膀胱注入稀释的亚甲蓝溶液 200ml 后,膀胱顶部和子宫峡部间距达 2cm,于是考虑可以在子宫峡部,紧贴宫颈侧壁直接穿刺,不会损伤膀胱和宫旁血管。至此开始采用直接穿刺方法行腹腔镜宫颈环扎术,取得了成功。因为此术式操作简单,容易实施,故命名为极简式腹腔镜宫颈环扎术(simplified laparoscopic cervical cerclage,SLCC)。此种方法不打开膀胱反折腹膜,不分离子宫血管,于宫颈内口水平紧贴宫颈在宫颈旁间隙穿刺,手术方法简便,易于掌握,因而被称为极简式手术。本节介绍妊娠前术式,一般在计划妊娠前 2~3 个月实施。

二、适应证和禁忌证

妊娠前极简式腹腔镜宫颈环扎术的手术适应证和禁忌证与传统妊娠前腹腔镜宫颈环扎术相同。

三、子宫摇摆器和杯状举宫器的使用

应用子宫摇摆器或杯状举宫器的顶举,使膀胱下移,宫体和宫颈连接部显示清晰,可协助定位子宫峡部穿刺点的位置,直接进行穿刺。

(一) 子宫摇摆器

使用子宫摇摆器举宫,需选择适合宫腔长度的举宫头。举宫头过短,难以调整宫体的方向,过长有可能导致子宫穿孔。一般选择小于宫腔长度 1cm 的举宫头,如遇宫颈外口松弛,能够容纳指尖者,推举子宫摇摆器时宫颈固定器会进入宫颈外口,为避免子宫穿孔,选择的举宫头应小于宫腔长度 1.5~2cm。将举宫头安装在子宫摇摆器的宫颈固定器上,保持水平位(图 9-1-1),由于阴道壁有很好的延伸性,向患者头端水平推举摇摆器时,子宫位置上移,膀胱下移,腹腔镜下可见宫颈前壁及略呈蜂腰状的宫颈峡部(图 9-1-2)。

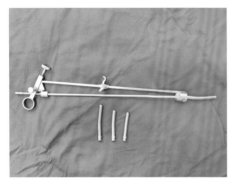

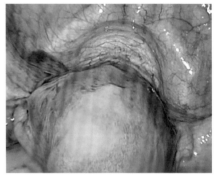

图 9-1-1　子宫摇摆器举宫,举宫头保持水平位

图 9-1-2　水平推举子宫摇摆器使子宫上移,显露宫颈前壁

安放子宫摇摆器时先将宫颈钳经窥器侧方钳夹宫颈并牵拉,将举宫器于窥器侧方置入阴道,举宫头小心探入宫颈管及宫腔。去掉窥器,将宫颈钳固定于举宫器上。子宫摇摆器可协助确定子宫前方和后方的穿刺点。

1. 后入路　逆时针方向松开子宫摇摆器末端的旋转控制阀(图 9-1-3),向后拉动控制阀,举宫头与举宫器的长杆形成角度,宫颈固定器显露于直肠子宫陷凹(图 9-1-4),后拉旋转控制阀,举宫头抬起、垂直(图 9-1-5),将子宫体调整为前倾位,腹腔镜下可见较狭窄的宫体、宫颈交界处(即子宫峡部)和适于穿刺的位点(图 9-1-6)。顺时针方向拧紧控制阀可固定子宫位置。

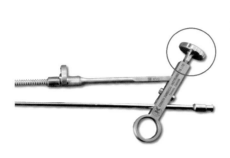

图 9-1-3　子宫摇摆器的旋转控制阀

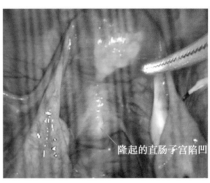

隆起的直肠子宫陷凹

图 9-1-4　宫颈固定器致直肠子宫陷凹隆起

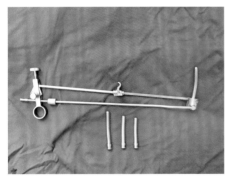

图 9-1-5　子宫摇摆器的举宫头保持垂直位

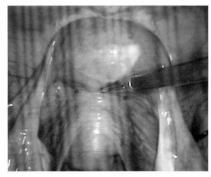

图 9-1-6　子宫摇摆器举宫,后入路穿刺点位于宫体与宫颈交接侧方浅凹陷处(红色圆圈指示处)

2. 前入路　逆时针方向松开子宫摇摆器末端的旋转控制阀,向前推控制阀,举宫头与举宫器的长杆平行,子宫体调整为水平位。松开宫颈钳,将举宫器旋转 180°,腹腔镜下即可见隆起的宫颈、子宫峡部和适于穿刺的位点(图 9-1-7)。膀胱远离不可见。顺时针方向拧紧控制阀可固定子宫位置。

(二)杯状举宫器

随着极简式手术的开展,杯状举

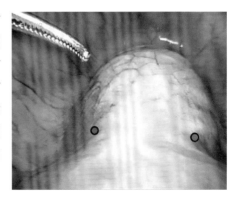

图 9-1-7　子宫摇摆器举宫,前入路穿刺点位于宫体与宫颈交接侧方(蓝色圆圈指示处)

宫器也应用于临床以顶举子宫。因为阴道壁软组织的延展性,上推举宫杯时,阴道穹窿和举宫杯上移,使举宫杯上缘接近宫颈内口水平,腹腔镜下可见举宫杯缘的隆起,其两侧杯缘上方、子宫峡部侧方即为穿刺部位(图 9-1-8)。术时需选择适合宫颈大小的举宫杯,以举宫杯恰好扣住宫颈为最佳,放置宫腔内引导杆时需注意探入宫腔长度应小于宫腔深度约 1.5cm,以免发生穿孔。

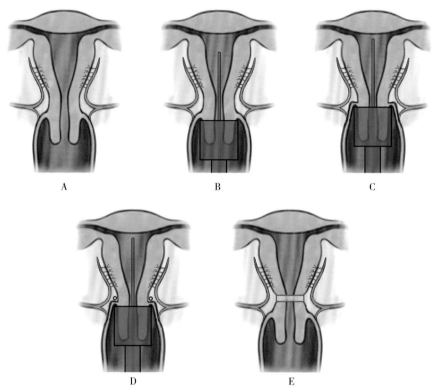

图 9-1-8　妊娠前极简式腹腔镜宫颈环扎术杯状举宫器举宫示意图

A. 子宫冠状面;B. 放置举宫杯;C. 上推举宫杯;D. 确定穿刺点;E. 完成环扎术

安放杯状举宫器时先将宫颈钳经窥器侧方钳夹宫颈并牵拉,将举宫器于窥器侧方置入阴道,引导杆小心引入宫颈管及宫腔(图 9-1-9)。去掉窥器及宫颈钳,上推举宫杯至阴道穹窿部,并保证宫颈全部进入举宫杯内(图 9-1-10)。举宫杯可定位子宫前方和后方的穿刺点。

1. 后入路　向前、向头端上推举宫器引导杆举起子宫,充分显示子宫后壁下段;举宫杯向上顶举阴道穹窿,腹腔镜下可见阴道后穹窿的环形隆起,此隆起可接近宫体、宫颈交界处(即子宫峡部)。子宫峡部侧后方,约在举宫杯侧缘上方即是后方穿刺点的位置,术者通过弯钳触及子宫峡部组织及举宫杯缘,可以很容易确定(图9-1-11)。

2. **前入路**　调整子宫为水平偏后位,举宫杯顶举阴道穹窿,腹腔镜下可见阴道前穹窿举宫杯的环形隆起。子宫峡部前侧方、举宫杯的上缘处即为前方穿刺点(图9-1-12)。

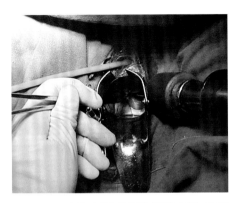

图9-1-9　牵拉宫颈,放置杯状举宫器,将引导杆小心置入宫颈管及宫腔

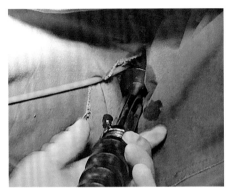

图9-1-10　杯状举宫器引导杆置入宫腔后,去掉窥器及宫颈把持钳,上推举宫杯至阴道穹窿部,并保证宫颈全部进入举宫杯内

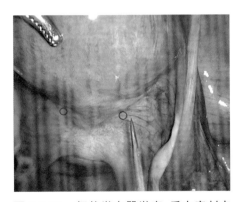

图9-1-11　杯状举宫器举宫,后方穿刺点位于宫颈体交界侧方举宫杯上缘处(红圈指示处)

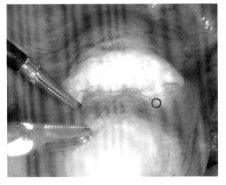

图9-1-12　杯状举宫器举宫,前方穿刺点位于宫颈体交界侧方举宫杯上缘处(弯钳和红圈指示处)

四、手术方法

手术可以由后向前穿刺(后入路穿刺方法),亦可以自前向后穿刺(前入路穿刺方法)。手术之所以能顺利完成,是在子宫摇摆器或杯状举宫器的

帮助下准确判断子宫峡部位置,明确穿刺点。比较推荐使用后入路穿刺方法,由后向前穿刺,结打在子宫峡部前方,以便于产科医师进行剖宫产时,容易找到环扎带并予以拆除。若结打在后方,虽亦可拆除,但毕竟比较麻烦,特别是盆腔粘连严重时,不易找到环扎带,造成拆除困难。术时需将与环扎带相连的两侧弯针扳成直针,以利于穿刺时掌握方向,经 5mm 套管引入盆腔。

(一) 后入路穿刺方法

1. 子宫摇摆器举宫

(1)确定宫骶韧带起始部上方约 1.5cm,子宫峡部侧方的浅凹陷为穿刺点,将环扎带直针自子宫侧后方贴近子宫峡部侧壁垂直刺入宫颈旁组织(图 9-1-13)。

(2)直针穿刺 2~3cm 后,始终用力推进,缓慢将子宫调至水平位,于子宫前方检查直针穿出部位,可见穿刺针自宫颈旁、子宫峡部水平穿出阔韧带前叶(图 9-1-14)。注意控制穿刺针穿刺深度,不应穿出过多,否则可能伤及前方的膀胱。拉出直针及环扎带。同法处理对侧(图 9-1-15、9-1-16)。

(3)剪去与宫颈环扎带相连接的直针并取出,牵拉调整环扎带,调整子宫位置,确认环扎带平整,位于子宫峡部水平,子宫前方和后方没有误扎其他组织(图 9-1-17)。取出举宫器,拉紧环扎带,打 3 个外科结(图 9-1-18、9-1-19)。修剪多余线带,保留带结外 3~4cm 长的环扎带,便于拆除时牵拉取出(图 9-1-20)。

(4)必要时术毕行宫腔镜检查,确认环扎带未穿入宫颈管。

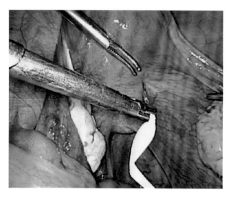

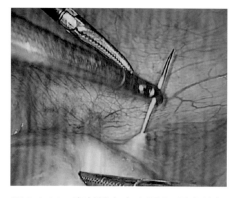

图 9-1-13　子宫摇摆器举宫,于子宫峡部右侧自后向前穿刺

图 9-1-14　穿刺针自右宫颈旁、子宫峡部水平穿出阔韧带前叶

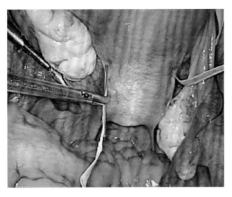

图 9-1-15　子宫摇摆器举宫,调整宫体为前位,于左侧子宫峡部紧贴宫颈侧壁,自后向前穿刺

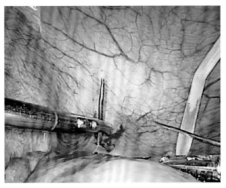

图 9-1-16　穿刺针自左宫颈旁、子宫峡部水平穿出阔韧带前叶

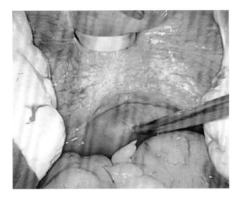

图 9-1-17　调整子宫后方环扎带平整,位于子宫峡部水平

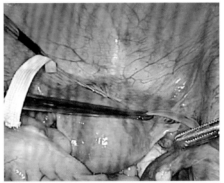

图 9-1-18　取出举宫器,拉紧环扎带

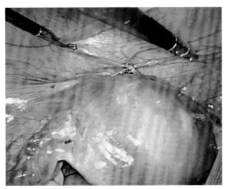

图 9-1-19　打 3 个外科结

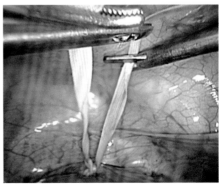

图 9-1-20　修剪多余线带

2. 杯状举宫器举宫

（1）于宫骶韧带起始部上方约1.5cm，子宫峡部侧后方，举宫杯上缘处，自后向前穿刺（图9-1-21）。

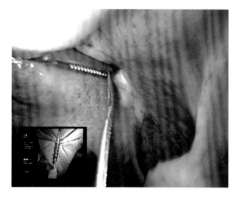

图 9-1-21　于右侧宫骶韧带起始部上方1.5cm，紧贴子宫峡部右侧壁，于举宫杯缘上方自后向前穿刺

（2）直针穿刺2~3cm后，始终用力顶举并慢慢调整子宫为水平偏后位，于子宫前方检查直针穿出部位，可见穿刺针自宫颈旁、举宫杯上缘穿出阔韧带前叶（图9-1-22）。注意控制穿刺针穿刺深度，不应穿出过多，否则可能损伤膀胱。拉出直针及环扎带。同法处理另一侧（图9-1-23、9-1-24）。

（3）剪除与宫颈环扎带相连接的直针并取出，牵拉调整环扎带，调整子宫位置，确认子宫前方和后方没有组织误扎，再将子宫调整为水平位，取出杯状举宫器，拉紧环扎带，打3个外科结，修剪多余线带（图9-1-25、9-1-26）。

（4）检查子宫前后穿刺部位有无出血，必要时用双极电凝出血点。术毕可行宫腔镜检查，检查环扎带是否穿入宫颈管（图9-1-27）。

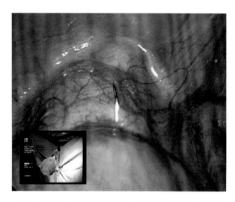

图9-1-22　调整子宫为水平偏后位，可见穿刺针自宫颈旁、举宫杯上缘穿出阔韧带前叶

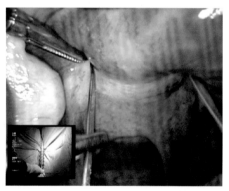

图9-1-23　调整宫体为前位，于左侧宫骶韧带上方1.5cm，子宫峡部左侧，举宫杯缘上方自后向前穿刺

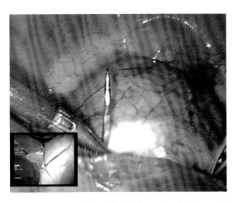

图 9-1-24 调整子宫为水平偏后位,可见穿刺针于阔韧带前叶穿出

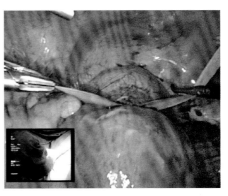

图 9-1-25 调整宫体为水平位,取出环状举宫器,拉紧环扎带后打结

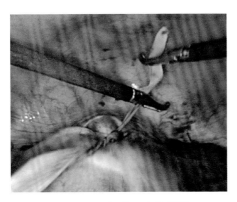

图 9-1-26 打紧 3 个外科结

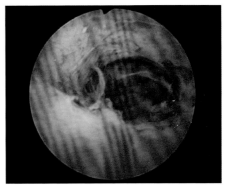

图 9-1-27 术毕行宫腔镜检查,宫颈管未见环扎带

(二)前入路穿刺方法

1. 子宫摇摆器举宫

(1)将子宫调整为水平位,穿刺时下压旋转控制阀,使宫颈略微抬起,子宫后方留有空间,以防穿刺针误伤子宫后方的肠管。

(2)确定子宫峡部两侧宫颈内口水平的穿刺部位,将环扎带直针紧贴宫颈侧壁自子宫前方垂直刺入宫颈旁间隙(图 9-1-28)。抬起子宫,在子宫后方检查直针穿出部位,直针应于宫颈旁宫骶韧带外上方穿出,拉出直针及环扎带(图 9-1-29)。同法处理另一侧(图 9-1-30、9-1-31)。

(3)剪除与宫颈环扎带相连接的直针并取出。将环扎带调整平顺置于子宫前方宫颈内口水平(图 9-1-32)。取出举宫器,将环扎带在子宫后方峡部水平拉紧,打 3 个外科结(图 9-1-33),修剪多余环扎带。

（4）检查子宫前后穿刺部位有无出血，双极电凝出血点。术毕行宫腔镜检查环扎带是否穿入宫颈管。

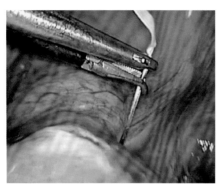

图 9-1-28　将环扎带直针紧贴子宫峡部右侧壁自前向后垂直刺入宫颈旁间隙

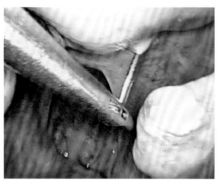

图 9-1-29　调整子宫为前位，见直针自子宫后方宫颈右旁宫骶韧带外上方穿出

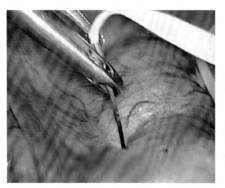

图 9-1-30　将环扎带直针紧贴子宫峡部左侧壁自前向后垂直刺入宫颈旁间隙

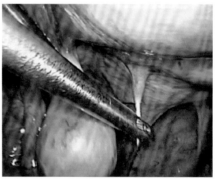

图 9-1-31　抬起子宫，见直针自子宫后方宫颈左旁宫骶韧带外上方穿出

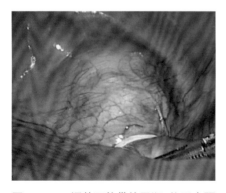

图 9-1-32　调整环扎带使平顺，位于宫颈内口水平

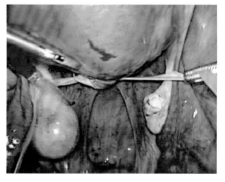

图 9-1-33　取出举宫器，拉紧环扎带，打3个外科结

2. 杯状举宫器举宫

（1）将子宫调整为水平偏后位，举宫杯顶举阴道穹窿，确定子宫峡部两侧宫颈内口水平为穿刺部位，将环扎带直针紧贴宫颈侧方于举宫杯缘上方自子宫前方垂直刺入宫颈旁间隙（图9-1-34）。小心调整子宫为前位，在子宫后方检查直针穿出部位，直针应于宫颈旁宫骶韧带外上方穿出，拉出直针及环扎带（图9-1-35）。同法处理另一侧（图9-1-36、9-1-37）。

（2）剪除与宫颈环扎带相连接的直针并取出。将环扎带调整平顺置于子宫前方宫颈内口水平（图9-1-38）。取出杯状举宫器，将环扎带在子宫后方峡部水平拉紧，打3个外科结，修剪多余环扎带（图9-1-39）。

（3）检查子宫前后穿刺部位有无出血，双极电凝出血点。术毕可行宫腔镜检查，检查环扎带是否穿入宫颈管。

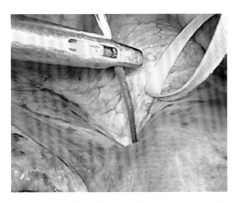

图9-1-34　将环扎带直针紧贴子宫峡部左侧壁自子宫前方垂直刺入宫颈旁间隙

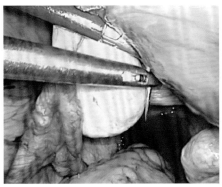

图9-1-35　抬起子宫，见直针自左侧宫骶韧带起始部外上方穿出

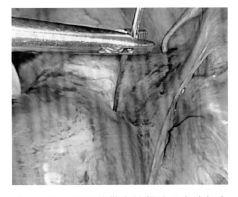

图9-1-36　将环扎带直针紧贴子宫峡部右侧壁自子宫前方垂直刺入宫颈旁间隙

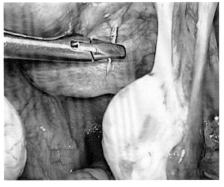

图9-1-37　抬起子宫，见直针自右侧宫骶韧带起始部外上方穿出

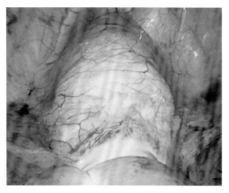

图 9-1-38 调整环扎带使平顺,位于宫颈内口水平

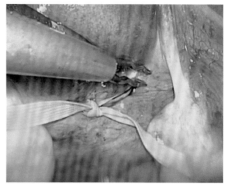

图 9-1-39 取出举宫器,拉紧环扎带,打 3 个外科结

(三)注意事项

1. 需掌握举宫器的使用方法

(1)子宫摇摆器举宫:选择适合宫腔长度的举宫头。注意宫颈外口是否松弛,一般选择小于宫腔长度 1~2cm 的举宫头。

(2)杯状举宫器:选择适合宫颈大小的举宫杯;宫腔内导杆长度应小于宫腔深度约 1.5cm,以免发生穿孔。

2. 术时控制直针穿刺方向很重要,应沿子宫峡部侧壁垂直穿刺,检查直针穿出部位,如果穿出部位不正确,需退出直针,调整穿刺方向,重新穿刺。

3. 正确的穿刺部位位于宫颈内口水平侧方子宫血管内侧,此处为游离腔隙。当穿刺部位和方向正确时无阻力、无出血。穿刺时尽量靠近宫颈侧壁,有时可缝扎少量宫颈外层间质组织,但应注意不能缝扎宫颈过深累及宫颈管。必要时行宫腔镜检查,观察宫颈管内是否有环扎带。

4. 放置环扎带打结前需调整子宫位置,仔细检查子宫前方和后方是否有肠管、网膜或输卵管误扎入环扎带内(图 9-1-40、9-1-41),或环扎带套扎在宫体部(图 9-1-42)。确认无组织误扎后,再行打结。

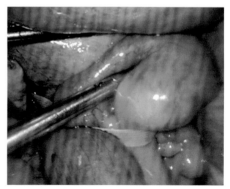

图 9-1-40 环扎带套扎部分肠管

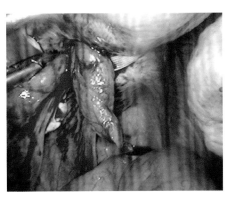
图 9-1-41　左侧输卵管套入环扎带内

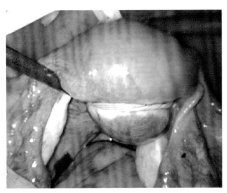
图 9-1-42　环扎带套扎在子宫体

五、术后处理

1. 术后 24 小时内使用抗生素预防感染,术后 5~7 天行阴道超声检查,确定环扎带是否位于子宫峡部。术后 2 个月试孕,每 3~6 个月定期门诊或者电话随访,记录术后妊娠情况及妊娠结局。

2. 环扎术后妊娠者,若孕早期流产不可避免,可实施宫颈扩张及清宫术。出现晚期流产征象,或者胎膜早破、规律宫缩、宫腔感染、胎儿异常等需终止妊娠时,可以选择腹腔镜下拆除环扎带,然后经阴道分娩。有临产先兆症状者需紧急剖宫产。无症状于孕 37 周住院,择期行剖宫产。对无再生育要求者可术中拆除环扎带,有再生育要求者可保留环扎带。

六、并发症

首都医科大学附属复兴医院宫腔镜中心赵玉婷等(夏恩兰团队)在 2016 年发表的论文报道,153 例极简式腹腔镜宫颈环扎术均手术顺利,术中举宫造成子宫穿孔 1 例(0.7%),无膀胱、输尿管损伤,无大量出血,无输血,无中转开腹,无术后发热(体温 >38℃),无伤口感染,无尿路感染等并发症发生。认为极简式腹腔镜环扎术可减少子宫血管损伤的机会,且不增加膀胱或输尿管损伤的风险。

1. **术中出血**　在进行传统腹腔镜下宫颈环扎时,分离宫旁组织可能造成明显出血。而在极简式腹腔镜环扎术,由于术中不打开膀胱反折腹膜,不分离宫旁血管,术中出血的概率降低。此外,子宫顶举器的应用可以有效地推开膀胱和宫旁组织,紧贴宫颈边缘进行穿刺,减少子宫血管损伤的机会。2016年,赵玉婷等报道 153 例极简式腹腔镜宫颈环扎术,术中出血量 5~80ml,平均

$(9.7 \pm 8.3)\,\text{ml}$。

2. 脏器损伤 在赵玉婷等的报道中,153 例患者无 1 例出现膀胱或输尿管损伤。因此认为极简式并不增加膀胱和输尿管损伤的风险。

七、争议与评价

(一)手术效果

首都医科大学附属复兴医院宫腔镜中心赵玉婷等在 2016 年的研究观察了患者的术后妊娠情况。结果发现,153 例极简式腹腔镜术后妊娠 117 例,其中 108 例患者自然妊娠,9 例患者通过体外受精胚胎移植(IVF-ET)妊娠,8 例患者术后妊娠 2 次,共妊娠 125 次。20 例发生孕早期流产(自然流产 7 例,胚胎停育行清宫术 13 例)。截至论文撰写之时,排除孕早期流产者,已知妊娠结局者 83 例,其中 2 例孕中期流产;1 例于孕 18 周发生未足月胎膜早破难免流产,腹腔镜下拆除环扎带后引产;另外 1 例患者于孕 24 周未足月胎膜早破伴不可抑制宫缩行急诊剖宫产,胎儿未存活。1 例孕晚期胎死宫内,于孕 34 周产检发现无胎心,确诊胎死宫内后行剖宫产术。余 80 例患者均于妊娠晚期行剖宫产获得活婴。3 例患者在 28~34 周分娩:1 例因胎盘早剥于 28 周剖宫产,胎儿存活,无神经系统后遗症;1 例因胎心电子监护异常于孕 31 周剖宫产;另外 1 例因双胎早产临产于 33 周剖宫产。胎儿平均分娩孕周为 (37.2 ± 2.2) 周,较术前妊娠时间 (20.0 ± 3.5) 周延长 17 周。胎儿围产期生存率为 96.4% (80/83)。

(二)特点及优势

1. 由于极简式腹腔镜宫颈环扎术不打开膀胱反折腹膜,不分离宫旁血管,术中出血的机会减少。此外,子宫顶举器的应用可以有效地推开膀胱和宫旁组织,紧贴宫颈边缘进行穿刺,减少子宫血管损伤的机会。且报道的 153 例手术无 1 例膀胱或输尿管的损伤,因此认为极简式并不增加膀胱和输尿管损伤的风险。

2. 极简式腹腔镜宫颈环扎术利用举宫器顶举子宫,使宫体和宫颈连接部即子宫峡部解剖清晰显示,准确定位宫颈峡部穿刺点的位置,直接进行穿刺,避免了打开膀胱反折腹膜及分离宫旁组织,手术步骤简化,医师容易掌握,利于推广应用。妊娠前极简式腹腔镜宫颈环扎术简单、安全、有效,可成为腹腔镜宫颈环扎术的首选方法。

第 2 节　妊娠早期极简式腹腔镜宫颈环扎术

一、概述

自腹腔镜应用于宫颈环扎术以来,腹腔镜逐渐成为替代开腹甚至阴式宫颈环扎术的安全、有效方法。尤其是极简式腹腔镜宫颈环扎术的应用,省略了传统手术下推膀胱、游离子宫血管等难度较大的手术步骤,提高了手术安全性,缩短了学习曲线,具有更广阔的前景。但是对于某些患者,如不孕症者、行辅助生殖技术(assisted reproductive technology,ART)助孕的患者、未能及时于妊娠前手术的已妊娠患者,妊娠期宫颈环扎术成为其最佳选择。而极简式腹腔镜宫颈环扎术在妊娠早期的应用,使这类患者在妊娠早期接受简单、安全、微创的治疗成为可能。

因为是在妊娠期手术,腹腔镜环扎经典术式操作起来比较困难,因宫内妊娠,手术不举宫或举宫不充分(卵圆钳钳夹纱布卷放置于阴道穹窿),子宫下段及宫旁组织难以暴露,解剖标志不够清晰;增大变软的子宫使分离下推膀胱和游离子宫血管难度增加。自 2013 年,首都医科大学附属复兴医院宫腔镜中心夏恩兰团队将极简式术式扩展应用至妊娠早期患者。手术采用杯状举宫器顶举阴道穹窿,协助确定穿刺部位。妊娠早期组织变软,阴道壁的延展性较非孕期更强,上推举宫杯时,阴道穹窿和举宫杯上移,使举宫杯上缘更易接近宫颈内口水平,便于腹腔镜下识别子宫峡部(图9-2-1),而子宫峡部侧方、举宫杯缘上方即是穿刺点的位置。此方法不打开膀胱反折腹膜,不用下推膀胱,不需分离子宫血管,简化了手术步骤,提高了手术安全性,获得了很高的手术成功率和手术效果,值得临床推广应用。

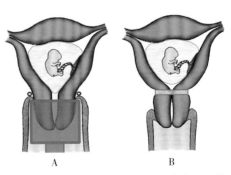

图 9-2-1　妊娠早期极简式腹腔镜宫颈环扎术示意图

A. 举宫杯上推阴道穹窿,确定穿刺点;
B. 完成环扎术

二、手术适应证和手术时机的选择

妊娠期极简式腹腔镜宫颈环扎术的手术适应证和禁忌证与妊娠期传统腹

腔镜宫颈环扎术大致相同。而极简式术式通常选择在妊娠 8~10 周进行,因为妊娠 10 周以上的子宫增大、质软、右倾,宫旁血运丰富,腹腔镜穿刺点暴露困难,手术难度增大,风险增高。

三、术前准备

手术通常选择在妊娠 8~10 周进行,术前进行超声检查提示有胎心,患者无先兆流产迹象。手术需与患者及家属充分沟通后进行,需告知如果妊娠期排畸检查发现胎儿畸形,需拆除环扎带后进行引产。此外,由于多胎妊娠者早产及中期流产的风险高,宫颈功能不全的患者接受辅助生殖技术时,建议尽量单胚胎移植,对于多胎妊娠患者建议减胎治疗。

四、杯状举宫器的应用

应用去除引导杆的杯状举宫器顶举阴道穹窿,使膀胱下移,宫体和宫颈连接部显示清晰。腹腔镜下可见隆起的举宫杯缘,可协助定位子宫峡部穿刺点的位置,避免了打开膀胱反折腹膜及分离宫旁组织的操作,是妊娠早期极简式腹腔镜宫颈环扎术比较重要的手术步骤。

杯状举宫器可协助确定子宫前方和后方的穿刺点,术时需选择适合宫颈大小的举宫杯,以举宫杯恰好扣住宫颈为最佳。需先去除引导杆,然后将举宫杯轻柔地放置于阴道穹窿处,并保证宫颈全部进入举宫杯内。

1. **后入路穿刺点**　举宫杯轻柔向上顶举阴道穹窿,腹腔镜下可见阴道后穹窿的环形隆起,此隆起可接近宫体、宫颈交界处(即子宫峡部)。子宫峡部侧后方、举宫杯侧缘上方即为穿刺点,此部位大约在宫骶韧带起始部上方1.5~2.0cm,向外侧 2~3mm 处。术者通过弯钳触及宫壁侧缘和举宫杯上缘,可很容易找到(图 9-2-2)。

2. **前入路穿刺点**　举宫杯小心水平顶举阴道穹窿,调整子宫为水平位,腹腔镜下可见阴道前穹窿的环形隆起,子宫峡部前侧方、举宫杯上缘即为前方穿刺点(图 9-2-3)。

五、手术方法

因为子宫增大变软,为便于手术操作,以及产科医师剖宫产时容易找到并拆除环扎带,极简式一般选择使用后入路穿刺方法,带结打在子宫峡部前方。在某些特定情况也可选择前入路穿刺方法。术时需将环扎带两端携带的弯针扳直以控制穿刺方向,自 5mm 套管放入腹腔。

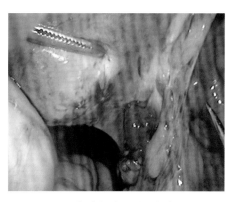

图 9-2-2 子宫峡部右后方,举宫杯侧缘上方为右侧后入路穿刺点

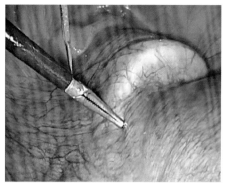

图 9-2-3 子宫峡部左前方,举宫杯侧缘上方为左侧前入路穿刺点

(一)后入路穿刺法

1. 根据宫颈大小选择直径不同的举宫杯,经阴道放置杯状举宫器,包绕宫颈,将举宫杯轻柔缓慢地向患者头端顶举阴道穹窿,助手以无损伤钳尽量抬起子宫,显露子宫及宫颈后壁,至能够明显识别举宫杯缘,于子宫下段显露隆起的穹窿与子宫间的浅凹陷,即子宫峡部,确定穿刺点。

2. 紧贴子宫峡部左侧壁,于举宫杯侧缘上方自后向前垂直穿刺(图 9-2-4),直针穿刺 2~3cm 后,小心调整子宫为水平位,检查针尖自子宫峡部水平举宫杯侧缘上方浅凹陷处穿出(图 9-2-5)。拔出直针及环扎带,剪除直针自辅助套管取出。同法处理右侧(图 9-2-6、9-2-7)。

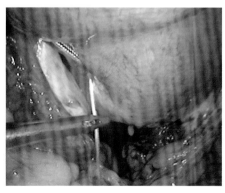

图 9-2-4 妊娠早期(9 周),于子宫峡部左后方、举宫杯侧缘上方穿刺进针

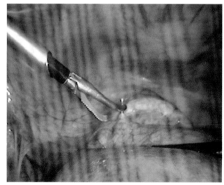

图 9-2-5 直针至子宫峡部左前方举宫杯上缘浅凹陷处穿出

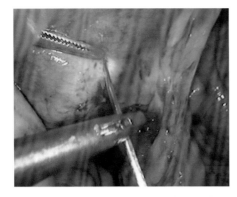

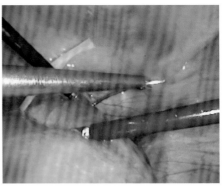

图 9-2-6　子宫峡部右后方,举宫杯上缘自　图 9-2-7　于子宫峡部右前方拔出直针及
后向前垂直穿刺　　　　　　　　　　　　　线带

3. 将环扎带调整平顺,在子宫前方宫颈内口水平拉紧,打结前再次将子宫调整为前位,仔细检查子宫后方,确认没有肠管等组织误扎入环扎带内,再将子宫调整为水平位,取出杯状举宫器,打 3 个外科结(图 9-2-8)。用剪刀修剪多余环扎带,术毕(图 9-2-9、9-2-10)。

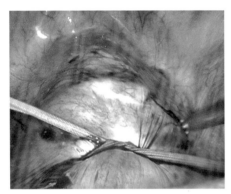

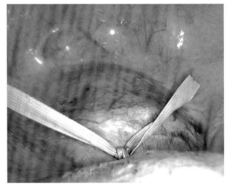

图 9-2-8　于子宫峡部前方打结　　　　　图 9-2-9　于子宫前方打结完成

(二) 前入路穿刺法

当妊娠超过 10 周时,子宫增大,变软,明显右倾,占据盆腔,应用后入路穿刺方法时,右侧穿刺点暴露困难,建议先行右侧穿刺,穿刺时选择前入路方法,右侧穿刺后,左侧仍然选择后入路方法,这样带结仍然打在子宫前方,有利于腹腔镜下打结操作和剖宫产时取出环扎带。

1. 将举宫杯轻柔缓慢向患者头端顶举阴道穹窿,至能够明显识别杯缘,于子宫下段前方显露隆起的穹窿与子宫间的浅凹陷,即子宫峡部。

2. 确定右侧穿刺点,将环扎带直针紧贴子宫峡部右侧壁,自子宫前方垂直刺入宫颈旁间隙(图 9-2-11),如穿刺间隙正确,穿刺时应无阻力,然后以无损伤钳小心拨动子宫体,在子宫后方检查直针穿出部位,如果位置不合适,需调整穿刺方向,重新穿刺,注意出针不要过长,避免穿刺损伤肠管,如位置合适,则拉出直针及环扎带(图 9-2-12)。

3. 随后将举宫杯向前上方顶举子宫,助手以无损伤钳尽量抬起子宫,暴露举宫杯缘与子宫峡部,确定穿刺点,行后入路穿刺法。将由右侧拉出的直针于左后举宫杯缘上方,紧贴子宫峡部左侧壁自后向前穿刺(后入路穿刺法)(图 9-2-13)。举宫杯顶举并缓慢调整为水平位向患者头端顶举,于阔韧带前方检查直针穿出部位,直针应于子宫峡部左前方、举宫杯缘上方穿出(图 9-2-14),拉出直针及环扎带,剪断并取出直针(图 9-2-15)。

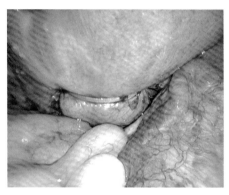

图 9-2-10 子宫后方,环扎带位于宫颈内口水平

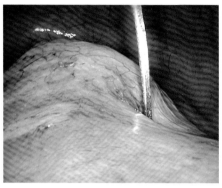

图 9-2-11 妊娠 12 周,右侧由前入路穿刺,举宫杯顶举阴道穹窿,穿刺点位于子宫峡部右侧,举宫杯侧缘上方

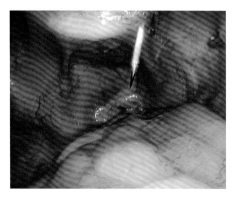

图 9-2-12 调整子宫为前位,检查穿刺针出针位置,直针在子宫峡部右后方穿出

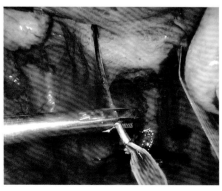

图 9-2-13 左侧由后入路穿刺,于子宫峡部左侧,举宫杯缘上方自后向前穿刺

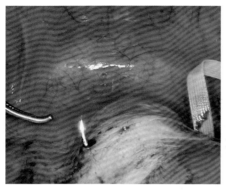
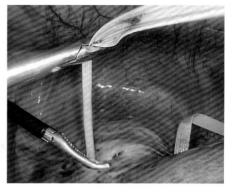

图 9-2-14　子宫调整为水平位，穿刺针由子宫峡部左前方穿出

图 9-2-15　调整拉紧环扎带

4. 调整牵拉环扎带，于子宫前方峡部水平拉紧并打结，剪除多余环扎带（图 9-2-16、9-2-17），检查无出血，术毕（图 9-2-18、9-2-19）。

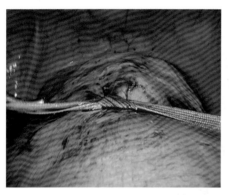
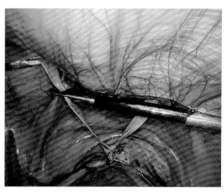

图 9-2-16　在子宫前方宫颈内口水平打结

图 9-2-17　打结完成后，剪除多余环扎带

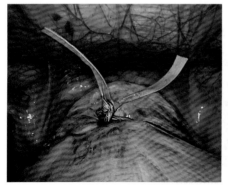
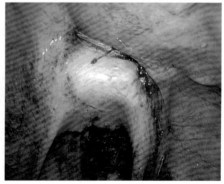

图 9-2-18　子宫前面观，环扎带位于宫颈内口水平

图 9-2-19　子宫后面观，环扎带位于宫颈内口水平

5. 如果左侧后入路穿刺法穿刺点暴露困难,则按照本节前面所述右侧前入路穿刺法,左侧也自前向后进行穿刺,调整环扎带在子宫后方峡部水平拉紧打结,环扎带位于宫颈内口水平(图9-2-20)。

（三）注意事项

1. 麻醉和腹壁穿刺口的选择　应选择全身麻醉,取改良膀胱截石位,头低臀高,常规放置 Foley 导尿管。气腹压力 12~15mmHg(1mmHg=0.133kPa)。

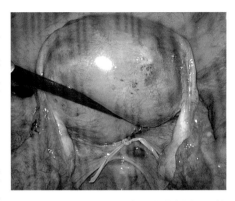

图 9-2-20　妊娠 8 周,前入路穿刺法,环扎带在子宫后方宫颈内口水平打结

取 4 孔法进行腹腔镜操作,取脐孔为第一穿刺口,第 1、2 辅助套管分别位于两下腹侧方,髂前上棘与腹中线连线间的外 1/3 处,第 3 辅助套管位于左侧辅助套管上方 5cm 处。

2. 手术中最大的困难在于暴露穿刺点,尤其是后入路时暴露子宫后壁下段穿刺点。由于妊娠期宫腔内不能放置杯状举宫器的引导杆,子宫位置不能很好地控制,且妊娠子宫增大,质软,血运丰富,术时需使用无损伤钳小心拨动子宫。操作必须非常轻柔,以免损伤子宫肌壁。

3. 正确使用杯状举宫器有助于手术顺利完成。选择恰好扣住宫颈的举宫杯,去掉引导杆,将举宫杯置于阴道穹窿,用力向上托起宫颈,可帮助暴露宫体与宫颈连接处(子宫峡部);举宫杯的顶举使子宫下段延展,膀胱下移,膀胱和输尿管相对远离穿刺点,因此在确定的穿刺点穿刺安全性高、方法简单、效果可靠。

六、术后处理

1. 术终二维超声检查确认胎儿存活。术后留置尿管 24 小时,每天肌内注射黄体酮 40~80mg 至妊娠 12 周,降低子宫敏感性。使用抗生素 2~3 天预防感染。第 2 天行盆腔超声扫描,观察胎儿情况,宫颈内口水平可见环状强回声(图 9-2-21)。观察 2 天无异常可出院。

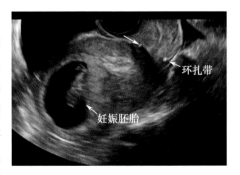

环扎带

妊娠胚胎

图 9-2-21　妊娠 8 周,腹腔镜宫颈环扎术后超声扫查,观察宫内妊娠情况和环扎带位置

2. 术后随访　①如超声发现胎心消失、确诊胎儿停止发育，以 6~7 号吸管负压吸引清宫 2 次。②妊娠中、晚期的观察和处理详见第十一章第 2 节。

七、并发症

2016 年由首都医科大学附属复兴医院宫腔镜中心马宁等报道的妊娠早期极简式腹腔镜宫颈环扎术，对 2013 年 7 月 ~2016 年 1 月因宫颈功能不全伴有孕中期流产史的孕早期患者 20 例，使用杯状举宫器，施行极简式环扎术，结果平均手术时间（59.2 ± 21.7）分钟（24~110 分钟），平均出血量 10ml（5~100ml）。术中未发生严重的出血（>400ml），1 例出血 100ml，"8"字缝合出血点后止血。1 例因暴露困难中转开腹手术。未出现膀胱、输尿管、肠管损伤，术后无伤口血肿和发热，术后病率为 0。

在这项回顾性研究中，前 5 例患者手术用时较长，术中出血达 100ml 和中转开腹的病例都发生在前 5 例中，而后 15 例患者手术顺利，手术用时与前 5 例比较差异有统计学意义，说明该手术方法简单，能够快速掌握。

八、争议与评价

（一）妊娠结局

在首都医科大学附属复兴医院宫腔镜中心的研究报告中，20 例在妊娠 7~10 周行极简式腹腔镜宫颈环扎术的患者共妊娠 22 例（2 例双胎），2 例患者术后 2 周内超声提示胎心搏动消失，确认胎儿停止发育，原因不明，其中 1 例为试管移植后双胎妊娠，予清宫术。余 18 例患者妊娠经过平稳，皆行剖宫产终止妊娠，平均分娩时间（37.5 ± 1.3）周（35~39 周），平均新生儿体质量（3 348.8 ± 407.4）g。其中 3 例因胎膜早破早产（1 例双胎孕 35 周、2 例单胎孕 36 周），15 例足月产。>12 周妊娠的围产期存活率 100%（19/19），高于文献报道（表 9-2-1）。

表 9-2-1　孕期腹腔镜环扎手术研究概况

作者，年份	病例数	年龄/岁	环扎孕周/周	举宫方式	手术时间/min	并发症	流产例（率）	活产例（率）
Cho 等，2003	20	31.1（27~39）	12.1（11~14）	卵圆钳夹纱球	55	0	1（5%）	19（95%）
Whittle 等，2009	31	32.6 ± 4.6	<16	卵圆钳夹海绵	—	6 例中转开腹	2（6.5%）	—

作者，年份	病例数	年龄/岁	环扎孕周/周	举宫方式	手术时间/min	并发症	流产例（率）	活产例（率）
Chen 等，2015	43	29.07±3.76	<14	不举宫	—	—	1（2.3%）	25（58%）（其中17例妊娠中）
Shin 等，2015	80	31.35±3.81	12.1（11~15）	不举宫	52	0	8（10%）	72（90%）
本研究	20	29.9±5.5	8.3±0.9	杯状举宫器	59	1例中转开腹	2（10%）	19（100%）

（二）妊娠早期极简式的优势

妊娠期子宫增大，盆腔血运丰富，血管增多、血管面积增加，增加了大出血的危险，延长了手术时间、增加了术后病率。妊娠早期极简式术式尽力克服以上困难，其优势在于：①杯状举宫器的应用使得子宫下段解剖暴露清晰，穿刺点标志清楚；②简化了手术步骤、缩短了手术时间，免除了解剖分离子宫膀胱反折腹膜、下推膀胱的手术步骤，减少了创面出血和脏器（输尿管、膀胱）损伤的风险；③操作简单，便于教学，易于掌握；④杯状举宫器套住宫颈而不挤压宫颈，减少了流产风险；⑤极简式不切开子宫膀胱反折腹膜，环扎带没有被包埋，后期易于寻找并拆除。

（三）妊娠早期极简式的安全性

因妊娠增大的子宫充盈盆腔，导致子宫下段暴露困难，孕期腹腔镜环扎手术时引导杆或举宫头不能进入宫腔，增大的子宫可能妨碍视线，手术视野受二维影像的限制，手术操作的灵巧性受限，增加了手术难度，发生血管损伤的概率增加。极简式可以避开宫旁血管区，贴近宫颈穿刺，一般出血量很少，首都医科大学附属复兴医院宫腔镜中心马宁等报道20例手术仅1例术中出血100ml，及时予以1号可吸收线"8"字缝合止血。缝合止血可能将子宫动脉结扎，但Shin等的一项研究表明，即使误结扎了子宫动脉，也未影响宫内胎儿的生长发育。

传统的妊娠期腹腔镜环扎术有较高的中转开腹率，Whittle等报道妊娠期宫颈环扎手术中转开腹率为19.4%（6/31），首都医科大学附属复兴医院宫腔镜中心马宁等报道妊娠期极简式腹腔镜环扎的中转开腹率为5%（1/20），低于传统术式。目前妊娠期极简式术式手术时机选择妊娠 8~10 周,早于传统术式妊娠 10~16 周。子宫小,手术时容易暴露;使用杯状举宫器上推子宫,宫旁暴露更为清晰。且报道的中转开腹病例发生于此术式开展的第 2 例,子宫妊娠 10 周大小,增大的子宫和新术式操作不够娴熟,可能为中转开腹的原因。

杯状举宫器上推子宫,使子宫下段延展,膀胱下移,子宫下段反折腹膜与膀胱顶之间有 1.0~2.0cm 的距离可以摆放环扎带,不会损伤膀胱。于宫颈两侧子宫峡部水平,紧贴宫颈穿刺可以避免伤及输尿管。

极简式术所用穿刺针长 5cm,采用后入路穿刺法,穿刺路径相对安全,子宫前方的空间较大,拔针空间大,不易造成副损伤,即使扎入膀胱,其是无菌器官,较为安全。若自前向后方穿刺,可能扎到骶前静脉丛导致出血,形成腹膜后血肿,或伤及结肠、直肠。

极简式腹腔镜宫颈环扎手术不切开子宫膀胱反折腹膜,环扎带没有被包埋,后期易于寻找并拆除。带结打在子宫前壁比较容易取出,但是带结有侵蚀膀胱的危险。首都医科大学附属复兴医院宫腔镜中心马宁等报道的 20 例妊娠早期极简式手术产后有 8 例患者保留了环扎带。考虑到侵蚀和移位的问题,不建议长期保留,如果保留,在下次妊娠前需重新评估环扎带的位置及是否起作用。

妊娠期手术操作刺激子宫和麻醉的毒性作用有可能导致术中或术后近期流产,故腹腔镜下手术操作应非常轻柔,且尽量选择毒性小的麻醉药物。在首都医科大学附属复兴医院宫腔镜中心马宁等的报道中,20 例妊娠早期极简式手术,术后 2 周内有 2 例发生胚胎停育,其中 1 例为胚胎移植后双胎妊娠,本身妊娠风险就高。2 例患者均行清宫术治疗。极简式腹腔镜宫颈环扎术一般选择较早的孕周(<10 周),胚胎停育后更容易清宫,但缺点是不能术前确定胚胎发育是否异常,易发生流产。文献报道很多情况是在孕 14 周唐氏筛查除外胎儿畸形时发现异常。对于孕周较大者,胎儿出现问题需要二次手术,拆除环扎带后引产。

(四) 宫颈环扎术的展望

对于宫颈功能不全患者,目前尚缺乏前瞻性随机对照研究证实何种手术方式更好,宫颈条件好的患者可以先选择孕期经阴道手术,而对于宫颈过短或经阴道环扎手术失败的病例应选择经腹手术。经腹手术以腹腔镜为首选,孕前预防性环扎可能更为安全,而孕期腹腔镜环扎手术可避免孕前环扎后不孕;避免孕前宫颈环扎缝线在腹腔内存留时间延长,导致以后拆除缝线困难。但是孕期手术技术要求高、风险大,需严格掌握手术指征。

　　在妊娠早期利用杯状举宫器进行腹腔镜下宫颈环扎的极简式手术,解决了子宫下段暴露困难的问题,减少了手术步骤、减轻了分离血管的损伤,方法微创、有效、易于掌握,妊娠结局良好,是先天或手术造成宫颈过短、宫颈裂伤没有条件进行经阴道环扎的患者可选择的方法,考虑到孕期宫颈环扎的高风险性,推荐有经验的医师和团队完成此类手术。

参 考 文 献

1. 黄晓武, 夏恩兰. 宫颈组织结构与宫颈机能. 国际妇产科学杂志, 2016, 43 (6): 657-660.

2. 李天照, 肖豫. 宫颈环扎术的过去、现状和将来. 国际妇产科学杂志, 2016, 43 (6): 605-608, 622.

3. 马宁, 夏恩兰, 黄晓武, 等. 孕早期使用杯状举宫器行腹腔镜下宫颈环扎手术 20 例分析. 国际妇产科学杂志, 2016, 43 (6): 638-642.

4. 夏恩兰, 刘玉环, 黄晓武, 等. 非妊娠期环扎带宫颈环扎术 2 例报告及文献复习. 国际妇产科学杂志, 2011, 38 (3): 250-252.

5. 夏恩兰, 刘玉环, 黄晓武, 等. 孕前腹腔镜子宫峡部环扎术七例临床分析. 中华妇产科杂志, 2011, 46 (12): 952-954.

6. 夏恩兰, 刘玉环, 黄晓武, 等. 孕前环扎带腹腔镜宫颈环扎术. 中华临床医师杂志 (电子版), 2011, 5 (12): 3635-3637.

7. 夏恩兰, 马宁, 黄晓武, 等. 妊娠期腹腔镜子宫峡部环扎术治疗子宫颈机能不全并成功分娩六例临床分析. 中华妇产科杂志, 2014, 49 (11): 864-867.

8. 夏恩兰. 宫颈环扎术并发症. 国际妇产科学杂志, 2016, 43 (6): 618-622.

9. 夏恩兰. 孕前腹腔镜子宫颈峡部环扎术. 中华腔镜外科杂志 (电子版), 2012, 5 (2): 86-89.

10. 夏恩兰. 重视宫颈机能不全的防治. 中国实用妇科与产科杂志, 2014, 30 (2): 81-84.

11. 赵玉婷, 黄晓武, 夏恩兰, 等. 孕前"极简式"腹腔镜下宫颈环扎术的临床应用. 国际妇产科学杂志, 2016, 43 (6): 634-637.

12. Huang X, Ma N, Li TC, et al. Simplified laparoscopic cervical cerclage after failure of vaginal suture: technique and results of a consecutive series of 100 cases. Eur J Obstet Gynecol Reprod Biol, 2016, 201: 146-150.

13. Xia E, Huang X. Laparoscopic Cerclage for Prevention of Recurrent Pregnancy Loss Due to Cervical Incompetence. J Minim Invasive Gynecol, 2015, 22 (6S): S201.

第十章

妊娠前腹腔镜宫颈环扎术后妊娠

第1节 自 然 妊 娠

随着腹腔镜宫颈环扎手术技术的提高,妊娠前手术的应用日益广泛,环扎术后妊娠及孕期管理成为医师需要重视的问题。多数患者施行环扎术的手术指征为宫颈功能不全、既往反复流产病史,其自然妊娠的能力正常。故宫颈环扎术后多数患者可以自然妊娠。但是也有少部分患者术前即有不孕症,术后需行辅助生殖技术获得妊娠。

一、妊娠前腹腔镜宫颈环扎术的优势

宫颈环扎术在施术时间上分为2个阶段,即妊娠前环扎和妊娠期环扎。多数宫颈环扎术是在妊娠后,因宫颈功能不全的病史和妊娠中期宫颈扩张、缩短等异常而施行手术。但事实上,妊娠前宫颈环扎术比妊娠期宫颈环扎术更具优势。而且,随着腹腔镜手术技术的进步,对于宫颈功能不全的患者采取提前积极干预的治疗方案,于下次妊娠前施行腹腔镜宫颈环扎术,受到许多临床医师和患者的青睐,势必获得广泛应用。

1. 妊娠前宫颈环扎手术不必顾忌胎儿。此时患者尚未妊娠,没有手术刺激诱发流产的危险,也没有手术和麻醉用药危及胎儿的风险。

2. 非孕期子宫体积小,盆腔血管少,解剖结构清晰,便于暴露手术部位,操作较容易,出血等并发症发生风险较低。

3. 腹腔镜下环扎带放置宫颈内口水平,既可减少滑脱的风险,又可保障对妊娠子宫的支撑作用,效果可靠。

4. 阴道内无伤口、无异物,减少了妊娠中期生殖道感染的机会,提高了妊娠成功率和活产率。

5. 腹腔镜手术对患者创伤小,痛苦少,恢复快,术后可尽快妊娠。尤其极简术式手术时间短、步骤简单,并发症发生率低,安全可靠。

6. 妊娠前腹腔镜宫颈环扎术对术后自然妊娠或人工辅助妊娠没有明显的不利影响。

因此,对于经阴道环扎手术困难、不能进行或反复多次流产的患者,尤其是高龄女性、珍贵胎儿或因不孕症需要辅助生殖技术治疗者,可考虑施行妊娠前腹腔镜宫颈环扎术,以提高患者获得健康新生儿的概率,避免因反复妊娠失败而导致不孕。

二、自然妊娠

(一) 妊娠前宫颈环扎对术后自然妊娠的影响

一些学者研究了妊娠前宫颈环扎术对术后自然妊娠的影响,认为腹腔镜环扎术对后续妊娠没有显著影响。其理论依据为:

1. 腹腔镜为微创手术,术后盆腔粘连少,尤其极简式手术不打开盆腔腹膜,不分离宫旁组织,对子宫、输卵管和卵巢的影响小;环扎术中还可检查输卵管通畅度,明确不孕原因;环扎带环扎于子宫峡部,未累及卵巢血管,不影响卵巢功能,故不影响自然妊娠。

2. 环扎带为异物,但是环扎带结扎宫颈外围,不累及宫颈管和子宫腔,尤其在环扎手术结束时可行宫腔镜检查,明确环扎带未累及宫颈黏膜和子宫内膜,故不影响精子运输、孕卵着床和胚胎发育。

3. 宫颈环扎术结扎宫颈内口,但宫颈管未完全封闭,一般可通过6~8号扩张棒,不影响经血流出、精子的通过和胚胎移植。

4. 腹腔镜术后第2个月即可试孕,可保证患者尽早妊娠。

(二) 妊娠前宫颈环扎术后自然妊娠结局

对于妊娠前腹腔镜宫颈环扎术后患者的自然妊娠情况,目前尚无大样本研究的报道。多数文献报道的是已行手术并完整观察术后妊娠经过及结局的病例。现据可检索的文献报道,宫颈环扎术后自然妊娠率为43%~91%,此数据差异较大,比率较低者可能与术后随访时间有限,术前多次流产或宫腔操作导致感染、粘连,患者其他的不孕因素等有关。首都医科大学附属复兴医院宫腔镜中心在2016年黄晓武等报道的孕前"极简式"腹腔镜宫颈环扎术100例中,术后随访(19.7±10.1)个月,共有82例、共85次妊娠,其中78例患者自然妊娠,术后自然妊娠率为78%。检索国内外文献,妊娠前腹腔镜宫颈环扎术后自然妊娠及妊娠结局见表10-1-1,从表中可见,环扎术后妊娠并超过12周者胎儿存活率为85%~100%。

表 10-1-1　妊娠前腹腔镜宫颈环扎术后自然妊娠及结局

作者,年份	手术例数	妊娠例数	自然妊娠率	妊娠次数/胎儿数目	胎儿存活率(妊娠>12 周)
Gallot 等,2003	3	2[a]	67%(2/3)	2/2	100%
Mingione 等,2003	11	10[b]	—	12/12	100%
Kjollesdal 等,2005	1	1	—	1/1	100%
Agdi 等,2008	1	1	—	1/1	0
Liddell 等,2008	11	10	90.9%(10/11)	10/10	100%
Nicolet 等,2009	14	6	42.9%(6/14)	6/6	100%
Whittle 等,2009	34	26	76.5%(26/34)	26/26	100%
Burger 等,2012	66	36	69.2%(36/52)	36/36	90%(27/30)
Riiskjaer 等,2012	52	38	73.1%(38/52)	45/45	95.2%(40/42[c])
EI-Nashar 等,2013	1	1	—	1/1	100%
Ades 等,2014	61	34	55.7%(34/61)	35/38	89.7%(26/29)
Luo 等,2014	19	15	78.9%(15/19)	15/15	90%(9/10)
Ades 等,2015	51	51	—	54/56	98.2%(55/56)
Bolla 等,2015	12	7/8	87.5%(7/8)	7/7	100%
Chen 等,2015	58	50	86.2%(50/58)	50/50	97%(32/33)
Shaltout 等,2017	15	15	—	15/15	85.7%(12/14)
Ades 等,2018	225	126[d]	56%(126/225)	121/125	98.4%(123/125)
Gremeau 等,2018	25	17	68%(17/25)	21/22	100%(17/17)
郭建平等,2015	6	6	75%(6/8)	6/6	100%(3/3)
李全香等,2016	40	40	—	40/40	95%(38/40)
郭燕子等,2016	31	31	—	31/31	?

续表

作者,年份	手术例数	妊娠例数	自然妊娠率	妊娠次数/胎儿数目	胎儿存活率（妊娠>12周）
雷庆华等,2016	18	15[b]	83.3%(15/18)	16/16	100%
刘明敏等,2017	34	34	—	34/34	100%
张瑜等,2017	22	22	—	22/22	90.9%(20/22)
唐林等,2018	30	30	—	30/30	96.7%(29/30)
张瑜等,2018	61	61	—	61/61	95.1%(58/61)
李全香等,2017	54	54	—	54/54	94.4%(51/54)
李全香等,2018	24	24	—	24/24	95.8%(23/24)
胡利辉等,2018	23	21	91.3%(21/23)	21/21	90.5%(19/21)

注:[a] 为术后 4 个月内自然妊娠例数;[b] 含 1 例 IVF 妊娠病例;[c] 2 例因畸形和染色体异常于妊娠 13~14 周终止妊娠;[d] 仅包括妊娠超过 12 周的病例

第 2 节　人工辅助妊娠

一、辅助生殖技术与妊娠中期流产

自首例试管婴儿诞生以来,辅助生殖技术(assisted reproductive technology,ART)已逐渐成为治疗不孕不育的重要手段。目前 ART 技术主要包括:体外受精胚胎移植(in vitro fertilization and embryo transfer,IVF-ET)、卵细胞质内单精子注射(intracytoplasmic sperm injection,ICSI)、冻融复苏胚胎移植(frozen-thawed embryo transfer,FET)以及胚胎植入前遗传学诊断/筛查(preimplantation genetic diagnosis/screening,PGD/PGS)。然而,辅助生殖技术涉及一系列非生理过程,如超促排卵、手术取卵、体外受精、显微注射以及胚胎移植等,这些环节需要多次有创操作,对母体与胎儿的安全都有不同程度的影响。

在自然受孕的人群中,确诊为临床妊娠者有10%~15%会发生自然流产,其中1/5是晚期流产。而通过ART获得妊娠的患者,发生自然流产的概率为10%~20%,多胎妊娠的自然流产率达25%~50%。2017年,贺丽人等开展了一项回顾性研究,观察行IVF助孕技术成功妊娠的1 237例产科结局,同自然妊娠5 090例比较,结果发现:双胎发生率助孕组为28%,对照组为1.9%,差异有统计学意义($P<0.05$);低体重儿、早产、新生儿住院、新生儿重症监护病房(neonatal intensive care unit,NICU)住院的发生率助孕组较高,新生儿体重较低,与对照组比较差异有显著性($P<0.05$);助孕组早期流产率为15%(232/1 558),晚期流产率为5%(78/1 558),均明显高于对照组。因此认为助孕组发生多胎、流产、早产、低体重儿、新生儿住院及NICU住院等比率较高,新生儿出生体重较低。

影响人工辅助妊娠流产的因素很多,如患者年龄、既往流产史、宫腔操作史、生殖道感染、子宫内膜异位症、多囊卵巢综合征、肥胖、男性不孕、促排卵方案、基础激素水平、hCG注射日激素水平、受精方式、黄体支持方案、氧化应激损伤、免疫因素、胚胎质量、多胎妊娠等,还有部分患者流产原因不明。其中既往宫颈有创操作或自然流产等原因导致的宫颈功能不全也是辅助妊娠晚期流产的原因。有文献报道,既往有流产史者可增加下次妊娠的流产率,且随着流产次数的增多后续妊娠的流产率增加。对于有流产史的患者,自身可能存在易于导致流产的因素,因而增加了辅助妊娠后流产的风险。而多胎妊娠与晚期流产有密切的联系。多胎妊娠的发生可直接造成母婴并发症及围产儿病死率、流产率升高。临床研究已经证实,胎儿数目越多,妊娠期越短;随着胎数的增加,流产率上升。此外,子宫畸形、宫颈功能不全、减胎术后都会使多胎妊娠患者发生晚期流产的风险增加。2015年,张丹等观察了IVF-ET后临床妊娠485例的妊娠结局,以探讨辅助妊娠成功后发生自然流产的原因。结果发现,晚期流产组的既往自然流产病史率(60%)和多胎发生率(80%)明显高于早期流产组(23.2% *vs.*17.4%)和妊娠晚期分娩组(12.9% *vs.*35%)。提示在IVF-ET助孕时,有既往流产史和/或此次双胎妊娠的患者发生晚期流产的概率增加。

二、宫颈环扎与辅助生殖技术

既往文献报道,对于诊断为宫颈功能不全或获得多胎妊娠的人工辅助妊娠患者,预防性宫颈环扎术可以改善产科结局。2016年,Shehata等进行了一项前瞻性随机控制研究,对卵泡浆内单精子显微注射技术(ICSI)获得双胎妊娠,并且宫颈管长度正常(CL ≥ 4cm)、宫颈管直径 ≤ 6mm 的 120 例孕妇随机分为 2 组,一组 80 例,为环扎组,于妊娠 14~16 周行经阴道宫颈环扎术;另一组为对照组,40 例。结果妊娠 28~32 周分娩环扎组 5 例(6.3%),对照组 10 例(25%);妊娠 32~36 周分娩环扎组 7 例(8.8%),对照组 11 例(27.5%);妊娠 34 周以上分娩者环扎组 68 例(85%),对照组 18 例(45%),差异有统计学意义($P<0.001$)。新生儿平均出生体重环扎组($2\,313.13 \pm 419.81$)g,对照组($1\,828.25 \pm 603.23$)g,差异有统计学意义($P<0.001$)。两组低体重儿(LBW<1 500g)比率分别为:环扎组 7.5%,对照组 32.5%,差异有统计学意义($P<0.001$)。环扎组新生儿发生呼吸窘迫综合征的比率为 48.8%,需要入 NICU 并机械通气的比率为 10%,而对照组分别为 82.5% 和 52.5%,差异有统计学意义($P<0.001$)。因此认为预防性宫颈环扎术可有效降低 ICSI 获得的双胎妊娠早产率、新生儿发病率和死亡率。

在妊娠早、中期,盆腔血管增多,子宫变软,宫颈充血水肿,环扎手术难度增加,手术和麻醉的刺激容易引起流产。对于拟行人工辅助妊娠的不孕患者来说,受孕并生育的期望迫切,经常处于焦虑状态,易激惹,孕后流产的概率增加。而如果选择在行辅助生殖技术之前行宫颈环扎术,手术操作相对简单、安全,患者无流产的风险,且手术对术后人工辅助妊娠的成功率无显著影响,故逐渐成为拟行辅助生殖技术但有晚期流产和较早期早产的不孕患者较适当的选择。

三、宫颈癌保留生育根治性宫颈切除术与宫颈环扎术

保留生育功能的根治性宫颈切除术(radical trachelectomy,RT)为年轻的早期宫颈癌患者提供了一种安全、有效的治疗方法,对于有生育要求的不孕患者,术后需采用辅助生殖技术,于助孕前施行宫颈环扎术可降低妊娠后晚期流产或早产的比率,提高妊娠成功率。环扎手术可选择在进行根治性宫颈切除术时,子宫体与阴道断端缝合完成后,用不可吸收性缝合线进行子宫峡部环扎;也可选择在根治性宫颈切除术后,拟行助孕前行子宫峡部环扎术。

四、助孕前宫颈环扎术术式和妊娠结局

检索既往相关文献,对助孕前施行宫颈环扎术的研究多为病例报道,目前尚无大样本前瞻对照性研究报道术后辅助妊娠成功率及产科结局。表 10-2-1 总结了英文文献中报道的人工辅助妊娠前施行宫颈环扎术病例的术后妊娠

及结局。表中总结了 6 篇文献,报道了 7 个病例,经辅助生殖技术成功妊娠 8
次,经剖宫产分娩 9 个新生儿,其中双胎妊娠 1 例,足月产 4 例,早产 4 例。所
有新生儿均存活,仅 1 例孕 29 周分娩的极低体重儿出生后发育略迟缓。此例
的母体也因术后 7 个月子宫后壁疝囊破裂行子宫次全切除术。由表 10-2-1 中
可见,在助孕前行宫颈环扎术可经阴道、经腹、经腹腔镜施行。其中 1 例开腹,
2 例经阴道,4 例经腹腔镜。行阴式环扎的 2 例为宫颈功能不全患者,宫颈完
整,无损伤。行开腹手术者为宫颈根治性切除术后。行腹腔镜者手术指征包
括宫颈功能不全(2 例)和宫颈手术创伤后缩短或缺失(2 例)。由此可见,宫颈
完整的患者可选择阴式或腹腔镜手术,但是非孕期施术宫颈组织质韧,不易牵
拉,阴式手术操作未必容易,高位环扎难以保证。而腹腔镜手术即适用于宫颈
完整的患者,也适用于宫颈阴道部手术后缺失的患者,手术创伤小,环扎位置
高,效果可靠,非孕期施术难度低,是有明确手术指征的拟行助孕技术患者最
佳的选择。

表 10-2-1　妊娠前宫颈环扎术后人工辅助妊娠及产科结局

作者,年份	例数	既往病史	环扎方式	妊娠胎数	妊娠方式	妊娠结局
Scibetta 等,1998	1	39 岁,不孕,宫颈原位腺癌行 2 次锥形活检,致宫颈阴道部缺失	腹腔镜	单胎	冷冻赠卵胚胎移植	孕 38.5 周剖宫产健康新生儿
Pereira 等,2009	1	36 岁,IVF 获 3 胎妊娠,孕 18 周因宫颈扩张行经阴道紧急环扎术,2 周后胎膜早破流产。超声诊断子宫不全纵隔	腹腔镜 + TCRS[a]	双胎	体外受精胚胎移植(IVF-ET)	孕 38 周剖宫产 2 个健康新生儿
Kini 等,2009	1	34 岁,因宫颈癌 IB 期行保留生育的宫颈根治性切除 + 腹腔镜盆腔淋巴结切除术,并行开腹宫颈环扎术	开腹	2 次单胎	选择性单胚胎移植,先后妊娠 2 次	分别于孕 31 周、35 周因胎膜早破剖宫产,新生儿存活

续表

作者，年份	例数	既往病史	环扎方式	妊娠胎数	妊娠方式	妊娠结局
Jin 等,2009	1	29 岁，晚期流产 1 次，后行 IVF-ET 单胎妊娠 20 周时再次晚期流产，诊断宫颈功能不全	经阴道	单胎	冻融胚胎单个囊胚移植	孕 32.2 周 剖宫产获得健康婴儿
	1	39 岁，原发不孕，因子宫纵隔行 TCRS+ 阴道纵隔切除术。术后行 IVF-ET 获单胎妊娠，孕 27.3 周时自然流产，检查宫口扩张	经阴道	单胎	冻融胚胎单个囊胚移植	孕 38 周剖宫产获得健康婴儿
Murray 和 Hutton,2011	1	34 岁，2 次宫颈移行区大环切除术（LLETZ）。后因宫颈持续细胞学异常行锥切活检术，此后闭经 18 个月	腹腔镜	单胎	腹腔镜输卵管内囊胚移植	孕 29 周子宫后壁疝囊形成，紧急剖宫产分娩极低体重儿[b]。7 个月后因子宫破裂行子宫次全切除术[c]
Fleming 等,2013	1	男性不孕夫妇，应用显微注射卵母细胞囊胚移植妊娠 2 次，一次因胎膜破裂于孕 18 周流产，第 2 次于孕 21 周行紧急经阴道环扎，孕 30 周剖宫产分娩健康男婴	腹腔镜	单胎	卵泡浆内单精子注射（ICSI）胚胎移植	经过顺利，孕 38 周剖宫产分娩一健康男婴

注：[a] TCRS：宫腔镜子宫纵隔切除术。[b] 分娩男胎出生体重 1 380g（极低体重儿），双侧气胸，恢复缓慢，8 周出院；18 个月时除了语言发育略迟，余健康。[c] 妊娠 29 周时因轻度盆腔不适入院检查，发现子宫后壁环扎带上方直径 3cm 膨出，伴少量盆腔积液。应用胃肠外糖皮质激素治疗促进胎肺成熟。3 天后超声检查发现子宫后壁膨出范围增大，紧急行剖宫产，子宫疝囊未破裂。术后偶发腹痛，发现子宫积血。后因腹痛加剧，检查发现疝囊复发。产后 7 个月因严重腹痛开腹探查，发现子宫后壁环扎带上方 1cm 破裂口，予子宫次全切除术，并移除环扎带

参 考 文 献

1. 贺丽人, 李玉艳, 李元华, 等. 1 237 例胚胎移植术后母儿的围产结局分析. 第三军医大学学报, 2016, 23: 2516-2521.

2. 马莹, 陈奕, 宋晶. 双胎妊娠晚期流产的高危因素分析. 中国妇幼保健, 2015, 30 (36): 6450-6453.

3. 张丹, 谭丽, 赵冬梅. 体外受精 - 胚胎移植后自然流产原因分析. 中国医学创新, 2015, 12 (24): 31-33.

4. Ades A, Parghi S, Aref-Adib M. Laparoscopic transabdominal cerclage: Outcomes of 121 pregnancies. Aust N Z J Obstet Gynaecol, 2018, 58 (6): 606-611.

5. Fleming SD, Varughese E, Hua VK, et al. Normal live births after intracytoplasmic sperm injection in a man with the rare condition of Eagle-Barrett syndrome (prune-belly syndrome). Fertil Steril, 2013, 100 (6): 1532-1535.

6. Gordon C, Carmichael JC, Tewari KS. Oncofertility in the setting of advanced cervical cancer-A case report. Gynecol Oncol Rep, 2018, 24: 27-29.

7. Gremeau AS, Corvaisier M, Bourdel N, et al. Laparoscopic cervico-isthmic cerclage: About 25 cases. J Gynecol Obstet Hum Reprod, 2018, 47 (8): 385-389.

8. Huang X, Ma N, Li TC, et al. Simplified laparoscopic cervical cerclage after failure of vaginal suture: technique and results of a consecutive series of 100 cases. Eur J Obstet Gynecol Reprod Biol, 2016, 201: 146-150.

9. Jin XY, Kuang L, Lin XN, et al. Cervical cerclage before blastocyst transfer in patients having cryopreserved embryo transfer. Fertil Steril, 2009, 92 (1): 392. e9-392. e12.

10. Kini S, Raja A, Dayoub N, et al. Successful IVF pregnancy after radical trachelectomy using transabdominal cervico isthmic cerclage. BMJ Case Rep, 2009: bcr10. 2008. 1069.

11. Murray A, Hutton J. Successful tubal blastocyst transfer after laparoscopic cervical cerclage: cesarean delivery of a live very low-birth-weight infant and later hysterectomy for uterine rupture. Fertil Steril, 2011, 96 (4): 895-897.

12. Nicolet G, Cohen M, Begue L, et al. Laparoscopic cervico-isthmic cerclage evaluation. Gynecol Obstet Fertil, 2009, 37 (4): 294-299.

13. Pereira RM, Zanatta A, de Mello Bianchi PH, et al. Successful interval laparoscopic transabdominal cervicoisthmic cerclage preceding twin gestation: a case report. J Minim Invasive Gynecol, 2009, 16 (5): 634-638.

14. Shaltout MF, Maged AM, Elsherbini MM, et al. Laparoscopic transabdominal cerclage: new approach. J Matern Fetal Neonatal Med, 2017, 30 (5): 600-604.

15. Shehata A, Borg H, Hussein N, et al. Prophylactic Cerclage in ICSI twins: to do or not to do？ A randomized controlled study. Womens Health Gynecol, 2016, 2 (6): 042.

16. Bolla D, Raio L, Imboden S, et al. Laparoscopic cerclage as a treatment option for cervical insufficiency. Geburtshilfe Frauenheilkd, 2015, 75 (8): 833-838.

17. Ades A, Dobromilsky K. Laparoscopic removal of abdominal cerclage and vaginal delivery at 21 weeks, CRSLS. e2014. 00247.

第十一章

腹腔镜宫颈环扎术后管理

第1节　术后处理和孕期监护

一、妊娠前腹腔镜宫颈环扎术

（一）术后常规处理

1. **妊娠前腹腔镜宫颈环扎术后**　无需特殊处理，可常规测量体温、脉搏、呼吸、血压并观察病情变化，拔出尿管后关注患者排尿情况，如有尿频、尿急、尿痛等泌尿系感染症状应及时处理。术后 6 小时可下床活动，逐渐恢复正常饮食。术后 2~3 天可出院。

2. **传统腹腔镜环扎术后**　使用抗生素 2~3 天，"极简式"术后 24 小时内使用抗生素，以预防感染。术后 5~7 天行阴道超声检查确定环扎带位置，在纵切面宫颈内口水平可见环状强回声光点。

3. **术后 2 个月**　可试孕或行人工辅助受孕。未能妊娠者需定期复查，有异常分泌物或不适应及时随诊。若环扎带有异常需及时取出。

（二）妊娠后管理

尽管施行了腹腔镜宫颈环扎手术，对于宫颈功能不全的患者，术后妊娠仍有发生妊娠丢失的可能。因此妊娠成功后需定期产检、密切监护。

1. 应对孕妇做好宣教工作，嘱避免增加腹压的活动及重体力劳动，减少机械性刺激。

2. 孕期积极进行感染筛查，预防感染，尤其孕中期生殖道感染的防治，进一步提高活产率。感染是胎膜早破的主要原因，病原微生物感染后可致前列腺素合成增加，诱发宫缩；产生蛋白水解酶，这些酶可降解胎膜细胞外基质，降低胎膜组织张力强度；减少宫颈黏液，削弱宫颈黏液屏障作用。故应自首次产检开始间隔 2~4 周查阴道分泌物，如果阴道拭子检查显示阳性结果，应根据细菌培养和药敏试验来选择合适的抗生素治疗。

3. 首次产检应行阴道超声测量宫颈管基础长度,此后应每 2~3 周超声测量宫颈管长度,直至分娩。

4. 若出现不规则的或持续的宫缩,阴道超声检查提示宫颈内口扩张、宫颈管长度缩短、羊膜囊膨出等异常需视具体情况予以宫缩抑制剂、拆除原来环扎的线带,再次经阴道环扎、卧床、测量胎肺成熟度、使用糖皮质激素促胎肺成熟等措施积极保胎治疗,并根据妊娠时间适时终止妊娠。

5. 还应于妊娠约 12 周和 20 周行胎儿异常筛查,以排除胎儿畸形,如发现严重畸形或染色体异常,需与孕妇及家属商议,决定妊娠是否继续。

6. 若因某些原因无法维持妊娠,需视孕周大小,行经阴道清宫术、经腹拆除环扎带,等待自然分娩或评估是否应剖宫产终止妊娠,以免发生梗阻性难产或子宫破裂。

7. 孕期经过顺利,无症状者可于孕 37 周住院,择期行剖宫产结束妊娠并拆除环扎带,如期待再次妊娠,可保留环扎带。

二、妊娠后腹腔镜宫颈环扎术

(一) 术后常规处理

1. 卧床休息　妊娠期腹腔镜宫颈环扎术一般选在妊娠早期手术,创伤小,与妊娠 12 周以后手术相比安全性高,术后无需绝对卧床休息,术后 6 小时左右即可自行下地活动,或根据患者的个体情况进行适当调整。

2. 避免腹压增加　保持室内清洁,防止上呼吸道感染导致的打喷嚏、咳嗽致使腹压升高,不利于胎儿宫内环境的稳定。保持大便通畅,排气后宜进食易消化的纤维性食物,利于排便。禁止做增加腹压的活动及体力劳动。

3. 保持会阴部清洁,对于术后阴道分泌物较多的患者需进行阴道检查。

4. 静脉滴注抗生素 2~3 天预防感染,观察 2 天无异常可出院。

(二) 围手术期处理与孕期监护

妊娠期腹腔镜宫颈环扎术一般将手术前至术后 2 周定义为围手术期,此期需采取一定干预措施,以避免流产,改善妊娠结局。

1. 孕激素　术后每天肌内注射黄体酮 60~80mg,连续应用 10 天或应用到妊娠满 12 周。孕激素最初是由黄体产生的甾体类激素,孕 7~9 周后改由胎盘产生。在妊娠早期,孕激素对于维持妊娠至关重要。孕激素可降低妊娠子宫的敏感性,减弱子宫平滑肌对外界刺激的反应能力,减少子宫收缩,从而舒张妊娠子宫平滑肌。有文献报道,复发性流产患者在孕期补充孕酮可显著降低复发性流产的发生率。孕酮可肌内注射,也可阴道给药,两者作用效果相同,但阴道孕酮局部作用更强,副作用更少,故临床应用较多。腹腔镜术后常规肌内注射,以避免阴道给药诱发感染。

关于孕期孕酮预防性治疗:有子宫肌瘤、子宫腺肌病、宫腔粘连或子宫畸形成形术后的患者,或既往中期流产或早产前有比较明显宫缩的患者,建议妊娠 12~28 周进行孕酮治疗,口服或者经阴道治疗都可以:

(1)孕后环扎:口服地屈孕酮 2~3 片 /d,14 周后 2 片 /d,坚持到 28 周。

(2)孕前环扎:如果既往妊娠有频繁宫缩,口服地屈孕酮 2 片 /d,坚持至 28 周;经阴道上药(雪诺酮)会更好,但费用高。

2. 超声检查　术后 1~2 天即应行阴道超声检查,观察宫内胎儿胎心搏动情况,以确认胎儿存活;同时确定环扎带的位置,可见宫颈内口水平环状强回声。如超声发现胎心消失、确诊胎儿停止发育后,可行负压吸宫术。

(三) 孕期监护

妊娠期腹腔镜宫颈环扎术患者出院后的孕期监护与妊娠前腹腔镜宫颈环扎术后妊娠的管理相同,包括对孕妇的宣教,定期产前检查,宫颈管长度的监测,阴道检查,感染检查,子宫畸形筛查等。在出现先兆流产或早产征象时应积极保胎治疗;若妊娠无法维持,应采取措施结束妊娠。保胎治疗者可根据妊娠时间和医疗条件适时终止妊娠,新生儿可入新生儿重症监护病房(NICU)护理,以提高生存率。孕期经过顺利、无症状者可近足月时住院,择期行剖宫产结束妊娠。

第 2 节　术后妊娠异常情况的处理

腹腔镜宫颈环扎术后妊娠患者在妊娠期可出现各种不同程度的异常情况,导致妊娠丢失或者早产。这些异常情况包括自然流产、阴道出血、腹痛、不规则宫缩、持续宫缩、无痛性宫颈扩张、宫颈缩短、羊膜囊膨出、胎膜早破、宫内感染、子宫畸形等母体异常,或者染色体异常、胎儿窘迫、胎死宫内等胚胎或胎儿异常。有些异常可通过积极治疗维持妊娠,有些情况则需人工终止妊娠,是否采用积极的干预措施取决于对胎儿生存率和妊娠时间延长可能性的评估。此外,妊娠期腹腔镜宫颈环扎术与妊娠前手术相比,妊娠丢失率明显增高。2009 年,Whittle 等观察妊娠前和妊娠期腹腔镜宫颈环扎术的妊娠结局,发现妊娠期行腹腔镜宫颈环扎术的患者胎儿丢失率(7/33,21.2%)明显高于妊娠前环扎术者(2/27,7.4%)。

一、围手术期妊娠丢失

围手术期妊娠丢失为妊娠期腹腔镜宫颈环扎手术中和术后2周以内发生的胎儿丢失。可为大出血止血、中转开腹等操作引起,也可手术经过顺利,术后2周内发生。围手术期流产的原因可能为手术的创伤刺激,也可能为手术环扎导致子宫血流减少。因为环扎带套扎在子宫峡部,可能引起血管收缩,导致子宫血流减少,最后胎儿死亡。也可能因术中止血操作封闭了分支血管,导致子宫血流减少,胎儿死亡而流产。在2009年Whittle等报道的一项前瞻性队列研究中,2例妊娠期腹腔镜宫颈环扎术因子宫出血行中转开腹结扎血管止血,继而发生了术中妊娠丢失,此2例患者术时分别为妊娠早期和妊娠16周。2011年,Burger等报道的文献综述比较了腹腔镜和开腹环扎的手术效果,总结妊娠期腹腔镜手术围手术期妊娠丢失率为1.5%。2018年,Moawad等发表文献综述,在其检索分析的211例妊娠期腹腔镜宫颈环扎术中,围手术期妊娠丢失3例(1.42%)。

二、妊娠早期妊娠丢失

妊娠前腹腔镜宫颈环扎术是在非孕期施行,术后妊娠可发生早期流产。而妊娠期腹腔镜宫颈环扎术通常在妊娠早期施行,妊娠仍然可以因胚胎异常等原因发生早期流产。

(一) 自然流产

多数早期流产病例是因为胚胎解剖或染色体异常而发生的自然流产、胎死宫内或稽留流产。一般在腹腔镜宫颈环扎术后,被环扎的宫颈并未封闭宫颈管,自然流产时,浸软的妊娠物可以自阴道排出,不需特殊处理。

(二) 人工流产

若发生胎死宫内或稽留流产,流产不可避免,或检查发现胎儿畸形或染色体异常需人工终止妊娠时,可实施宫颈扩张及清宫术。妊娠前行宫颈环扎术,被环扎的宫颈管并未封闭,经血可正常流出,且宫颈管通常可通过6~7号的Hegar扩张棒,因此不影响早期流产施行清宫术。妊娠后行腹腔镜环扎术时偶尔因为妊娠期宫颈质软,环扎时结扎过紧,宫口不易扩张,此时清宫困难,必要时需再次行腹腔镜松解环扎带,才可经阴道行清宫术。

(三) 异位妊娠

异位妊娠也为妊娠早期妊娠丢失的原因。2014年,Ades等报道,在35例腹腔镜宫颈环扎术后妊娠的病例中,发生早期流产 2 例。1 例为妊娠 8 周时稽留流产而行吸宫术;另 1 例为妊娠 6 周时发现为异位妊娠。

(四) 宫颈管扩张

妊娠早期还可以出现宫颈管扩张、羊膜囊膨出等异常情况,其原因可能为腹腔镜环扎过松,导致早期流产。2015 年,Bolla 等报道,1 例妊娠期腹腔镜宫颈环扎术的患者因腹腔镜环扎不够紧,导致羊膜囊自宫颈管膨出,被迫在妊娠早期再次行经阴道环扎术,但是此次妊娠还是在妊娠 12 周时流产了。

三、妊娠中期妊娠丢失

腹腔镜宫颈环扎术后妊娠的患者在妊娠中期可因某些异常情况而导致胎儿丢失。有时表现为晚期流产征象,如无痛性宫颈扩张、羊膜囊膨出、羊水减少、胎膜早破、绒毛膜羊膜炎等,此时需视母儿情况选择保胎治疗或者结束妊娠。

(一) 保胎治疗

妊娠中期出现的不规律子宫收缩,如胎儿情况良好,可予以保胎治疗。2012 年,Burger 等报道妊娠前腹腔镜宫颈环扎术的多中心队列研究,术后妊娠者 37 周前出现宫缩 5 例,予短效宫缩抑制剂治疗有效。其中 2 例患者在妊娠 18~28 周时接受宫缩抑制剂治疗,妊娠 38 周 $^{+1}$ 时行剖宫产结束妊娠。另 1 例孕妇在妊娠 16 周 $^{+3}$ 时因宫缩接受了吲哚美辛(indomethacin)短期(1天)治疗,孕妇于妊娠 35 周 $^{+6}$ 时发生胎膜早破,并于 36 周 $^{+1}$ 剖宫产一健康新生儿。

妊娠中期可因腹腔镜环扎过松等原因出现宫颈管扩张、羊膜囊膨出,可视胎儿情况予以再次环扎,有妊娠成功的报道。2012 年,Riiskjaer 等报道,对有妊娠中期自然流产和较早期早产高度危险的患者,在妊娠前施行腹腔镜宫颈环扎术,术后妊娠的孕妇有 3 例宫颈管呈漏斗状,羊膜囊膨出,可疑环扎带结滑脱或结扎不够牢固,3 例患者都接受了紧急经阴道宫颈环扎术,并成功孕育至妊娠 29 周、35 周、39 周,经剖宫产分娩。

(二) 人流清宫术(未取环扎带)

在某些情况下,腹腔镜宫颈环扎术后妊娠中期需采取措施终止妊娠,这些情况包括:出现晚期流产征象致晚期流产不可避免;干预治疗措施失败,流产不可避免;孕期检查发现胎儿畸形或染色体异常需结束妊娠;检查发现胎死宫内需排出妊娠产物等。在妊娠中期的初期,胎儿尚小,或者环扎带略松,此时环扎带不需拆除,妊娠物既可经阴道娩出,也可行扩宫及清宫术。2014 年, Ades 等报道妊娠前腹腔镜宫颈环扎术后妊娠 35 例,其中发生妊娠中期胎儿丢失 1 例,此例为单羊膜囊单卵双胎妊娠患者,在妊娠 17 周时发生脐带缠绕胎死宫内,予以扩宫并清宫术,环扎带未取出。2012 年,Riiskjaer 等观察了妊娠前腹腔镜宫颈环扎术后妊娠情况及结局,2 例在妊娠 13~14 周时诊断胎儿畸形或染色体异常,被迫终止妊娠,此 2 例患者经阴道用 Hegar 扩张棒扩张宫颈达 14 号,并无明显阻力,故未取出环扎带即成功行清宫术。但是术后因为担心环扎带与扩张棒之间的宫颈间质撕裂,可致后续妊娠宫口间隙过大,故再次行腹腔镜取出环扎带,并置入宫颈环扎带完成再次宫颈环扎术。

(三) 环扎带取出并阴式分娩

若胎儿较大,环扎后的宫颈管无法通过妊娠组织,则需先拆除环扎带,再行分娩。最合理的方法是选择腹腔镜下拆除环扎带,然后经阴道分娩。2003 年,Cho 等报道了妊娠 11~14 周行腹腔镜宫颈环扎术 20 例,1 例胎儿丢失发生于妊娠 19 周胎膜早破之后,在腹腔镜取出宫颈环扎带后行清宫术,经阴道排出胎儿与妊娠产物。2008 年,Agdi 和 Tulandi 报道了 1 例施行妊娠前腹腔镜宫颈环扎术的宫颈功能不全患者,妊娠 19 周时发现羊水过少,予腹腔镜环扎带取出术,术后第 1 天经阴道分娩 1 死胎。

四、早产

早产是围产儿患病与死亡的首要病因,75% 的围产儿死亡归结于早产。因为各国的新生儿医疗护理水平不同,早产的起始孕周也不相同。我国仍然采用世界卫生组织(World Health Organization,WHO)的定义,早产为妊娠满 28~37 周之前的分娩。但是刚刚进入妊娠晚期和接近足月的早产,妊娠结局是很不相同的,因此早产的预防和治疗需要根据孕周和孕妇与胎儿的具体情况进行个体化治疗。WHO 将早产分为:超早产(extremely preterm,未满 28 周);极早产(very preterm,妊娠 28~32 周);中晚期早产(32~37 周)。依据这一分期 32 周这个分界对新生儿存活率有很重要的影响。妊娠 28~32 周的胎儿对宫缩压力耐受性差,易发生宫内缺氧、颅骨骨化不全、骨质软,经阴道分娩时胎头受挤压变形,容易造成大脑镰、小脑幕的撕裂伤而发生颅内出血;产后近期早产儿可发生呼吸窘迫综合征、脑室内出血(intraventricular hemorrhage, IVH)、支气管肺发育不良(bronchopulmonary dysplasia,BPD)、动脉导管未闭 (patent ductus arteriosus,PDA)、早产儿视网膜病变(retinopathy of prematurity, ROP)、坏死性小肠结肠炎、呼吸暂停、高胆红素血症、红细胞减少、视觉听觉障碍等并发症；产后远期可发生大脑瘫痪、慢性肺部疾病、感知与运动发展缺陷和学习能力低下等并发症。妊娠 32~34 周时，宫缩耐受力有所提高，34 周以后早产儿存活率明显提高。因此一些临床医师倾向于支持以妊娠 34 周为是否积极保胎治疗的分界。有文献报道妊娠 34 周以后的新生儿不良预后的发生率大大降低，因此在妊娠不满 34 周时，应积极保胎治疗，延长孕周；妊娠 34 周之后可视具体情况结束妊娠。但是，由于这些临床研究主要来自发达国家，其新生儿护理设施先进，能够保证早产儿的存活，而在我国需考虑当地具体情况，可适当延长妊娠时间，以提高新生儿存活率。表 11-2-1 即按照"早期流产、晚期流产、早期早产(<34 周)、中晚期早产(≥ 34 周)、足月产"列出英文文献报道中妊娠前及妊娠期腹腔镜宫颈环扎妊娠患者的妊娠结局。在表格中妊娠中期和妊娠晚期的分界在各国的文献中也不相同，一些发达国家以 24 周为界，我国以 28 周为界。在不同的临床研究中妊娠时间与表格中不符的，笔者在相应位置进行了标记。

若患者在妊娠晚期 34 周前出现规律宫缩、宫颈扩张、胎膜早破等临产先兆，需在密切监护胎儿宫内状态的同时，尽量应用宫缩抑制剂延长妊娠时间，同时予糖皮质激素促进胎肺成熟，以提高新生儿存活率，若早产不可避免，应及时行剖宫产结束妊娠。早产儿应进入 NICU 治疗。在妊娠 34 周以后，越接近足月，围产儿生存率越高。需视母儿情况和新生儿护理医疗条件适时结束妊娠。若早产时间接近足月，则可按足月妊娠处理。2003 年，Cho 等报道了妊娠期腹腔镜宫颈环扎术术后发生 5 例早产，其早产原因包括胎膜早破、严重妊娠期高血压、36 周前早产临产等。所有早产儿入 NICU 监护，均存活。2013 年，EI-Nashar 等报道了 4 例腹腔镜宫颈环扎术，术后其中 2 例妊娠期环扎的患者于妊娠 36 周、37 周发生早产，在行剖宫产结束妊娠前，2 例患者都进行了胎肺成熟度检测证实胎肺功能已成熟。2014 年，Ades 等报道妊娠前腹腔镜宫颈环扎术后妊娠 35 例，在妊娠 24~33 周发生胎儿丢失 1 例，4 例孕妇发生早产；1 例在妊娠 27 周时胎儿诊断为 13- 三体而终止妊娠。1 例为双胎妊娠，因胎膜早破于妊娠 24 周时临产并分娩；另 1 例双胎妊娠因前置胎盘致孕 27 周时发生严重的产前出血，最终分娩；1 例单胎妊娠 28 周时无明确病因发生早产；1 例胎儿诊断为 21- 三体和严重的胎儿生长受限，于妊娠 33 周时因异常多普勒血流和胎心监护而结束妊娠。上述 5 例孕妇皆行剖宫产结束妊娠。2015 年，Ades 和 Hong 报道了 1 个双子宫病例，此患者在环扎术后经历了 1 次妊娠中期胎儿丢失，以及 1 次严密孕期监护下的成功妊娠。患者左侧子宫曾妊娠 2 次，分别于妊娠 22 周、24 周发生自然流产。此后患者行腹腔镜双宫颈环扎术,两个宫颈分别环扎。术后患者自然妊娠,胚胎位于右侧子宫。孕期定期监护,右侧宫颈未扩张,且保持一定长度。但是妊娠 21 周时超声检查发现胎死宫内。为避免剖宫取胎,行腹腔镜手术移除右侧宫颈环扎带,然后经阴道排出死胎,术后检查提示胎盘功能不良导致胎儿缺氧。此后患者接受了阴道纵隔切除术及右侧子宫宫内避孕器放置术。数月后患者成功获得左侧子宫单胎妊娠。予以常规产前检查和密切监护。妊娠 26 周后定期行超声检查和常规胎儿电子监护。宫颈保持闭合,长度约 34mm。在妊娠 32 周时,孕妇报告胎儿活动减少数天。超声扫描提示胎儿体重百分位数降低(20%~60%),胎儿活动减少,羊水减少,多普勒检查脐动脉血流为下限值。予患者每 24 小时 1 剂倍他米松(11.4mg),共 2 次,于妊娠 32 周 [+2] 行剖宫产结束妊娠,新生儿为男婴,出生体重 2085g,入特殊监护病房护理 4 周后出院。

表 11-2-1　妊娠前 / 妊娠期腹腔镜宫颈环扎术后妊娠结局

作者,年份	妊娠次数(胎儿数)	围手术期胎儿丢失	早期流产(<12 周)	晚期流产(12~<28 周)	早期早产(28~<34 周)	中晚期早产(34~<38 周)	足月产(≥ 38 周)	补充
Scibetta 等,1998	1	—	0	0	0	0	1	
Lesser 等,1998	1	0	0	0	0	1[a,b] (35 周)	0	
Cho 等,2003	20(22)	0	0	1[c] (19 周)	—	5[c,d,e,f]	14	
Gallot 等,2003	2	—	0	0	0	0	2	
Mingione 等,2003	12	—	2[g] (8 周)	0	0	2[h] (34.5 周)	8	
Kjollesdal 等,2005	1	—	0	0	0	1 (37 周)	0	
Ghomi 等,2006	1	0	0	0	0	0	1	

续表

作者，年份	妊娠次数（胎儿数）	围手术期胎儿丢失	早期流产（<12周）	晚期流产（12~<28周）	早期早产（28~<34周）	中晚期早产（34~<38周）	足月产（≥38周）	补充
Agdi 等，2008	1	—	0	1[i]（19周）	0	0	0	
Liddell 等，2008	10	—	0	0	0	5[c,h]	5	
Nicolet 等，2009	6	—	1	0	0	0	5	
Pereira 等，2009	1(2)	—	0	0	0	0	1	
Whittle 等，2009	68(70)	2[j]	2[g,k]	6[c,l,m]（<24周）	7[f]（24~31周）	8[f,x]（32~36周）	43[x]（>36周）	
Carter 等，2009	12	0	0	3[c]	0	9（34~39周）	—	
Burger 等，2012	35	—	5	3[l,m,n]	2（<34周）	25（34~足月）	—	
Riiskjaer 等，2012	45	—	3[g]	2[k]	7[a,c,e]	—	33（>36周）	
Sifakis 等，2012	1	—	0	0	0	0	1	
EI-Nashar 等，2013	4	—	0	0	0	2[b]	2	
Ades 等，2014	35(38)	—	2[p,q]	1[r,x]	5[c,s,t,e,u,x]（23~33周）	20（34~足月）	—	7例正在妊娠
Luo 等，2014	15	—	1	1[c]	0	1（28~37周）	8	4例正在妊娠

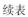

续表

作者，年份	妊娠次数（胎儿数）	围手术期胎儿丢失	早期流产（<12周）	晚期流产（12~<28周）	早期早产（28~<34周）	中晚期早产（34~<38周）	足月产（≥38周）	补充
Shin 等，2014	1	0	0	0	0	0	1	
Ades 等，2015	2	—	0	0	1^r	1^v	0	双子宫患者
Ades 等，2015	54(56)	0	0	$1^{c,m,x}$	$8^{c,e,v,s,w,x}$	11	34	
Bolla 等，2015	17	0	1^n	0	0	16(34~足月)		
Chen 等，2015	93	0	$2^{g,u}$	1^r	0	5	52	33 例正在妊娠
Shin 等，2015	80	0	—	$8^{c,g,u}$（孕早、中期）	—	—	72（孕晚期）	
Zanconato 等，2015	1	0	0	0	0	1(37周)	0	宫颈阴道瘘
Shaltout 等，2017	15	—	1^r	$2^{c,l}$	1^a	$7^{a,c}$	4	经阴式分娩
Vissers 等，2017	2	0	0	0	0	0	2	
Ades 等，2018	126/141（>12周）	—	—	$8^{c,r,u}$	16	41（34~37周）	63	13 例正在妊娠
Ades 等，2018	19	—	0	0	$3^{c,e,v,w}$（28~33周）	$1^{y,r}$（34~36周）	15（≥37周）	

作者，年份	妊娠次数（胎儿数）	围手术期胎儿丢失	早期流产（<12周）	晚期流产（12~<28周）	早期早产（28~<34周）	中晚期早产（34~<38周）	足月产（≥38周）	补充
Gremeau等，2018	21	—	5[g]	0	0	4[t,y,z]（26~37周）	12	
Kim等，2018	8	0	0	0	2[e,h,f]	1	5	

注：[a] 持续/规律宫缩；[b] 肺成熟度检测：肺功能成熟；[c] 胎膜早破；[d] 妊娠期高血压疾病；[e] 早产临产；[f] 新生儿重症监护病房（NICU）；[g] 自然流产；[h] 先兆子痫；[i] 重度羊水过少；[j] 1 例妊娠早期，1 例妊娠 16 周；[k] 人工流产；[l] 宫颈管扩张；[m] 绒毛膜羊膜炎；[n] 羊膜囊膨出；[o] 择期分娩；[p] 稽留流产；[q] 异位妊娠；[r] 胎停育/胎死宫内；[s] 前置胎盘出血；[t] 胎心异常；[u] 胎儿/染色体异常；[v] 胎儿窘迫；[w] 始基子宫；[x] 双胎妊娠；[y] 子宫畸形；[z] 胎儿生长受限（fetal growth restriction，FGR）

第 3 节　术后妊娠分娩方式

腹腔镜宫颈环扎术环扎带结扎于子宫峡部，环扎后的妊娠在不取出环扎带的情况下不能经阴道分娩，故常选择剖宫产结束妊娠。但是在某些情况下可在取出环扎带后经阴道娩出胎儿。

一、剖宫产

剖宫产一般是在腹腔镜宫颈环扎术后，妊娠达妊娠晚期，为保证孕妇安全和胎儿生存而选择实施的术式。

1. **选择性剖宫产**　腹腔镜宫颈环扎术后妊娠的分娩方式与开腹宫颈环扎术相同，需要剖宫产结束妊娠。若妊娠接近足月或已经足月，在母儿安全的情况下，选择适当时机适时终止妊娠，可提高新生儿的存活率；若患者在妊娠足月前出现先兆早产、胎膜早破等征象，可根据孕周和胎儿情况适当延长妊娠，予以糖皮质激素促进胎肺成熟，并于合适时机行剖宫产终止妊娠。早产儿可入 NICU 护理。

2. **紧急手术**　若患者于妊娠晚期出现前置胎盘致阴道出血、胎儿窘迫、严重的妊娠合并症等紧急情况,需要及时手术娩出胎儿;若患者早产或足月临产并产程进展迅速,此时因环扎带的存在,宫口无法扩张,需要紧急剖宫产手术。手术不及时有发生宫颈撕裂、子宫破裂等风险,增加产妇并发症发病率和新生儿死亡率。

3. 手术注意的问题　剖宫产时一般选择子宫下段横切口术式,在膀胱腹膜反折上方 1~2cm 横向切开子宫壁,娩出胎儿、胎盘,通常在子宫创口缝合后再处理环扎带的问题。无再生育要求者可以取出环扎带,而对于有再生育要求者可以保留环扎带。保留环扎带者需在术中检查环扎带的位置和完整性,环扎带位置正常、无移位、带结完整者方可保留。若发生移位,带结松弛、滑脱等异常情况,需取出环扎带,并视患者生育要求重新行环扎带宫颈环扎术。此外,保留环扎带者还需注意,若为妊娠期腹腔镜宫颈环扎,由于子宫峡部变软,更容易扎紧,术时不能检测宫口容受性,所以剖宫产时保留环扎带者需经阴道检查宫口情况,以免恶露及经血排出不畅。

4. 手术并发症　因为行腹腔镜宫颈环扎术的孕妇既往常有比较复杂的病史、多次清宫或剖宫产的手术史,环扎术后妊娠剖宫产时发生并发症的概率相对较高,术时需提高警惕,及时处理异常情况。2012 年,Burger 等在一项多中心队列研究中观察妊娠前腹腔镜宫颈环扎术的手术效果,术后妊娠者有 27 例在妊娠晚期实施了剖宫产结束妊娠,其中 5 例发生了并发症,包括出血、胎盘植入和子宫破裂。子宫破裂发生在 1 例有剖宫产手术史的患者,剖宫产术中发现在宫颈环扎带下方原有的剖宫产瘢痕完全裂开,手术取出环扎带,并娩出存活新生儿。2012 年,Riishjaer 等在评估妊娠前腹腔镜宫颈环扎术的手术效果时,报道 1 例因子宫收缩乏力而出血的病例,患者环扎术后妊娠,剖宫产术后 6 小时因为低血容量征象再次开腹,术中发现子宫收缩乏力,予子宫收缩药物、止血、缝合,以及局部应用可吸收性血纤蛋白黏合剂(TachoSil)成功止血。此例患者因为宫颈环扎导致宫颈管闭合,剖宫产术后只有少量显性的阴道出血,但是低血容量的体征明显。

二、剖宫取胎术

对于腹腔镜宫颈环扎术后在妊娠中期或妊娠晚期发现胎儿畸形或染色体异常、宫内死胎、难免流产,且孕周较大胎儿不能经阴道娩出时,可行剖宫取胎术,但是如果此次妊娠已放弃,患者期望后续妊娠的成功,而这种剖宫手术创伤大,对下次妊娠影响较大,瘢痕子宫还有增加子宫破裂的风险,故文献报道较少应用,多数情况下被取出环扎带后经阴道分娩的方法所取代。而在妊娠晚期子宫较大,腹腔镜取环扎带操作困难,也无法经阴道后穹窿取出环扎带时,应考虑行剖宫取胎术。2009年,Carter等报道腹腔镜宫颈环扎术后妊娠12例,其中3例患者妊娠中期出现胎膜早破,予剖宫取胎术或者腹腔镜取环扎带后经阴分娩(具体例数不详)。2014年,Ades等报道1例腹腔镜宫颈环扎术后妊娠患者,于妊娠27周时发现13-三体染色体异常,行剖宫取胎术结束妊娠。

三、经阴道分娩

在妊娠早期和妊娠中期,任何原因终止妊娠,如自然流产、难免流产、胎儿严重畸形或染色体异常、胎死宫内等,都应该考虑经阴道排出胎儿和附属物。在妊娠晚期,如果可以提前取出宫颈环扎带,则可以经阴道分娩,避免开腹手术的创伤。

1. 妊娠早期流产　妊娠早期若发生自然流产,妊娠产物经阴道自然排出。妊娠早期若发现胎死宫内或稽留流产、难免流产,或检查发现胎儿畸形或染色体异常,可实施宫颈扩张及吸宫或清宫术。且环扎手术通常不会封闭宫颈管,不影响早期流产清宫手术。有时宫颈环扎过紧,扩宫棒不易进入宫颈管,导致清宫术失败。例如在妊娠期施行宫颈环扎术的患者,因妊娠期宫颈质软,环扎时结扎过紧可封闭宫口,导致扩宫困难。但是妊娠早期子宫及盆腔解剖变化不大,此时可经腹腔镜轻松取出环扎带,再行吸宫或清宫术。也可经阴道后穹窿取出环扎带,创伤更小,取出困难时可仅松解环扎带,即可成功施行吸宫或清宫术。妊娠早期任何原因终止妊娠都应尽力避免开腹剖宫取胎术。

2. 妊娠中期流产　妊娠中期子宫增大,胎儿及附属物生长迅速,此时若需终止妊娠,仍应首先考虑经阴道手术,以避免创伤较大的剖宫手术对后续妊娠的影响。手术方式的选择取决于胎儿大小和宫颈可扩张的程度。前文已述,阴式宫颈环扎术结扎松紧度以宫颈内口能容1小指尖(5~10mm)为度。而腹腔镜宫颈环扎术一般以可通过8号扩宫棒为最佳。妊娠前环扎时可将8号扩张棒置于宫颈内口,然后环扎带打结。妊娠期环扎术则通常无法确切掌握结扎松紧度。宫颈口无阻力通过8号扩张棒可允许妊娠早期的吸宫/清宫术。而文献报道也证实环扎术后宫口扩张的程度并不一致。2009年,Carter等在为腹腔镜宫颈环扎术后妊娠中期胎膜早破的患者终止妊娠时发现,其宫颈口最大扩张不超过1cm。1998年,Schibetta等报道的一例腹腔镜宫颈环扎术后冷冻赠卵胚胎移植成功妊娠的病例,妊娠38周[+4]选择性剖宫产时检查宫颈环扎带,在子宫下段可触及环形隆起,环扎环直径大约1.5cm。2005年,Kjøllesdal等用Mesh网带行腹腔镜宫颈环扎术时,为便于流产清宫的可能,

mesh 环扎松紧以可扩张 2cm 为界。

由以上几个文献可见,结扎略松的宫颈使妊娠中期的扩宫清宫术成为可能。2014 年 Ades 等报道了 1 例 17 周胎死宫内的双胎妊娠,2012 年 Riiskjaer 等报道了 2 例 13~14 周发现胎儿畸形或染色体异常的单胎妊娠,均行扩宫及清宫术终止妊娠。但是过度地扩张宫颈可致宫颈撕裂、环扎带移位等,Riiskjaer 等即是因为担心宫颈间质撕裂,可致后续妊娠宫口间隙过大,故扩宫清宫术后再次手术,在腹腔镜下取出环扎带并重新置入环扎带环扎宫颈峡部。

3. 取出环扎带后阴式分娩 在妊娠中期的后期因各种原因需终止妊娠时,此时胎儿较大,因环扎带的存在无法经阴道娩出,而且此时期的胎儿娩出后无法存活,或孕妇及家属已放弃妊娠,或已为宫内死胎,行剖宫手术创伤大,最理想的方法是拆除环扎带,然后经阴道分娩。2003 年 Cho 等、2008 年 Agdi 和 Tulandi 都报道了腹腔镜环扎术后妊娠约 19 周时发生胎膜早破或羊水过少,即在腹腔镜取出环扎带后经阴道分娩。若子宫较大,腹腔镜拆除环扎带操作困难时,可选择后穹窿取出,或腹壁小切口开腹手术拆除环扎带。

4. 妊娠晚期经阴道分娩 在妊娠晚期的初期,因胎儿异常(如胎死宫内)等原因需结束妊娠时,其处理方法与妊娠中期的流产相同。应先取出环扎带,再经阴道娩出胎儿。取出环扎带的方法可为腹腔镜、腹壁小切口、阴道后穹窿等。

也有学者尝试腹腔镜宫颈环扎术后妊娠经过正常者经阴道分娩。其采用改良的腹腔镜环扎术式,术后妊娠分娩时先经阴道后穹窿取出环扎带,再行阴式分娩。此方法是 2017 年由 Shaltout 等报道,在腹腔镜下宫颈内口水平由前向后放置环扎带,再穿过阴道后穹窿,进入阴道,在阴道内扎紧打结,带结留在阴道内。环扎带在早产临产或胎膜破裂后紧急拆除,或在妊娠 37~38 周时择期拆除。取出环扎带后,胎儿可经阴道娩出。在报道的 15 例患者中,1 例妊娠 8 周胎死宫内行清宫术。2 例妊娠 21 周、23 周发生无痛性宫颈扩张和胎膜早破,经阴道取出环扎带后经阴道娩出。妊娠至妊娠晚期的 12 例患者中,除 2 例因胎儿臀位行剖宫产术终止妊娠,余皆经阴道取出环扎带,并成功经阴道分娩。

参 考 文 献

1. Ades A, Dobromilsky KC. Laparoscopic removal of abdominal cerclage and vaginal delivery at 21 weeks[J]. CRSLS MIS Case Reports from SLS, 2015, 19(1).

2. Agdi M, Tulandi T. Placement and removal of abdominal cerclage by laparoscopy. Reprod Biomed Online, 2008, 16 (2): 308-310.

3. Bolla D, Raio L, Imboden S, et al. Laparoscopic cerclage as a treatment option for cervical insufficiency. Geburtshilfe Frauenheilkd, 2015, 75 (8): 833-838.

4. Burger NB, Einarsson JI, Brölmann HA, et al. Preconceptional laparoscopic abdominal cerclage: a multicenter cohort study. Am J Obstet Gynecol, 2012, 207 (4): 273. e1-12.

5. Cho CH, Kim TH, Kwon SH, et al. Laparoscopic transabdominal cervicoisthmic cerclage during pregnancy. J Am Assoc Gynecol Laparosc, 2003, 10 (3): 363-366.

6. Moawad GN, Tyan P, Bracke T, et al. Systematic review of transabdominal cerclage placed via laparoscopy for the prevention of preterm birth. J Minim Invasive Gynecol, 2018, 25 (2): 277-286.

7. Nicolet G, Cohen M, Begue L, et al. Laparoscopic cervico-isthmic cerclage evaluation. Gynecol Obstet Fertil, 2009, 37 (4): 294-299.[Article in French]

8. Riiskjaer M, Petersen OB, Uldbjerg N, et al. Feasibility and clinical effects of laparoscopic abdominal cerclage: an observational study. Acta Obstet Gynecol Scand, 2012, 91 (11): 1314-1318.

9. Shaltout MF, Maged AM, Elsherbini MM, et al. Laparoscopic transabdominal cerclage: new approach. J Matern Fetal Neonatal Med, 2017, 30 (5): 600-604.

10. Whittle WL, Singh SS, Allen L, et al. Laparoscopic cervico-isthmic cerclage: surgical technique and obstetric outcomes. Am J Obstet Gynecol, 2009, 201 (4): 364. e1-7.

第十二章

腹腔镜宫颈环扎术后环扎带的处理

腹腔镜宫颈环扎术后因某些原因需取出环扎带,这些原因包括因妊娠丢失或预计丢失需取出环扎带后经阴道排出妊娠产物;因环扎带移位、断裂、侵蚀而需取出;剖宫产术中无再生育要求而需取出环扎带。取出环扎带的方法有开腹、下腹部小切口、腹腔镜、经阴道后穹窿等。环扎带的处理包括取出环扎带、松解环扎带、保留环扎带等。

一、环扎带的取出

通常宫颈环扎带的取出方式取决于结束妊娠的方式,若拟行开腹手术,则于剖宫取胎术中或术后取出环扎带。若于妊娠中期流产,可选择腹腔镜手术取出环扎带,然后行阴式分娩。某些情况下还可经阴道取出环扎带,允许经阴道自然分娩。

(一) 腹腔镜取出环扎带

目前,腹腔镜手术是腹腔镜或开腹宫颈环扎术后妊娠中期流产最常用的取环扎带方式。腹腔镜或开腹宫颈环扎术环扎带结扎于子宫峡部,通常无法经阴道取出。如果孕中期发现胎儿畸形、胎死宫内或胎膜早破等异常,为不影响后续妊娠应以尽可能小的创伤结束此次妊娠,需尽量避免剖宫取胎术,此时可通过腹腔镜手术拆除环扎带,然后经阴道分娩。如果患者施行腹腔镜或开腹环扎术后因其他原因放弃妊娠要求,或者剖宫产术时未取出环扎带,术后又没有生育要求,也可行腹腔镜取出环扎带。

1. 手术方法 腹腔镜宫颈环扎带的取出可在非妊娠期施行,但是多数情况是在妊娠中期进行。非妊娠期施术方法简单,出血少,主要步骤与妊娠期手术相同。

(1)穿刺口的选择:非妊娠期腹腔镜手术腹部穿刺口的选择与环扎术时相同。因妊娠中期子宫增大显著,妊娠期腹腔镜手术穿刺口的选择取决于子宫底的位置。图 12-0-1 显示了妊娠子宫在盆腹腔的位置,妊娠满 12 周时,宫底位于耻骨联合上 2~3 横指;妊娠满 16 周时,宫底在脐耻之间;妊娠满 20 周时,宫底达脐下一横指。从图 12-0-1 中可以看出,在妊娠 16 周以下,宫底与脐孔尚有距离,此时可选择脐孔为第一穿刺口;当宫底接近或达到脐孔水平时,第一穿刺口需选择在脐与剑突之间,如腹正中线脐上 2~3cm,且需以"开放切口穿刺法"(即 Hasson 开放式穿刺法)在直视下置入套管针,以避免对子宫的穿刺伤。因为增大的子宫妨碍了辅助套管针的穿刺,腹壁两侧的辅助穿刺口可适度调高,并远离中线,以便腹腔镜操作器械可以适宜的角度达到子宫下段。第 4 个穿刺口一般选择耻骨上方 3cm,也可选择两侧下腹部为第 4、第 5 穿刺口。

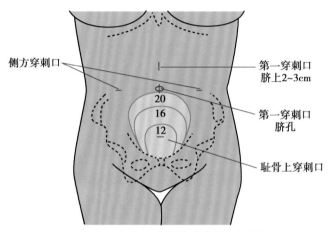

图 12-0-1　妊娠子宫和腹壁穿刺口的选择

(2)寻找并游离带结:传统的开腹或腹腔镜宫颈环扎术需打开子宫膀胱反折腹膜,环扎后缝合腹膜创口,环扎带包埋在腹膜下方。待需要取出环扎带时,环扎带表面已经腹膜化,有时不易识别。环扎带于子宫前方打结者,带结更易于识别和取出。将子宫置于中位偏后,腹腔镜探入子宫前壁与前腹壁之间,观察子宫前壁下段,寻找环扎带带结及带尾(图 12-0-2)。妊娠子宫大而软,血管丰富,术时需用腹腔镜器械轻柔拨动子宫,操控子宫位置。可在打开子宫膀胱反折腹膜前于反折腹膜下方注射生理盐水,以减少出血(图 12-0-3)。小心打开环扎带和带结表面腹膜,分离粘连,游离带结(图 12-0-4)。

带结若打在子宫后壁,取出环扎带比从前壁取出困难。在妊娠子宫,若子宫过大,无法控制子宫位置,腹腔镜和手术器械无法到达子宫后壁峡部,手术将无法完成;只有在妊娠早期或妊娠中期近早期的患者,子宫增大不显著,手术难度相对降低,尚可成功取出环扎带。在非妊娠子宫,可轻易操控子宫位置,手术操作难度不大(图 12-0-5、12-0-6)。

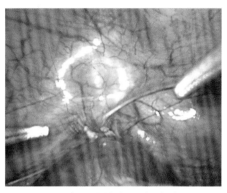

图 12-0-2　腹腔镜检查子宫前壁下段,见环扎带及带结包埋于腹膜下

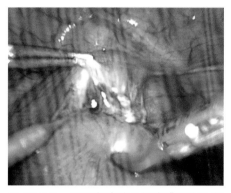

图 12-0-3　于子宫膀胱反折腹膜下方注射生理盐水,形成水垫

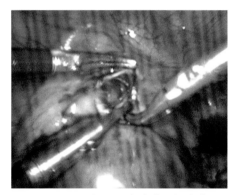

图 12-0-4　打开子宫膀胱反折腹膜

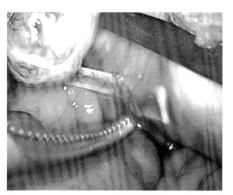

图 12-0-5　腹腔镜沿子宫后壁达子宫下段,检查子宫峡部后壁环扎带结

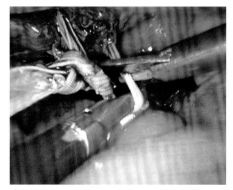

图 12-0-6　游离子宫峡部后壁环扎带和带结后,牵拉带结,剪刀剪断环扎带

（3）剪断、拉出环扎带：用腹腔镜抓钳钳夹带结，向上牵拉，使带结脱离子宫表面。腹腔镜剪刀一侧剪叶伸入带结一侧环扎带内，剪断环扎带（图 12-0-7）。抓钳提拉带结，牵拉取出环扎带（图 12-0-8）。

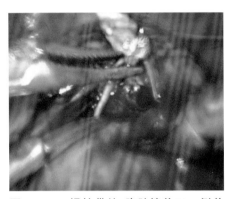

图 12-0-7　提拉带结，腹腔镜剪刀一侧剪叶伸入带结一侧环扎带并剪断

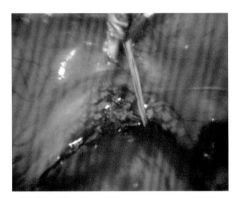

图 12-0-8　腹腔镜抓钳提拉环扎带取出

（4）创面的处理：检查子宫创面有无出血，电凝止血（图 12-0-9）。可吸收线连续缝合关闭腹膜创口（图 12-0-10）。

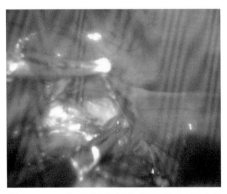

图 12-0-9　腹腔镜双极电凝子宫前壁创面出血点

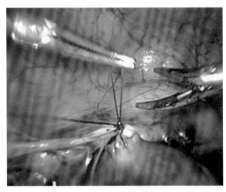

图 12-0-10　可吸收线连续缝合关闭腹膜创口

2. 极简式腹腔镜宫颈环扎术后环扎带的取出　极简式腹腔镜宫颈环扎术因为不打开子宫膀胱反折腹膜，带结表面无腹膜覆盖，未被包埋，在腹腔镜手术取出环扎带时易于识别和拆除。极简式手术步骤少，组织损伤小，带结表面的粘连形成少，故手术操作相对简单，难度小。

在腹腔镜宫颈环扎带取出术中可以发现,极简式术后的环扎带极易识别。当腹腔镜沿子宫前壁或后壁探入盆腔观察子宫下段时,即可发现带尾及带结。带结表面常会形成膜样粘连,易于分离(图 12-0-11、12-0-12)。分离粘连,游离带结后,钳夹并牵拉带结,剪断一侧环扎带并拉出(图 12-0-13、12-0-14)。因为未打开子宫膀胱反折腹膜,子宫创面出血通常很少,亦不需缝合关闭腹膜创口(图 12-0-15)。

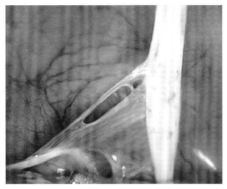

图 12-0-11 腹腔镜发现子宫前壁峡部带尾及膜样粘连

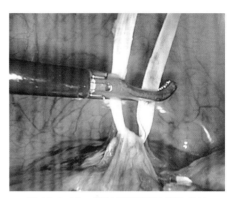

图 12-0-12 腹腔镜下子宫前壁带结

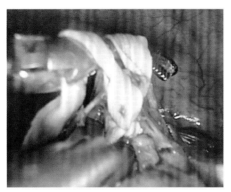

图 12-0-13 提拉带结,腹腔镜剪刀剪断一侧环扎带

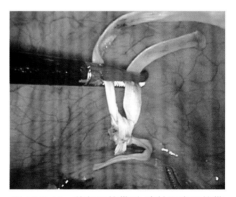

图 12-0-14 剪断环扎带后,牵拉取出环扎带

3. 术中注意事项

(1)因为腹腔镜取环扎带的手术通常在妊娠中期施行,因此穿刺套管针的放置是很重要的问题。第一穿刺口通常根据宫底的高度选择,并尽量选用开放式方法置入套管针。侧方辅助穿刺口既要避开增大的子宫,又要求手术器

械能够到达子宫下段进行操作。

（2）因妊娠子宫增大、变软、充血，在腹腔镜手术过程中，任何手术操作必须轻柔、小心，以免对妊娠子宫产生压力；操作器械的插入和移动都应在腹腔镜直视下进行。

（3）环扎带取出的主要步骤是识别并游离环扎带结，剪断带结一侧的环扎带，牵拉带结，可拉出环扎带。操作时需注意不可同时剪断带结两侧的环扎

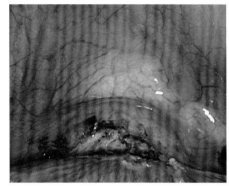

图 12-0-15　电凝止血后子宫峡部前壁创面

带，环扎带断端回缩进宫旁组织内可致环扎带无法取出。

（4）若缝扎宫颈组织的材料为不可吸收缝线，环扎线的取出相对容易，可识别局部环扎线并剪断，环扎线可回缩进宫旁组织，甚至自行脱落，若环扎线无法寻找可留置腹腔，不予处理。

4. 临床应用　检索英文文献，因妊娠中期丢失而在经阴道流产前先行腹腔镜宫颈环扎带取出术者结束妊娠时间在 15~21 周（表 12-0-1）。其中妊娠 21周者为 2015 年 Ades 和 Hong 报道的，双子宫右侧子宫妊娠因胎盘血供不足导致胎死宫内。患者为双子宫畸形，既往左侧子宫妊娠 2 次，分别于妊娠 22周、24 周发生自然流产。此后患者施行了腹腔镜双宫颈环扎术，两个宫颈分别用 1 号聚丙烯单丝线进行了环扎，线结打在子宫后壁。术后患者自然妊娠，胚胎位于右侧子宫。妊娠 21 周时超声检查发现胎死宫内。为避免剖宫取胎决定行腹腔镜手术移除右侧宫颈环扎线。患者置截石位，予全身麻醉。因为增大的妊娠子宫，第一个穿刺口选择腹中线脐上 2cm，另 3 个套管针分别选择两侧髂窝和耻骨上方。应用 30° 腹腔镜以便于观察子宫下段。在子宫膀胱交界处打开腹膜，用剪刀和单极电凝朝向放置环扎线的子宫峡部区域仔细分离子宫膀胱间隙。一旦发现环扎线，钳夹并提拉，用剪刀剪断。腹腔镜成功取出右侧宫颈环扎线 14 小时后，患者发生自然流产。术后检查提示胎盘功能不良导致胎儿缺氧。

表 12-0-1 中，第一穿刺口根据宫底位置可选择脐孔、脐上 2cm、脐上 3cm；侧腹壁辅助穿刺口多选择与脐孔相平。2008 年，Agdi 等报道 1 例妊娠 19 周腹腔镜取环扎带者，取脐上 3cm 为第一穿刺口，以开放式置入第一个套管针，两侧方的套管针选择与脐在同一水平。2007 年，Carter 等报道 1 例复发性流产的患者，妊娠 13 周时行开腹宫颈环扎术。妊娠 17 周时发现羊水过少和胎死宫内。检查妊娠子宫宫底约在脐下 3cm。选用脐部穿刺口，采用 Hasson 开

表 12-0-1　检索文献腹腔镜宫颈环扎带取出术

作者,年份	病例	环扎时机	环扎方式	环扎材料	带结位置	结束妊娠原因	结束妊娠时间	腹壁穿刺口	手术经过
Lesser 等,1998	1	13周	开腹	Mersilene环扎带	—	双胎,羊水过少,胎死宫内	17周	—	腹腔镜环扎带取出术
Cho 等,2003	1	11~14周	腹腔镜	Mersilene环扎带	—	胎膜早破	19周	—	腹腔镜环扎带取出术
McComiskey 等,2006	1	11周	开腹	环扎带	子宫后方	术后足月分娩,第二次妊娠胎停育	10周	常规3个穿刺口	腹腔镜绝育+环扎带取出术
Carter 等,2007	1	13周	开腹	Mersilene环扎带	子宫前方	胎膜早破,羊水过少,胎死宫内	17周	脐孔(Hasson开放法)/脐部水平两侧/耻骨上方	腹腔镜环扎带取出术
Agdi 等,2008	1	妊娠前	腹腔镜	Mersilene环扎带	子宫前方	重度羊水过少	19周	脐上3cm(开放式)/脐部水平两侧	腹腔镜环扎带取出术
Riiskjaer 等,2012	2	妊娠前	腹腔镜	Mersilene环扎带	—	胎儿畸形,染色体异常	13~14周	—	宫颈扩张+吸宫术,术后腹腔镜环扎带取出并重新置入
Carter 等,2013	1	妊娠前	开腹	Mersilene环扎带	子宫前方	胎膜破裂	19周	脐孔(Hasson开放法)/脐部水平两侧/耻骨上方	腹腔镜环扎带取出术
Ades 和 Dobromilsky,2015	1	妊娠前	腹腔镜	1号聚丙烯单丝线	子宫后方	右侧子宫妊娠(双子宫)胎死宫内	21周	脐上2cm/两侧髂窝/耻骨上方	腹腔镜右侧子宫环扎带取出术
Ades 等,2018孕前	1	妊娠前	腹腔镜	1号聚丙烯单丝线	子宫后方	胎膜早破	15周	—	腹腔镜环扎带取出术

放法放置套管针。脐部两侧放置辅助套管针。耻骨上方放置 5mm 套管针。上述两个报道病例皆成功取出环扎带,并经阴道娩出胎儿及附属物。

当子宫未超出或略超出盆腔,或流产后施行腹腔镜环扎带取出术者,腹壁穿刺部位及数目可与传统腹腔镜手术相同。2012 年,Riiskjaer 等报道了 2 例 13~14 周发现胎儿畸形或染色体异常的单胎妊娠,均行扩宫及清宫术终止妊娠。但是术者考虑到过度的扩张宫颈可致宫颈撕裂、环扎带移位等,可致后续妊娠宫口间隙过大,故扩宫清宫术后再次手术,在腹腔镜下取出环扎带并重新置入环扎带。

从表 12-0-1 中还可看出,多数环扎带带结位于子宫前方,因此尽管子宫增大、充血、变软,腹腔镜手术器械仍然可以到达子宫下段,安全地取出环扎带,无并发症发生。而带结位于子宫后方者包括 1 例妊娠 10 周胎停育,2 例应用 1 号聚丙烯单丝线环扎。2006 年,McComiskey 等报道 1 例妊娠 11 周行开腹宫颈环扎术者,术后妊娠至足月并成功剖宫产分娩。此后患者再次妊娠,孕 10 周时发现胎停育。经与患者讨论绝育术、疼痛和环扎带侵蚀风险等,决定行腹腔镜下绝育并宫颈环扎带取出术。采用 3 个腹部穿刺口,发现环扎带带结位于子宫后方,包埋在腹膜下方。逐步分离游离带结,腹腔镜剪刀剪断环扎带,拉出环扎带并取出。双侧输卵管置 Filshie 夹绝育。

首都医科大学附属复兴医院宫腔镜中心开展腹腔镜宫颈环扎术已有十年历史,腹腔镜下取环扎带也有数年。腹腔镜下取环扎带的原因有以下几种:①环扎带异位、侵蚀而需取出;②妊娠中期因胎儿异常需要引产需先取出环扎带,或因胎膜早破需紧急取出环扎带,经阴道分娩;③剖宫产术中取环扎带只取出带结和部分线带,部分线带残留,患者要求取带;④宫颈环扎术后因某些原因放弃妊娠要求而需取出环扎带。

术中发现,腹腔镜环扎术后环扎带表面被腹膜化,剖宫产术后患者可能同时存在膀胱与子宫下段的粘连,环扎带线结包裹于粘连带内,因此需要以剪刀或超声刀分离环扎带表面腹膜组织或粘连带,游离线结,提拉线结,于线结的一侧剪断,牵拉线结取出环扎带,如果分离并游离带结困难,牵拉阻力大者,可于其腹侧或背侧剪断环扎带,分两段取出,有助于减少牵拉阻力,拉出环扎带。妊娠期患者,由于子宫增大,子宫下段暴露困难,建议使用 30° 光学视管,获得良好的手术操作视野。

环扎带异位、侵蚀者,腹腔镜下仅见部分环扎带,可行宫腹腔镜联合手术取出,宫腔镜可检查环扎带是否累及宫颈管黏膜或子宫内膜,如果可疑膀胱侵蚀者,可行膀胱镜检查,并明确环扎带是否完全取出。

(二) 腹壁小切口取出环扎带

在某些情况下,如妊娠中期流产,妊娠晚期因严重畸形或染色体异常、胎死宫内等原因需结束妊娠时,拟经阴道分娩,而在分娩前需先取出环扎带,却无腹腔镜设备可用或不适宜行腹腔镜手术时,可选择腹部小切口手术取出。术时应排空膀胱,在耻骨联合上方两横指处做横行小切口,切开腹壁全层,手指深入,触及并提拉环扎带,剪断并拉出。在妊娠晚期,因子宫增大,充填腹腔,手术操作困难,或因粘连、带结在后壁等原因无法取出环扎带时,可剪断环扎带,不必强行取出。环扎带剪断后,宫颈松弛,允许经阴道分娩。

(三) 剖宫产时取出环扎带

若患者成功妊娠,分娩活胎,无再生育要求,剖宫产娩出胎儿、胎盘、缝合子宫后可取出宫颈环扎带。对有再生育要求的患者,在剖宫产分娩缝合之后应检查宫颈环扎带的位置和完整性,如移位、脱落、断裂则需取出,必要时可再放置环扎带(图 12-0-16)。若妊娠前行环扎术,术后较长时间才成功妊娠,或剖宫产后留置环扎带,多次妊娠,此时环扎带存留时间较长,包埋于峡部组织中,粘连紧密,不易识别及游离。加之妊娠子宫血运丰富,手术操作困难。术时需先分离粘连,游离部分环扎带,尚

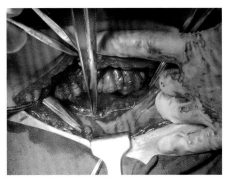

图 12-0-16 剖宫产术后检查环扎带,在子宫下段前壁剖宫产切口下方可见环扎带(镊子所指处)

可取出。环扎带的取出方法与腹腔镜手术相似,提拉带结,剪断一侧环扎带,牵拉带结取出。剖宫产手术与腹腔镜手术的区别在于,剖宫产手术可依赖触觉感知环扎带的部位及完整性;对于子宫后壁打结的环扎带,剖宫产仍然可以轻易取出。

(四) 经阴道取出环扎带

传统的经阴道宫颈环扎术后,一般在妊娠 37~38 周前经阴道取出环扎带,或者患者 38 周前临产后经阴道取出环扎带,然后待患者经阴道自然分娩。腹腔镜或开腹宫颈环扎术环扎带结扎在子宫峡部水平,位置较高,通常无法经阴道取出。目前只有数篇文献报道腹腔镜宫颈环扎术后经阴道取出环扎带。2009 年,Whittle 等报道了 6 例行腹腔镜宫颈环扎术的病例,于妊娠 17~23 周时因胎膜早破、宫颈扩张、急性或亚急性绒毛膜羊膜炎行经阴道后穹窿取出环扎带,然后经阴道结束妊娠。另报道 1 例行剖宫产分娩,产后因环扎带侵蚀后

穹窿,移位至阴道,行阴道后穹窿切开取出宫颈环扎带。2017 年,Shaltout 等采用改良的腹腔镜宫颈环扎术式,术时将环扎带穿过阴道后穹窿,在阴道内打结。在终止妊娠之前经阴道拆除环扎带,然后经阴道自然分娩。报道 15 例,有 3 例环扎带留置,其中 1 例妊娠 8 周胎死宫内行清宫术,2 例因胎儿臀位行剖宫产术。余 12 例皆经阴道取出环扎带,经阴道分娩。

二、松解环扎带

在某些情况下,宫颈环扎带取出困难,此时可在局部寻找并游离环扎带,剪刀剪断,这样即使不取出环扎带,也可以放松宫颈,允许经阴道分娩。如在腹腔镜宫颈环扎带取出术中,带结若打在子宫后壁,手术操作困难,无法取出环扎带,此时可小心将增大的子宫向前方和侧方摆动,在宫骶韧带上方剪断环扎带环。若环扎带留置盆腔时间较长,包埋于宫壁和宫旁组织中,粘连紧密,不易识别及游离,环扎带无法取出,也可仅剪断环扎带,松解宫颈,剪断的环扎带原位留置,以后盆腔 B 超随访,留意观察直肠刺激症状。

三、环扎带的留置

宫颈环扎术后成功妊娠分娩的患者,如果有再生育的要求,环扎带可留置,不予取出。但是应采取措施检查环扎带位置和带环的完整性,以确保环扎带仍然有效。行剖宫产术时,在胎儿和胎盘娩出、子宫创口缝合后,应检查环扎带,若环扎带位置正常、无断裂、未累及宫颈管黏膜和子宫内膜,带结不松弛,可留置环扎带;如发现环扎带位置异常,侵蚀入膀胱、子宫腔或宫颈管,带结已松散等,需取出环扎带,必要时可于术中或术后重新行环扎带宫颈环扎术;若环扎术是在妊娠期进行,因妊娠子宫软,带结更易扎紧,术时又无法检查宫颈的容受性,故剖宫产时还需经阴道检查宫口情况,以免产后恶露和经血排出不畅。有时妊娠前宫颈环扎术后因其他原因长期未妊娠,需定期行阴道超声、妇科检查等确定环扎带位置和有无并发症发生。对大多数患者来说,保留环扎带尚未见明显的不良反应,当患者有反复盆腔炎症、慢性盆腔痛时,可考虑腹腔镜手术取出环扎带。保留环扎带的患者,如果不计划再次妊娠,应尽早取出环扎带,以减少环扎带移位或侵蚀的机会及后果。

参 考 文 献

1. Ades A, Dobromilsky K. Laparoscopic removal of abdominal cerclage and vaginal delivery

at 21 weeks, CRSLS. e2014. 00247.

2. Ades A, Parghi S, Aref-Adib M. Laparoscopic transabdominal cerclage: Outcomes of 121 pregnancies. Aust N Z J Obstet Gynaecol, 2018, 58 (6): 606-611.

3. Agdi M, Tulandi T. Placement and removal of abdominal cerclage by laparoscopy. Reprod Biomed Online, 2008, 16 (2): 308-310.

4. Carter JF, Savage A, Soper DE. Laparoscopic removal of abdominal cerclage at 19 weeks' gestation. JSLS, 2013, 17 (1): 161-163.

5. Carter JF, Soper DE. Laparoscopic removal of abdominal cerclage. JSLS, 2007, 11 (3): 375-377.

6. Cho CH, Kim TH, Kwon SH, et al. Laparoscopic transabdominal cervicoisthmic cerclage during pregnancy. J Am Assoc Gynecol Laparosc, 2003, 10 (3): 363-366.

7. Lesser KB, Childers JM, Surwit EA. Transabdominal cerclage: a laparoscopic approach. Obstet Gynecol, 1998, 91 (5 Pt 2): 855-856.

8. McComiskey M, Dornan JC, Hunter D. Laparoscopic removal of abdominal cervical suture. Ulster Med J, 2006, 75 (3): 228.

9. Riiskjaer M, Petersen OB, Uldbjerg N, et al. Feasibility and clinical effects of laparoscopic abdominal cerclage: an observational study. Acta Obstet Gynecol Scand, 2012, 91 (11): 1314-1318.

10. Shaltout MF, Maged AM, Elsherbini MM, et al. Laparoscopic transabdominal cerclage: new approach. J Matern Fetal Neonatal Med, 2017, 30 (5): 600-604.

11. Whittle WL, Singh SS, Allen L, et al. Laparoscopic cervico-isthmic cerclage: surgical technique and obstetric outcomes. Am J Obstet Gynecol, 2009, 201 (4): 364. e1-7.

第十三章

宫颈环扎术并发症

第1节　经阴道宫颈环扎术并发症

宫颈环扎术是治疗宫颈功能不全的有效方法,其目的是尽可能加强宫颈管的张力,阻止妊娠期宫腔内妊娠组织增大导致的宫颈松弛,协助宫颈内口负担妊娠中后期胎儿及胎儿附属物的重力,维持妊娠,防止复发性流产和早期早产。一直以来,妊娠期经阴道宫颈环扎术的应用十分广泛,同时也积累了丰富的诊治并发症的经验。目前为止,经阴道宫颈环扎术(transvagina cervical cerclage,TVCC)的并发症发生率低,相关报道较少,严重并发症罕见。文献报道常见的并发症有胎膜早破、绒毛膜羊膜炎、泌尿系统感染、围手术期出血、宫颈裂伤、环扎线或环扎带侵蚀/移位、瘘管形成等。危及生命的并发症如子宫破裂、败血症等极为罕见,但仍有个例报道。现将国内外 2003—2016 年报道 TVCC 并发症发生情况汇总于表 13-1-1。

表 13-1-1　TVCC 并发症发生情况

作者,年份	环扎方式	例数	发生率	并发症类型	备注
Audu BM 等,2003	McDonald	141	36 (25.5%)	出血,泌尿系感染,缝线进宫颈管	感染为导致失败的重要因素
Wall LL 等,2007	经阴环扎	—	1	术后 2 周膀胱阴道瘘	宫颈锥切史
金晓莹和张松英,2010	Shirodkar (孕前)	10	0	无并发症	IVF-ET 前 2~3 个月
Ruan JM 等,2011	经阴环扎	—	1	10 年后反复泌尿系感染,血尿	2cm 膀胱结石贴环扎带上
Drassinower D 等,2011	经阴环扎	267	169 (0.6%)	绒毛膜羊膜炎,破膜,早产	病史与超声指征无差异
陈凤林,2012	McDonald	106	11 (10.4%)	1 例术时膀胱撕裂	术前多次宫颈放疗

续表

作者,年份	环扎方式	例数	发生率	并发症类型	备注
Mubasshir S 等,2012	McDonald	70	7(10%)	术时胎膜破裂	多见于宫颈缩短,宫口开大时
Madueke-Laveaux 等,2013	Shirodkar	—	1	术后 13 年膀胱阴道瘘	环扎带要完全取出
Seravalli V 等,2013	经阴环扎	134	3(2.2%)	产时宫颈撕裂	与不环扎比,不增加发生率
Kdous M 等,2015	McDonald	23	1(4.34%)	羊膜腔感染	替代开腹有效和微创方法
Ng KL 等,2015	McDonald(19 周)	—	1	术后 2 周漏尿,34 周败血症	输尿管阴道瘘
Aydin T 等,2015	McDonald(17 周,紧急)	74	27(36.4%)	20 周突发腹痛	宫颈后壁 2cm 横裂
李全香等,2016	Shirodkar	40	1(2.5%)	膀胱宫颈韧带处血肿	缝合止血

　　经阴道宫颈环扎手术并发症的发生率因采取的术式、宫颈环扎的时机及适应证的不同而不同,例如在胎膜破裂或宫颈扩张时施行的紧急环扎术发生并发症的风险增加,较其他适应证实施的择期环扎并发症明显增多。紧急宫颈环扎术发生率最高的并发症为感染,包括阴道炎、胎儿宫内感染、绒毛膜羊膜炎,甚至败血症;手术过程中可能发生胎膜破裂、子宫收缩、流产、宫颈撕裂等;术后可出现胎膜早破、流产、早产等不良结局。2015 年,Ehsanipoor 等对文献报道中以体征诊断为指征的紧急宫颈环扎术病例进行分析,发现术中胎膜破裂的发生率约为 4.1%(10/246),宫颈撕裂发生率约为 7.9%(7/140)。临床上应根据患者个体情况尽量选择较早的手术时机,采用适当的手术术式,术中术后密切观察监护,以减少并发症的发生。

一、术中并发症

　　经阴道宫颈环扎手术操作直接导致的并发症,如出血、胎膜破裂、环扎失败等,通常发生在手术中并延续至术后近期。其发生概率和严重程度与采用术式、妊娠时机和手术指征密切相关。有关妊娠相关的并发症稍后阐述。

(一)出血

　　经阴道宫颈环扎术手术方法相对简单,术中通常只有少量出血,很少发生多量或严重出血。文献报道术中出血量差异较大,在数毫升至数十毫升不等。有学者认为术中出血量 >100ml 时可为多量出血。出血原因可为手术操作无意损伤宫旁血管致严重出血,需电凝或缝扎止血,有时需输血治疗。若因妊娠期宫颈组织充血可引起少量或多量出血,通常不需输血治疗。2011 年,Liddiard 等对比研究不同手术指征的经阴道宫颈环扎手术,发现在 25 例以超声诊断为指征的经阴道环扎手术,发生 1 例较多量出血,发生率为 4%(1/25)。2016 年,李全香等报道 40 例 Shirodkar 宫颈环扎术,有 1 例发生膀胱宫颈韧带处血肿,予缝合止血。

(二) 脏器损伤

宫颈环扎因为是经阴道操作,发生盆腔脏器损伤的概率很低,只有曾行宫颈手术或因其他原因致局部组织结构改变的患者可能发生损伤,文献报道极少。2012 年,陈凤林报道 1 例经阴道宫颈环扎术中发生膀胱撕裂,该患者术前曾多次因宫颈癌行宫颈放疗,说明该术式对因放射或手术致阴道瘢痕广泛者应慎用。

(三) 其他

经阴道宫颈环扎术术中还可发生其他并发症,如术中宫颈撕裂、麻醉意外、急性肺水肿等,但文献报道很少。2017 年,Lee 等报道 1 例妊娠 14 周的孕妇行紧急宫颈环扎术,患者出现呼吸急促和躁动,胸部 X 线提示严重肺水肿,超声心动图提示中度左心室运动异常,左心室壁中部至心尖部运动不能,提示应激性心肌病。考虑患者肺水肿来源于应激性心肌病。经及时诊断和治疗,患者预后良好。

二、术后并发症

(一) 感染

宫颈环扎术因为经阴道手术和环扎带位于阴道内而上行性感染的概率增大。非妊娠期可发生阴道炎、子宫内膜炎、盆腔炎等;妊娠期可发生胎儿宫内感染、绒毛膜羊膜炎,甚至有孕妇败血症的报道;环扎带累及泌尿系统可发生泌尿系统感染、血尿,甚至形成瘘管。

感染是经阴道宫颈环扎术比较常见的并发症。2003 年,Audu 等观察了因宫颈功能不全于妊娠期行经阴道宫颈环扎术 141 例,术后阴道分泌物过多者比率为 9.9%(14/141),泌尿系感染者比率为 7.8%(11/141)。在 2004 年 Azem 等的报道中,妊娠 11~13 周行选择性宫颈环扎术 269 例次,术后发生感染者 10 例,发生率为 3.7%。作者分析认为环扎术后感染发生率较低的原因为纳入研

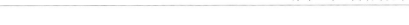

究的是选择性环扎病例。

环扎术后发生感染的孕妇可出现阴道分泌物增多、发热、腹痛等症状。2014年,麦玉玲等报道38例孕中期紧急宫颈环扎术,术后发热3例,均在38.0℃以下,经抗感染治疗后痊愈。感染可发生在术后近期,也可发生在术后远期,远期感染多因为留置环扎带感染或者发生环扎带侵蚀甚至形成瘘管所致。2007年,Bader等报道1例孕14周经阴道子宫峡部环扎术的患者,择期剖宫产后留置环扎带,6个月后出现阴道排液、盆腔痛、发热。CT扫查发现左侧膀胱旁积液,直径为20mm。抗生素治疗无效,后经阴道取出环扎带。微生物学检查发现A型链球菌。患者术后经过平稳,痊愈出院。2011年,Ruan等报道1例保留环扎带者10年后反复泌尿系感染、血尿,膀胱镜检查发现环扎带移位于膀胱。

（二）环扎带侵蚀、移位

经阴道宫颈环扎术后分娩方式多为取出环扎带后经阴道分娩,但是有些病例可因某些原因留置环扎带,如紧急情况剖宫产手术,可以不拆环扎带而留置,待以后再次妊娠;或者取环扎带时环扎带断裂,未能全部取出。存留的环扎带可移位,侵蚀至周围组织,引起症状。2011年,Ruan等报道1例曾行经阴道宫颈环扎术者,10年后出现反复泌尿系感染和血尿,膀胱镜检查发现环扎带移位于膀胱,环扎带上附着膀胱结石,直径约2cm,膀胱镜下取出环扎带。2013年,Madueke-Laveaux等报道1例行宫颈环扎术患者,术后13年残留环扎带侵蚀组织,导致膀胱阴道瘘。患者曾因宫颈不典型增生行激光宫颈锥切术。此后2次妊娠,分别于妊娠23周、16周行经阴道宫颈环扎术,病历记录显示其每次分娩前均取出环扎带。患者51岁时因绝经后出血就诊,检查宫颈质脆,见环扎带侵蚀宫颈,择期手术取出3cm长Mersilene环扎带残带,取出环扎带后,见大量清亮液体流出,考虑为尿液。遂予膀胱充盈亚甲蓝稀释液体,膀胱充盈约250ml时阴道内有少量蓝色液体自取出环扎带处溢出。行膀胱镜检查,见膀胱三角区上方钙化结晶,直径1cm。用小探棒自宫颈瘘口处探入,在膀胱内可见探棒探出,证实膀胱宫颈瘘的存在。膀胱镜取出结石。留置尿管保守治疗痊愈。以上报道提示行宫颈环扎术后,如果不再生育,环扎带应及时拆除。临产时要完整取出环扎带,即使产时情况紧张,待第三产程后应核对取出环扎带的长短,如疑有残留,应即刻在阴道穹窿及宫颈阴道段认真寻找取出,避免环扎带留置的晚期并发症发生。

（三）瘘管形成

经阴道宫颈环扎术后瘘管形成并发症罕见,但是环扎术临床应用已逾

60年,其术后并发症(包括瘘管)的诊治也积累了丰富的经验。1980年,Ben-Baruch等首次报道宫颈环扎术后发生输尿管阴道瘘,以后陆续有相关的报道。

1. 手术损伤　经阴道宫颈环扎术中发生周围脏器损伤,可于术后近期形成瘘管,最常发生的是膀胱阴道瘘。2007年,Wall等报道1例经阴道宫颈环扎术后出现膀胱阴道瘘病例。患者既往曾行宫颈锥切术,前2次妊娠自然流产,第3次妊娠于12周用Mersilene带行McDonald宫颈环扎术。术前检查发现宫颈极短,宫颈阴道部仅长1cm。术中因宫颈过短手术困难,但无术中并发症发生。术后2周出现阴道排液,阵发性,无胎膜破裂的征象,超声检查羊水体积正常。妊娠23~25周阴道排液增多,检查排除胎膜早破。此后的产检中,患者自述仍有阵发性排液,有时排液量较大。超声检查羊水体积正常。之后1个月,患者开始使用尿不湿、尿垫。可疑膀胱阴道瘘。妊娠32周时入院检查,妇科检查时,环扎带清晰可见,阴道后穹窿见清亮液体。涂片显微镜检查未见羊齿植物状结晶。为检查膀胱阴道瘘管的存在,膀胱注入300ml液体+亚甲蓝20ml进行染色试验。膀胱灌注后立即有大量蓝色液体流入阴道,证实了膀胱阴道瘘的存在。行膀胱镜检查,在膀胱后壁、输尿管间嵴上方见Mersilene带。暂未处理。妊娠37.5周时行剖宫产同时取出环扎带。患者术后留置导尿,期待瘘管愈合,但未成功。于剖宫产术后10周行经阴道瘘管修补术。术中见瘘管位于宫颈上方阴道前壁,直径5mm。切除瘘管周围组织,用3-0可吸收缝线缝合2层。膀胱留置尿管2周。此例经验提示:有宫颈手术史者宫颈周围的解剖学结构会发生变化,手术时应该解剖开宫颈周围的组织再行环扎,以避免伤及邻近脏器。2015年Ng等报道1例妊娠19周行经阴道宫颈环扎术者,术后2周出现漏尿,症状日益加重,误认为是少量羊水流出,直至妊娠34周出现败血症,磁共振成像(magnetic resonance imaging,MRI)提示输尿管阴道瘘,才得以诊断和治疗。分析此例发病的原因为多因素:①多次手术史(妊娠早期及中期流产各2次,剖宫产2次)导致宫颈周围组织的解剖学变异;②环扎位置过高;③宫颈不适当的牵拉;④环扎带的侵蚀。因此术前要谨慎选择病例,环扎的位置不要过高,牵拉宫颈要适当,以减少发生各种瘘的可能性。

2. 环扎带侵蚀　宫颈环扎带长期留置,可发生侵蚀、移位至周围脏器而形成瘘管,往往发生在术后数年,甚至数十年后。前述2013年,Madueke-Laveaux等报道的1例行宫颈环扎术后13年诊断膀胱阴道瘘者,取出环扎带后留置尿管保守治疗痊愈。此例致病原因为产时环扎带未取干净,残留环扎带侵蚀组织,导致膀胱阴道瘘。提示宫颈环扎带不宜长期留置,产时应及时、完整地取出环扎带,以免发生侵蚀、移位,继而形成瘘管。

（四）缝线滑脱

经阴道宫颈环扎术环扎带置于宫颈阴道部接近宫颈内口处，放置位置较低，环扎术后可发生环扎带滑脱。如果宫颈的缝扎线脱落，临床医师根据孕龄及线带或缝线移位时宫颈扩张及胎膜脱垂的情况来决定是否再行环扎术。2004 年，Azem 等报道，在 269 次单胎妊娠的 247 例患者中，妊娠 11~13 周行选择性经阴宫颈环扎术。术后缝线滑脱的发生率为 1.4%。2011 年，姚晓玲和王颖报道 22 例妊娠 14~18 周选择性经阴宫颈环扎术，术后缝线脱落致难免流产 1 例。

（五）其他

经阴宫颈环扎术后时有少量出血，通常与妊娠有关；流产前或分娩前取出环扎带时可能取出困难，可致环扎带留置或残留；术后长期卧床可致深静脉血栓（deep vein thrombosis，DVT）形成；有文献报道应用保胎药物致肺水肿者。2015 年，Zhu 等分析了因宫颈扩张和胎膜膨出行救援性宫颈环扎术 158 例，1例患者发生肺水肿，2 例患者发生 DVT。分析发生肺水肿的原因与孕妇长期大剂量应用盐酸利托君保胎治疗有关。发生 DVT 的原因与孕妇的高凝状态和较长的卧床时间有关。建议患者卧床时多翻动，尽早下床走动，腿部疼痛和不适应及时报告。

三、妊娠相关并发症

传统的经阴道宫颈环扎术以病史、超声检查和妇科检查为手术指征，手术时机为妊娠早、中期。妊娠期施术可发生与妊娠相关的并发症，包括宫缩、胎膜破裂、流产、宫内感染等，几种并发症既可单独发生，也可相继或同时发生。与妊娠有关的并发症在环扎术后发生的比率相对较高。2003 年，Audu 等回顾性分析了 5 年间因宫颈功能不全于妊娠期行经阴道宫颈环扎术 141 例，其中96.5% 患者施行 McDonald 式式。结果发现，最常见的并发症是子宫收缩，发生率为 36.9%，因宫缩导致晚期流产和早产，致低体重儿的发生率较高（23.4%）。其次比较常见的并发症是胎膜早破，发生率为 21.3%。其他并发症包括出血（14.9%）、早期妊娠丢失（11.3%）、泌尿系感染（7.8%）、缝线切割宫颈（2.8%）等。

（一）子宫收缩

手术刺激可诱发子宫收缩，可应用宫缩抑制剂治疗。若治疗无效则易致胎膜破裂、宫颈扩张等，最终导致流产。在 Audu 等报道的 141 例妊娠期经阴道宫颈环扎术中，子宫收缩 52 例（36.9%），其中超过 1/3 的患者用宫缩抑制剂后缓解，其余患者保胎治疗无效最终晚期流产或早产，致低体重儿的发生率较高(23.4%)。2016年,林芝和潘勉报道了8例妊娠23~27周紧急环扎术,1例术后发生反复宫缩,予宫缩抑制剂无缓解,宫缩逐渐增强伴血性分泌物,术后第5天复查B超见宫颈管扩张,阴道检查见宫颈外口轻度扩张,患者拒绝行再次环扎术,因难免流产予拆除缝线后行流产清宫术。

（二）胎膜破裂

1. 医源性胎膜破裂　宫颈环扎手术可引起胎膜破裂,妊娠期环扎手术的直接损伤、环扎手术操作对子宫的刺激皆可为导致胎膜破裂的原因。其发生概率与妊娠时机和手术指征有关。妊娠周数越大,发生概率越大;若有宫颈管扩张、胎膜膨出等体征,发生胎膜破裂的概率也明显增加。1989年,Golan等曾报道了不同妊娠时机环扎手术胎膜破裂的概率,发现选择性环扎发生率为5%~18%,紧急环扎发生率为41%~51%。

随着手术经验的累积,医源性创伤导致的胎膜破裂发生率逐渐下降。2004年,Azem等报道了1例创伤性胎膜破裂,发生率为0.4%(1/269)。2011年,Liddiard等报道以超声诊断为指征的经阴环扎术24小时内发生胎膜破裂1例,发生率为4%(1/25)。2016年,Dahike等报道,术中胎膜破裂在以超声为指征的环扎术中发生率为0.3%,在以体检为指征的环扎术中发生率为0.9%。

2. 胎膜早破　除了环扎手术导致的胎膜破裂,妊娠中期和妊娠晚期足月前可发生胎膜破裂,且多与宫颈扩张、宫内感染等相关。2017年,Gluck等对比研究选择性和紧急性宫颈环扎术的产科结局,术中无医源性胎膜破裂发生,术后3周内发生自发性胎膜破裂4例,其中选择组和紧急组的发生率分别为1.2%(2/154)和4.3%(2/47),差异无统计学意义。2011年,张燕等报道宫颈环扎术35例,结果术后胎膜早破10例,病理检查证实胎膜炎7例。

（三）流产或早产

宫颈环扎术后可因感染、宫缩、胎膜破裂、宫颈损伤等原因发生晚期流产或早产,发生率文献报道差别较大。2011年,姚晓玲和王颖报道22例妊娠14~18周选择性宫颈环扎术,术后因胎膜破裂、缝线脱落、规律宫缩发生晚期流产3例,胎膜早破致早产2例。2014年,王永红等报道87例妊娠14~18周宫颈环扎术,术后发生晚期难免流产者13例,其中子宫收缩无法控制者5例,胎膜破裂者8例,感染者6例。

（四）绒毛膜羊膜炎

妊娠期经阴道宫颈环扎术后宫内感染是发生流产的重要原因,与胎膜破裂的发生也有密切关系。感染可发生在术后近期,导致流产,也可发生在妊娠晚期,发生早产。2011年,Drassinower等报道1例以超声诊断为指征的宫颈环扎术,术后 2 周出现子宫收缩、阴道出血,结果妊娠 21 周 $^{+5}$ 时发生胎膜破裂和流产,术后胎盘病理检查提示早期急性绒毛膜羊膜炎。2011 年,张燕等报道的宫颈环扎术后胎膜早破 10 例,有 7 例病理检查证实胎膜炎。2017 年,Gluck 等对比研究选择性(154 例)和紧急性(47 例)宫颈环扎术的产科结局,术后 3 周内发生绒毛膜羊膜炎 4 例,其中选择组和紧急组分别为 2 例(1.2%和 4.3%),差异无统计学意义。

(五) 分娩时宫颈撕裂

经阴道宫颈环扎术可因临产后宫颈环扎带拆除不及时而发生宫颈撕裂。临床上一般认为宫颈撕裂为导致出血且需缝合的宫颈裂伤。严重的宫颈撕裂可导致产后大量出血,且缝合困难。环扎术后产时宫颈撕裂的发生率文献报道差异较大,在 1.9%~13.3%。2004 年,Azem 等报道的选择性宫颈环扎术后,分娩时发生宫颈撕裂 11 例(4.5%)。2014 年,麦玉玲等报道 38 例孕中期紧急宫颈环扎术,术后因临产拆线不及时发生宫颈裂伤 2 例(5.3%)。2013 年,Seravalli 等采用回顾性队列研究方法比较了宫颈环扎术和未行环扎术者妊娠分娩时宫颈撕裂发生的概率。结果发现,在 134 例宫颈环扎术后,产时宫颈撕裂发生 3 例,发生率为 2.2%,与对照组结果相近(1.3%)。作者分析其原因可能与入选病例为以病史和超声诊断为手术指征,而未选入以体征为指征的病例有关;还可能与研究中所有孕妇皆在临产前(约妊娠 36~37 周)取出环扎带有关。此外,2018 年,王艳霞等报道了 1 例妊娠中期发生宫颈裂伤,患者宫颈环扎后孕 24 周有宫缩感来医院检查,发现宫颈 Mersilene 环扎带脱落,宫颈 9 点处撕裂,拆除环扎带后流产。

(六) 子宫破裂

经阴道宫颈环扎术后若在临产前未能及时取出环扎带,可发生梗阻性难产,有发生子宫破裂的可能。但是因为经阴道放置的环扎带可经阴道取出,手术操作简单、方便,产妇临产后可迅速取出,避免了子宫破裂的发生,故发生率很低,临床报道很少。但是若患者有复杂的手术史,如剖宫产、多产、多次环扎手术等,子宫肌壁和宫颈存在手术瘢痕或潜在损伤,在妊娠期可因宫缩而发生子宫破裂。2014 年,Kanao 等报道 1 例经阴道宫颈环扎术后妊娠子宫破裂,但是患者是在剖宫产后 14 个月妊娠,应属于剖宫产后瘢痕破裂。该患者既往足月自然分娩一次,后行宫颈锥切术,再次妊娠因稽留流产行清宫术。第三次妊娠 15 周时行经阴道宫颈环扎术(Shirodkar 式),孕 36 周取出环扎带,6 天后因为 9 点处宫颈撕裂发生大量出血,紧急行横切口剖宫产。14 个月后再次妊娠。孕 15 周时因急性上腹痛和恶心入院。入院后生命体征平稳。患者自述全腹痛,右侧季肋区最强,伴反跳痛。妇科检查无异常分泌物,无阴道出血,无宫颈扩张。经阴道超声检查宫颈缩短（19mm），无漏斗形成，直肠子宫陷凹无液体积聚，宫内单胎妊娠，胎心率正常。血红蛋白 109g/L。入院 3 小时内，患者症状逐渐加重，血红蛋白 79g/L。CT 检查腹腔大量出血，宫壁完整，宫内妊娠。拟行紧急剖腹探查，术前动态 CT 扫描发现子宫肌层不连续，可疑子宫破裂。术前准备时患者血压突降至 78/51mmHg，予心肺复苏。术中发现子宫破裂，先前剖宫产横切口瘢痕完全裂开，胎儿在羊膜囊内，浮于腹腔积血中，胎心消失。腹腔内出血量约 3L，取出胎儿胎盘，子宫创面双层缝合。术中输浓缩红细胞 10U，新鲜冷冻血浆 6U。

除了子宫壁发生破裂，环扎带环扎部位也可因为肌壁变薄、张力增大而发生破裂。2015 年，Aydin 等报道 1 例紧急环扎术后宫颈环扎部位发生破裂的病例。患者经辅助生殖技术获单胎妊娠，孕 17 周时出现腹痛和阴道少量出血。超声检查发现宫颈扩张并缩短，阴道检查胎膜膨出宫颈外口。予紧急经阴道宫颈环扎术，推回膨出的羊膜，用 Mersilene 环扎带行 McDonald 式式单次环扎。手术经过顺利。孕 20 周时因严重腹痛、宫缩和阴道出血入院。检查未见胎心率，宫口关闭，宫颈后壁见 2cm 横裂口，胎膜自破口处膨出。患者体温 39.2℃，脉搏 112 次 /min，血压 90/60mmHg。拟诊绒毛膜羊膜炎，予广谱抗生素，行子宫剖开术，娩出胎儿，取出环扎带，宫颈后壁破裂口因活动性感染未行修补。予广谱抗生素 72 小时，术后经过平稳，1 周后裂口开始自行闭合，1 个月后裂口完全闭合。此例患者横裂的位置为环扎带环扎处，接近子宫峡部，受宫缩致宫内张力增加、环扎带结扎肌壁的双重作用而导致破裂，因此建议环扎术后妊娠患者需注意环扎带环扎部位发生破裂的可能。

（七）其他

经阴宫颈环扎术后可发生其他与妊娠相关的并发症，如出血，可在妊娠期发生少量出血，可在流产清宫时发生阴道大量出血，可在剖宫产术中发生多量出血，也可发生宫颈撕裂出血。2004 年，Azem 等报道宫颈环扎术后分娩后阴道出血发生率为 2.8%。

第 2 节　开腹宫颈环扎术并发症

开腹宫颈环扎术应用于临床已经有半个世纪了。同经阴道宫颈环扎术相比，开腹环扎既可发生与经阴道环扎术相同的相关并发症，又可发生与开腹手术相关的并发症,还可发生因开腹环扎妨碍产力和阴道分娩而剖宫产分娩所致的并发症。除此之外发生更严重的、危及生命的并发症的概率明显增高,包括术中出血、脏器损伤、子宫破裂等。

与经阴道手术不同的是,开腹手术选择非孕期施术的病例明显增多。同孕期开腹环扎相比,非孕期施术可明显避免与妊娠相关并发症的发生,减少孕期开腹环扎并发症的发生概率,且易于处理。因此,理论上讲,预防与妊娠相关的并发症,妊娠前环扎是最好的选择。但是开腹环扎最大的缺点是术后潜在的不孕问题,因此仍有学者对非孕期施术提出质疑。而妊娠期施术虽然可发生较严重的并发症,其临床应用对早产的预防作用是肯定的,许多文献报道术后活产率达到 90% 以上,认为严格掌握手术指征,提高手术技术可有效改善妊娠预后。

一、术中(和术后近期)并发症

(一) 术中出血

开腹宫颈环扎手术中出血是比较常见的并发症,尤其是妊娠期施术。开腹环扎术环扎带在主韧带和宫骶韧带上方、子宫血管内侧环扎子宫峡部,术中需要分离阔韧带内子宫血管和子宫侧壁之间的间隙,因此,因血管损伤发生术中出血并发症的概率较高。妊娠期因为子宫增大、变软,同时宫旁血管增多,血供丰富,手术操作更加困难,术中出血多,发生大量出血的概率更高。此外,其他许多原因也可引起术中大量出血,如分离盆腔粘连、发生脏器损伤、术中流产出血等。

在开腹环扎术临床应用的早期,术中出血普遍较多,出血并发症的发生率也较高。1988 年,Herron 和 Parer 报道了 1978—1986 年 8 位患者 9 次开腹宫颈环扎术,9 例手术皆在妊娠 13~18 周施行,结果术中出血量 100~1 300ml,平均 500ml。出血量在 500ml 以上者 4 例,输血治疗 3 例,另有 1 例出血 400ml。以超过 400ml 为衡量标准,尽管其中 1 例患有全血细胞减少症,该研究术中出血并发症发生率高达 55.6%(5/9)。至 1995 年,相同的团队又报道了进一步的研究,1978—1994 年,妊娠 12~18 周行开腹宫颈环扎术 24 例。在此次的报道中,除前次报道最早实施的 9 例开腹环扎术外,其余 15 例开腹环扎术出血量 50~300ml,无出血超过 400ml 的病例。可见手术经验的累积、手术技术的提高可明显减少出血及其并发症的发生。在此后的文献报道中开腹环扎的术中出血量明显减少,并发症的发生率明显降低。近 15 年文献报道的开腹宫颈环扎手术术中平均出血量为 50~100ml,术中出血并发症(≥ 500ml)的发生率为

1.3%~5.3%（表 13-2-1）。

表 13-2-1　开腹宫颈环扎术中出血并发症

作者,年份	手术时机	手术例数	平均出血量/ml	出血并发症例数(率)	衡量标准/ml	输血
Benson 和 Durfee,1965	孕期	9	—	2(22.2%)	<400	0
Herron 和 Parer,1988	孕期	9	500(100~1 300)	5(55.6%)	>400	3
Groom 等,2004	孕前	19	—	1(5.3%)	—	—
Lotgering 等,2006	孕期	101	50(10~1 500)	3(3.0%)	≥ 500	—
Foster 等,2011	孕期	300	100	4(1.3%)	≥ 500	1
Ades 等,2015	孕期/孕前	18	—	3(16.7%)	250~300	0
Song 等,2015	孕期	161	100(50~1 300)	4(2.5%)	≥ 500	0
Ishioka 等,2018	孕前	11	49(5~220)	0	—	—

(二) 脏器损伤

开腹宫颈环扎术因为手术方式的问题,发生子宫和周围脏器损伤的概率较大,如用穿刺针自前向后,或自后向前穿过阔韧带内间隙时可发生肠管或膀胱穿刺伤;既往有手术史者盆腔可有粘连,盆腔解剖结构改变,术中分离组织时可发生撕裂损伤。术中若发生膀胱损伤可于术中分层缝合闭合创口,肠管损伤需视损伤部位和程度决定术中缝合或延期缝合。表 13-2-2 总结了医学文献中开腹宫颈环扎术中发生膀胱或肠管损伤的病例,术中脏器损伤的发生率约 3.6%。

此外,2006 年,Lotgering 等报道 1 例孕期开腹宫颈环扎术中发生子宫破裂者。患者曾行剖宫产手术,此次术时在分离膀胱时,原剖宫产切口瘢痕突然裂开,但胎膜完整,故缝合关闭瘢痕创口后,继续完成了环扎手术。术后继续妊娠至足月。

表 13-2-2　开腹宫颈环扎术中脏器损伤

作者,年份	手术时机	脏器损伤	病例数	并发症	发生率	描述
Craig 等,1997	孕期	膀胱损伤	12	1	8.3%	1 例术中无意切开膀胱,分层缝合,术后留置尿管 7 天。孕 35 周成功分娩男婴
Farquharson 等,2005	孕期	膀胱损伤 肠管损伤	40	2	5%	1 例膀胱损伤 1 例乙状结肠穿刺伤
Debbs 等,2007	孕期	肠管损伤	75	1	1.3%	1 例在用右角钳穿过阔韧带时发生肠管穿刺伤,术中缝合
Dawood 和 Farquharson, 2016	孕期	膀胱损伤 肠管损伤	65	3	4.6%	2 例膀胱损伤 1 例肠管针穿刺伤
总计			192	7	3.6%	

(三) 术中胎膜破裂

与经阴道宫颈环扎术一样,开腹宫颈环扎术中也可发生胎膜破裂。最早在 1965 年 Benson 和 Durfee 发表的论文中即有开腹环扎术中发生胎膜破裂的报道。1988 年,Herron 和 Parer 报道 9 例开腹宫颈环扎术,1 例术中发生胎膜脱出、破裂并流产,流产后继续完成环扎手术,术中出血 1 300ml,输血 1U。

有时胎膜破裂在开腹宫颈环扎术中并未发生,而是发生在术后很短的时间内,胎膜破裂也是手术致胎儿丢失的主要原因。2007 年,Debbs 等报道 1 例孕 13 周开腹环扎术,术后 24 小时内发生胎膜破裂,行扩宫清宫术结束妊娠,环扎带未取出。2015 年,Song 等报道了 1 例相似病例。2014 年,Kim 等报道了 36 例经阴道宫颈根治术后行开腹宫颈环扎术,其中 1 例患者因妊娠中期检查发现宫颈扩张行开腹环扎术。术中因宫颈残端过小,环扎带不得不结扎在更高的部位,但此处肌壁较厚,无法很好地闭合宫颈管。虽如此,宫颈管扩张还是明显缩小。但是术后即出现羊水流出,术后第 1 天胎死宫内。故再次行开腹手术,取出环扎带并行剖宫取胎术。

开腹术中发生的胎膜破裂如果处理不妥当,或者不及时,可能发生严重后果,除了胎死宫内、流产,还可发生宫内感染,甚至败血症。2005 年,Besio 等报道了 1 例开腹术中胎膜破裂的病例。患者既往曾经经阴宫颈环扎出生极低体重儿。再次妊娠后孕 13 周时行开腹宫颈环扎术,术中为避免损伤右侧扭曲的静脉,线带结扎位置偏中线,致羊水漏出至腹腔内,立即重新自侧方环扎,继续完成手术。术后应用抗生素 7 天,未见感染征象,但羊水持续过少。孕 20 周时患者因败血症和胎死宫内入院。经重症监护(ICU)、积极治疗并行子宫切除后痊愈。

(四) 其他

除了上述并发症外,开腹术中还可发生其他异常,如手术刺激子宫收缩、术中发生流产、麻醉并发症等。

二、术后并发症

(一) 产科并发症

1. 胎膜破裂　开腹宫颈环扎术后妊娠期可发生胎膜破裂,文献报道发生率在 1.3%~14.3%(表 13-2-3)。胎膜破裂的发生可能与子宫收缩、宫内感染、宫口扩张等有关,最终导致胎儿丢失。与宫内感染有关的胎膜破裂往往预后较差,需要积极治疗,尽快结束妊娠,治疗不及时可发生较严重后果。1997 年,Graig 等报道了 1 例与宫内感染相关的胎膜破裂。患者初次妊娠因孕 14 周稽留流产清宫,手术困难并发生宫颈撕裂。此后孕 18 周自然流产 1 次,诊断宫颈功能不全。再次妊娠孕 12 周时行经阴道宫颈环扎术,孕 24 周因绒毛膜羊膜炎胎死宫内,药物引产后经阴道排出妊娠物。数月后因宫颈陈旧裂伤行宫颈缝合术。其后妊娠 14 周时行开腹环扎术,孕 18 周发生绒毛膜羊膜炎和胎膜破裂,行剖宫取胎术,环扎带未取出。其后再次妊娠,孕 26 周时发生胎膜破裂,疑诊绒毛膜羊膜炎。行横切口剖宫产。2 年后患者出现持续盆腔痛,开腹取出环扎带。2016 年,Dawood 和 Farquharson 报道了 3 例孕早期开腹环扎术后胎膜破裂并发严重感染的病例。3 例患者开腹术后发生胎膜自然破裂,羊水迅速减少,并发展为重度败血症,予大剂量抗生素治疗,然后行剖宫取胎术结束妊娠。术后 2 例需要在重症监护病房(ICU)支持治疗 3~5 天。第 3 例 2 个月后手术切除单侧输卵管卵巢脓肿。

临床上以阴式宫颈根治手术为指征的开腹环扎术,术后发生胎膜破裂的概率较高。2014 年,Kim 等报道,因宫颈癌行经阴道根治性宫颈切除术,同时行开腹宫颈环扎术的 8 例患者,术后妊娠 9 次,孕 19~32 周胎膜破裂发生 6 次,胎盘病理检查提示重度绒毛膜羊膜炎,胎膜破裂发生率为 66.7%。

开腹环扎术后密切监护,及时诊断,积极治疗,可改善开腹环扎术后胎膜破裂的预后。1965 年,Benson 和 Durfee 报道了 1 例开腹环扎术后胎膜不完全破裂,并正常分娩的病例。患者曾因多次晚期流产于孕中期行开腹宫颈环扎术,术后迅速发生流产,经后穹窿取出环扎带后行清宫术。再次妊娠时孕 16 周再次行开腹宫颈环扎术,术后 1 个月发生胎膜破裂,出现明显持续的阴道排液,羊水试纸检测为碱性。检查宫颈闭合,未见缩短。因为有既往的经验,拟诊难免晚期流产,行经阴道环扎带取出术,但手术困难无法取出环扎带。然而阴道排液很快停止,未发生流产,妊娠持续至足月,经阴道分娩健康男婴,检查胎盘胎膜未见异常。2000 年,Scarantino 等报道了 1 例开腹环扎术后胎膜破裂,腹腔镜取出环扎带并经阴道流产病例。该患者妊娠 11 周时行开腹宫颈环扎术,孕 15 周开始阴道有液体流出。检查提示羊水指数正常,无胎膜破裂证据,未处理。1 周后再次超声检查,发现羊水缺失。拟诊胎膜早破,难免流产。予抗生素预防感染,第 2 天超声检查羊水指数为 1.7cm,宫颈长度为 2.5cm,胎儿体重为 149g。当日再次检查超声提示未见胎心搏动。综合孕周、胎膜早破、开腹环扎等各项因素,行腹腔镜环扎带取出,再行扩宫清宫术。腹腔镜取出环扎带避免了患者再次承受开腹,减少了创伤,减轻了痛苦,取得了最佳的临床结果。

表 13-2-3 开腹宫颈环扎术后胎膜破裂

作者,年份	病例数	胎膜破裂例数	发生率	手术孕周	胎膜破裂时孕周	绒毛膜羊膜炎
Benson 和 Durfee,1965	13	1	7.7%	孕 16 周	孕 20 周	无
Craig 等,1997	14	2	14.3%	孕 14 周	孕 18 周 孕 26 周[*]	有 有
Lotgering 等,2006	101	3	3%	孕 12~22 周	术后 4~5 天 孕 25 周	— 有
Debbs 等,2007	75	1	1.3%	孕 12~19 周	孕 19 周	—
Dawood 和 Farquharson,2016	65	3	4.6%	孕早期		

注:[*]同一病例再次妊娠

2. 妊娠期感染 开腹宫颈环扎术后宫内感染是比较常见的并发症,其与胎膜破裂、子宫收缩、流产或早产等有密切联系。除了前述开腹环扎术后胎膜破裂并发绒毛膜羊膜炎外,宫内感染也可独立发生,导致流产或早产。2005 年,Besio 等报道 1 例开腹环扎术后妊娠 21 周,因绒毛膜羊膜炎终止妊娠。2006 年,Lotgering 等另报道 2 例开腹术后孕 20 周和 24 周发生宫内感染和胎死宫内,行剖宫取胎结束妊娠。另有 2 篇文献报道开腹术后发生胎膜破裂及感染,导致败血症的病例,已在前文详述(Besio,2005；Dawood 和 Farquharson,2016)。

3. 胎死宫内　宫颈环扎可改变子宫内环境,影响胎儿的成长和发育,造成胎儿窘迫,最终导致胎死宫内。分析其发生原因可能为环扎术中结扎子宫血管、术中多量出血、宫内感染、胎膜破裂等。一旦发生需解决宫内窘迫的病因,或者及时终止妊娠。最初 1965 年 Benson 和 Durfee 报道开腹宫颈环扎术时,认为胎死宫内与结扎宫颈影响子宫血运有关。1 例术中出血患者术后 4 天胎死宫内,考虑为扎紧环扎带止血致胎儿窘迫。1 例孕前开腹环扎术后,妊娠 5 个月时胎死宫内,开腹手术发现子宫不对称增大,一侧子宫血管被环扎带完全阻断,胎儿大体正常,胎盘异常的小。行子宫全切术。此后陆续有相关文献报道,如前文引述发生胎膜破裂和宫内感染致胎死宫内者。

(二) 感染

除了前述开腹术后与妊娠相关的感染并发症,孕妇还可发生其他部位的感染,如手术切口感染,文献报道发生率约为 3.5%。此外还有发生泌尿系统感染的报道。2003 年,Hole 等报道 13 例开腹宫颈环扎术,有 1 例发生与导尿管相关的泌尿系统感染。2006 年,Lotgering 等报道 101 例开腹环扎术,其中 3 例术后发生排尿痛,但作者认为与细菌性膀胱炎无关。患者的膀胱刺激症状几周后消失。

(三) 环扎带侵蚀、移位

与经阴道手术相同,开腹环扎手术后留置环扎带也会发生环扎带的侵蚀和移位,文献报道较少。环扎带移位的原因考虑可能为子宫增大和收缩的压迫力量迫使环扎带向宫颈移行。2010 年,Moon 和 Jeong 报道 1 例既往多次晚期流产经阴道环扎失败的患者,妇科检查宫颈缩短,右侧宫颈裂伤至阴道穹窿。于再次妊娠前行开腹宫颈环扎术,手术经过顺利,无术中并发症发生,术后 1 年余妊娠,孕 35 周自然临产,剖宫产 1 个活胎。术中发现 1/3 的 Mersiline 环扎带移位至宫颈管内。因患者有再生育要求,未取出环扎带。1.5 年后患者再次妊娠,孕 33 周时发生早产临产,紧急行剖宫产结束妊娠,同时取出环扎带。无感染迹象。作者分析开腹环扎时环扎带结扎在宫颈外围,然而随着之后的妊娠,环扎带逐渐陷入宫颈壁并移行至宫颈管,并且认为这是开腹环扎术后第二次妊娠早产的原因。因此,建议第一次剖宫产发现环扎带异常时,就应取出环扎带,并重新行环扎带宫颈环扎术。

（四）子宫破裂

开腹环扎术后妊娠可发生子宫破裂,尤其是有剖宫产史者,但是文献报道很少。2013 年,Martin 等报道 1 例子宫破裂,患者为单角子宫,既往 2 次早产剖宫产,孕 13 周时行开腹单角子宫宫颈环扎术,术后经过顺利,孕 30 周时早产临产,在紧急转院过程中发生子宫破裂并胎死宫内,紧急行子宫全切术。2019 年,Dandapani 等报道了 1 例开腹环扎术后妊娠至足月发生子宫破裂的病例。患者开腹环扎术后妊娠 39 周 $^{+2}$ 出现宫缩、心动过速、腹痛、胎心过缓,急诊剖宫产发现子宫破裂,胎儿和胎盘进入腹腔。予产妇输血和新生儿复苏治疗。母儿均康复。

（五）其他

文献报道开腹环扎的术后并发症还有切口疝、剖宫产手术并发症、其他产科并发症等。2007 年,Debbs 等报道开腹宫颈环扎术后发生切口疝 1 例。2006 年,Lotgering 等报道了 3 例开腹环扎术后妊娠剖宫产术中出血的病例,此 3 例术中出血均 >1 000ml,分析出血原因为子宫松弛、胎盘前置、胎盘植入,前 2 例予宫缩剂治疗,出血停止,第 3 例子宫切除。该文作者还报道了 1 例剖宫产术后 2 个月发生了肺栓塞,经治疗后好转。

第 3 节　腹腔镜宫颈环扎术并发症

腹腔镜宫颈环扎术缝扎子宫峡部,手术效果满意,且为微创手术,具有不同于经阴道和开腹手术的优势。其手术适应证也由经阴道环扎失败的宫颈功能不全、开腹环扎的替代方法,逐渐扩展为明确宫颈功能不全诊断者、有流产史的辅助妊娠者、根治性宫颈切除术者等。腹腔镜宫颈环扎术与开腹宫颈环扎术的手术成功率相似,而手术并发症的发生率相对很低。随着临床应用的增加,临床对并发症的识别和处理也积累了丰富的经验。现将国内外 2003—2016 年报道的 LTCC 并发症的发生情况汇总于表 13-3-1。

表 13-3-1　LTCC 并发症发生情况

作者,年份	环扎方式	例数	并发症例数（率）	并发症类型	备注
Ades A 等,2014	LTCC	64	1(1.6%)	术时发生	无严重后果
Ades A 等,2015	LTCC	51	1(2%)	不严重	无中转开腹

续表

作者,年份	环扎方式	例数	并发症例数(率)	并发症类型	备注
Menderes G 等,2015	无针 LTCC		0	—	—
Shin SJ 等,2015	LTCC	80	0	—	—
Huang XW 等,2016	LTCC	100	1(1%)	子宫穿孔	举宫所致
Mourad J 和 Burke YZ,2016	无针 LTCC(机器人)	2	0	—	—
Shaltout MF 等,2016	LTCC(新法)	15	0	—	—

一、术中并发症

腹腔镜宫颈环扎术中可能发生的并发症有:术中出血、脏器损伤、中转开腹、术中妊娠丢失、手术失败等。此外,腹腔镜手术后疼痛和粘连的发生概率较开腹宫颈环扎术明显减少,且术后恢复快、住院时间短。腹腔镜环扎术的并发症文献报道很少,2018 年,Moawad 等总结相关文献,共统计 728 例腹腔镜宫颈环扎术,术中并发症 8 例,包括子宫穿孔、盆腔感染、肠管损伤、膀胱损伤、宫旁静脉损伤、环扎带结扎过松等,术中并发症发生率为 1.09%(8/728)。

(一) 术中出血

出血是腹腔镜宫颈环扎术最常见的并发症,最常发生的出血原因是阔韧带内子宫侧方血管损伤。

1. 子宫旁血管出血　腹腔镜环扎术穿刺点邻近子宫血管区,分离阔韧带内子宫旁无血管区,或者子宫侧方直接穿刺,都可损伤血管,引起不同程度的出血(表 13-3-2)。

(1)宫旁小血管损伤:小血管损伤可致少量至中量出血,通常出血不迅速,腹腔镜下采取措施即可止血。如发现损伤小血管且出血较迅速,可打开阔韧带,于腹腔镜下缝扎止血;若出血较为缓慢,可继续依常规放置环扎带,待拉紧环扎带并打结后多能止血;如仍有少量活动性出血,可应用双极电凝,通常可有效止血。1998 年,Lesser 等报道 1 例腹腔镜宫颈环扎术中右侧子宫动脉下方少量的静脉出血,腹腔镜下钳夹并填塞止血。2017 年,李全香和严凤报道 1 例孕前腹腔镜宫颈环扎术,术中发现宫旁血肿,腹腔镜下打开阔韧带缝扎止血。

(2)术中大量出血:腹腔镜环扎术中如损伤较大的血管,可引起较多量出血,有时需输血治疗。此时双极电凝止血效果不好,常需缝扎止血;有时因出血迅速或视野模糊需中转开腹,紧急止血并完成环扎术。2017 年,张瑜等报道 1 例孕中期(16 周前)腹腔镜宫颈环扎术,术中发生子宫动脉损伤,因出血量大,影响视野中转开腹。术中腹腔镜下处理时用分离钳钳夹出血区,可吸收线缝合止血(图 13-3-1~13-3-3)。

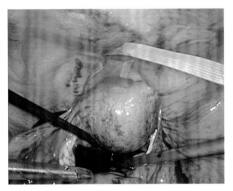

图 13-3-1　穿刺损伤左侧子宫血管

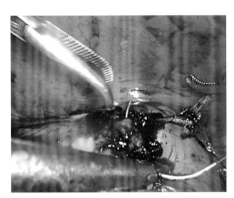

图 13-3-2　缝合左侧子宫血管止血

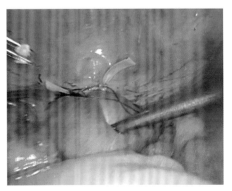

图 13-3-3　缝合止血后

表 13-3-2　文献报道腹腔镜宫颈环扎术中出血

作者,年份	病例数	手术时机	描述	出血量	处理
Lesser 等,1998	1	妊娠 11 周	子宫动脉下方静脉出血	少量	腹腔镜下钳夹填塞止血
Whittle 等,2009	5	妊娠 16 周前	术中出血	较多量,未输血	中转开腹
李全香和严凤,2017	1	妊娠前	宫旁血肿	血肿,未输血	腹腔镜下打开阔韧带,缝扎止血
张瑜等,2017	1	妊娠中期,16 周前	子宫动脉损伤	大量,未输血	中转开腹
Gremeau 等,2018	1	妊娠前	子宫血管损伤	300ml	腹腔镜下治疗
	1	妊娠前	上腹部动脉损伤	200ml	腹腔镜下治疗
	1	妊娠前	分离重度粘连出血	200ml	腹腔镜下治疗

2.**其他术中出血**　除了宫旁阔韧带内的出血,其他部位和手术操作也可引起出血,如发生子宫或膀胱的损伤,腹壁穿刺导致腹壁血管损伤,分离盆腔粘连时损伤血管等。2018 年,Glemeau 等回顾性分析 25 例妊娠前腹腔镜宫颈环扎术,有 3 例发生术中较多量出血。其中 1 例为子宫血管损伤(出血 300ml),1 例上腹部动脉损伤(出血 200ml),1 例因既往 3 次腹腔镜重度子宫内膜异位症手术而分离粘连出血(200ml),皆在腹腔镜术中成功止血。

(二)脏器损伤

腹腔镜宫颈环扎术中可发生盆腔脏器损伤,如膀胱、肠管的穿刺伤,严重粘连时分离组织的撕裂伤,举宫致子宫穿孔等。需在术中及时发现并处理,以免发生严重后果。

1.**子宫穿孔**　腹腔镜宫颈环扎术发生的子宫穿孔多为使用子宫摇摆器或举宫杯举宫时用力顶举造成,穿孔部位多在宫底部,通常出血不多,一旦发生(图 13-3-4)可在腹腔镜下缝合。腹腔镜环扎术中可采取措施预防穿孔:使用举宫杯放置引导杆前,先用探

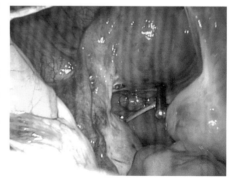

图 13-3-4　举宫杯的引导杆放置方向错误致子宫后壁穿孔

针探测宫腔的方向及深度,使用子宫摇摆器选择钝头直径较粗的举宫头,置入宫腔内的引导杆或举宫头的长度设定,应小于宫腔深度 1~1.5cm,放置时顺势轻柔操作;举宫杯顶举子宫时主要依靠推动推杯杆,而不是推动引导杆。

2. 膀胱损伤　腹腔镜宫颈环扎术中膀胱损伤多数为穿刺伤,是在放置宫颈环扎带,于子宫峡部侧方自后向前穿刺时,穿刺针损伤了膀胱壁及膀胱表面或肌层小血管,最早的表现为术中出现血尿,此时行膀胱镜检查,通常发现创面较小,不需缝合处理,术后保留尿管 2 周即可(图 13-3-5、13-3-6)。有时可能损伤到膀胱表面粗大血管,引起较多量出血,则建议腹腔镜下缝合止血。需要注意如使用双极电凝止血可能导致膀胱组织电热损伤(图 13-3-7、13-3-8)。预防膀胱穿刺损伤,穿刺时出针不应过长,操纵举宫杯的助手移动子宫体时动作应缓慢轻柔,可减少膀胱黏膜顿挫损伤的机会。2014 年,Ades 等报道了 1 例膀胱损伤病例,该患者在妊娠前应用 1 号聚丙烯单丝线施行腹腔镜宫颈环扎术,缝线于子宫峡部水平右侧自后向前穿刺,左侧自前向后穿刺,在子宫后方打结。术中发现膀胱顶部穿孔 5mm,腹腔镜下行膀胱修补术。

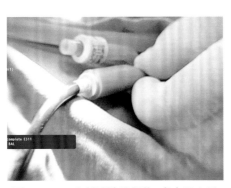

图 13-3-5　穿刺致膀胱损伤,术中见血尿

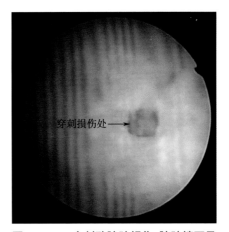

图 13-3-6　穿刺致膀胱损伤,膀胱镜下见膀胱前壁损伤处(箭头所指处)

3. 肠管损伤　理论上说,腹腔镜宫颈环扎术放置环扎带时于宫旁自前向后穿刺可发生直肠穿刺伤,但尚无文献报道。目前为止,只有 1 篇英文文献报道腹腔镜宫颈环扎术中分离粘连发生肠管损伤。该报道发表于 2003 年,作者为 Mingione,该例为非妊娠期腹腔镜宫颈环扎术患者,既往因宫颈功能不全于妊娠期行经阴道宫颈环扎术,妊娠 25 周经阴道流产 1 次,妊娠 27 周胎膜早破行剖宫产分娩 1 次,两次妊娠皆因盆腔感染住院治疗。第 3 次仍在阴式环扎

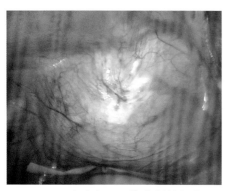
图 13-3-7　膀胱表面血管穿刺针损伤后，双极电凝止血

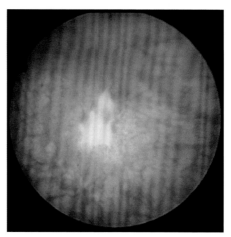
图 13-3-8　膀胱血管损伤电凝后，膀胱镜下见电凝处组织泛白

后孕 20 周时妊娠丢失。此次腹腔镜环扎术中发现盆腔广泛粘连，累及肠管和子宫，松解粘连时发生小肠贯通伤。手术中未能及时发现肠损伤，致患者术后发展为盆腔脓肿，经 CT 引导放置引流和抗生素治疗后好转。

（三）中转开腹

腹腔镜宫颈环扎术中因盆腔重度粘连、盆腔视野不佳、多量出血腹腔镜无法处理、妊娠中期子宫过大等原因，腹腔镜下无法完成手术，可中转开腹环扎。在 2009 年 Whittle 等报道的 1 项前瞻性队列研究中，34 例患者于非妊娠期施行腹腔镜宫颈环扎术，31 例患者于妊娠早期和中期（16 周前）施行腹腔镜宫颈环扎术。术中中转开腹 7 例，有 5 例因为子宫血管出血，2 例因过度肥胖影响手术视野。结果 2 例患者发生围手术期妊娠丢失。7 例中转开腹中，6 例为妊娠期手术，因此 Whittle 等认为，妊娠期腹腔镜宫颈环扎手术中转开腹的概率更大。2017 年，张瑜等报道，1 例妊娠中期腹腔镜宫颈环扎术中发生子宫动脉损伤，因出血量大影响手术野而中转开腹。

（四）围手术期妊娠丢失

围手术期妊娠丢失为妊娠期腹腔镜宫颈环扎手术中和术后 2 周以内发生的胎儿丢失。其可能原因为手术的创伤刺激或环扎导致子宫血流减少。子宫峡部环扎引起血管收缩，或术中电凝止血封闭了分支血管，使子宫血流减少，影响胎儿发育，导致胎儿窘迫，甚至胎死宫内，继而发生流产。2009 年，Whittle 等报道 2 例腹腔镜环扎术中妊娠丢失，2 例患者分别在妊娠早期和妊娠 16 周行腹腔镜宫颈环扎术，因术中子宫出血中转开腹结扎血管止血，继而发生流产。

（五）环扎带位置过低或过高,结扎过松

这是开展腹腔镜环扎手术初期容易出现的并发症。环扎带穿刺位置过低时,可能将一侧或双侧输尿管结扎(图 13-3-9),术后患者出现腰痛,不能缓解,静脉肾盂造影检查可明确诊断,需及时再次手术取出环扎带,然后重新行腹腔镜宫颈环扎术。

环扎带位置高于宫颈内口水平(图 13-3-10),因宫壁厚,宫颈内口闭合不足,发生流产的概率仍然很大。尽管目前并没有相关妊娠结局的报道,但宫颈内口水平应是环扎最佳的位置。建议使用子宫摇摆器或举宫杯举宫,子宫峡部解剖标志清晰,可避免穿刺过低或过高。

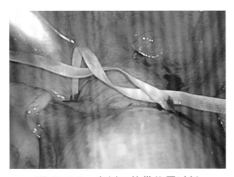
图 13-3-9　左侧环扎带位置过低

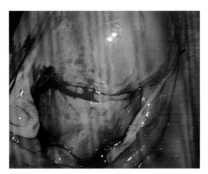
图 13-3-10　环扎带位置过高

（六）手术失败（未行环扎术）

腹腔镜宫颈环扎术中因为手术困难无法完成,导致手术失败。2018 年,Ades 等于妊娠前施行腹腔镜宫颈环扎术,有 2 例手术困难者。1 例因重度子宫内膜异位症伴直肠病变封闭直肠子宫陷凹未能施环扎术;1 例因既往开腹术后重度粘连而放弃环扎。

二、术后并发症

（一）感染

腹腔镜宫颈环扎术后感染是腹腔镜环扎术后最常见的并发症,通常在术后近期即可发生。有些病例临床表现轻微,可能仅为阴道分泌物和腹痛,有些炎症比较严重,可导致盆腔脓肿或流产。表 13-3-3 总结了医学文献中报道的腹腔镜宫颈环扎术后感染的相关病例,从中可见,宫颈环扎术后的感染,非妊娠期以盆腔炎症为主,妊娠期以绒毛膜羊膜炎为最常见。

1. 临床表现

（1）非妊娠期感染:若腹腔镜宫颈环扎术是在非妊娠期施行,患者术后即

可发生阴道炎、子宫内膜炎、盆腔炎,甚至盆腔脓肿。表现为阴道分泌物增多、腹痛、发热等。经抗感染治疗可痊愈。2016年,雷庆华等报道,1例38岁宫颈功能不全患者,既往经阴道宫颈环扎过3次,均失败,致晚期流产3次,第3次晚期流产时并发产后出血、宫缩乏力、菌血症。此次选择非妊娠期腹腔镜宫颈环扎术,术后1个月出现盆腔脓肿,并破溃入阴道,经引流、抗感染治疗好转。

(2)妊娠期感染:若在妊娠期施术,术后可发生感染,或者非妊娠期施术后,感染可迁延至妊娠期。发生反复阴道炎症、盆腔炎症,表现为阴道分泌物增多、腹痛等,常发展为绒毛膜羊膜炎,影响胎儿发育,导致胎死宫内及难免流产。2009年,Whittle等报道在腹腔镜宫颈环扎术后妊娠中期丢失妊娠的6例患者,皆发生急性或亚急性绒毛膜羊膜炎,1例患者血培养大肠埃希菌阳性,证实败血症的存在。6例患者皆经后穹窿取出环扎带,并经阴道排出妊娠物,予静脉抗生素治疗。2017年,李全香等报道2例腹腔镜宫颈环扎术后妊娠期反复阴道炎发作、宫内感染,宫颈分泌物细菌培养耐药性大肠埃希菌阳性,最终难免流产。

2. 感染的发生机制

(1)逆行性感染:虽然腹腔镜手术环扎带结扎在盆腔,降低了经阴道环扎缝线(带)暴露于阴道引起感染的概率,但是逆行感染仍是腹腔镜环扎术后感染的主要原因。其危险因素包括:①腹腔镜环扎术中举宫等经阴道操作,在一定程度上增加了感染的机会。②泌尿系统感染也可导致宫内感染。③部分患者宫颈过短,也是潜在的逆行性感染的危险因素。有研究发现,宫颈过短者宫颈管分泌物细菌培养阳性率高于宫颈长度正常者。

(2)其他来源的感染:术前多次宫腔或盆腔操作导致亚急性或慢性炎症,腹腔镜手术可因某些因素诱发炎症发作,并扩散。

表 13-3-3　腹腔镜宫颈环扎术后感染病例

作者,年份	病例数	手术时机	感染时间	描述	结局
Whittle 等,2009	6	非妊娠期/妊娠≤16周	妊娠期	急性或亚急性绒毛膜羊膜炎;1例血培养大肠埃希菌阳性	取环扎带,阴式流产,静脉抗生素治疗
Burger 等,2012	1	非妊娠期	术后2周内	盆腔感染	—

作者,年份	病例数	手术时机	感染时间	描述	结局
雷庆华等,2016	1	非妊娠期	术后 1 个月	盆腔脓肿,破溃入阴道	经治疗好转
李全香等,2017	2	非妊娠期 / 妊娠 ≤ 10 周	妊娠期	阴道炎反复发作;宫内感染;宫颈分泌物细菌培养耐药性大肠埃希菌阳性	难免流产
李仲君等,2017	1	非妊娠期	—	盆腔炎症	—
张瑜等,2017	2	妊娠中期	妊娠期	反复盆腔炎症;慢性盆腔痛	—
Ades 等,2018	1	非妊娠期	术后	伤口感染	抗生素治疗

(二)环扎带侵蚀、移位、断裂

腹腔镜宫颈环扎术最常应用的环扎材料为 Mersilene 环扎带,因其为不可吸收材料,故有向周围脏器侵蚀的机会。有应用 Mersilene 环扎带环扎子宫峡部发生侵蚀的报道,但仅见个案。也有应用聚丙烯网片替代传统 Mersilene 环扎带。已知妇科盆底修复手术网片侵蚀的风险为 15%~19%,进行骶前阴道悬吊术网片侵蚀的发生率为 4%~8%,但是腹腔镜网片(网带)宫颈环扎发生侵蚀尚无报道,需要更多临床研究评估这一方法的有效性和安全性。还有学者应用 1 号聚丙烯单丝线进行腹腔镜宫颈环扎,优点是易于操控和移除,但尚无侵蚀、异位、断裂的报道。

理论上讲妊娠后腹腔内压力转移至环扎带,会增加侵蚀的概率,特别是术时穿刺针穿入宫颈组织,接近宫颈管时,环扎带移位侵入宫颈管的概率增加。环扎带移位可能继发感染,甚至造成妊娠中期流产或早产,一旦发现,应及早取出。通常通过腹腔镜手术取出,如有生育要求,可同时再次环扎(图 13-3-11~13-3-14)。扩宫操作、宫颈环扎过紧、宫颈创伤等原因可导致宫颈环扎带移位和断裂,因此行剖宫产结束妊娠拟保留环扎带者,术终需检查环扎带的位置和完整性;在腹腔内长期放置环扎带者需定期复查,观察患者有无腹痛或阴道异常分泌物,行超声检查观察环扎带的位置和完整性。建议患者完成生育后,应及早取出环扎带,以减少环扎带引起的并发症的发生。

2009 年,Whittle 等报道 1 例产后宫颈环扎带经后穹窿侵蚀入阴道,经后穹窿切开取出。2014 年,Hawkins 和 Nimaroff 报道 1 例腹腔镜环扎术后 7 年环扎带(5 股聚酯编织缝线)侵蚀的病例,患者手术后妊娠 2 次,均行足月剖宫产,末次剖宫产后 3 年,因阴道分泌物异常,下腹坠胀感就诊,妇科检查发现环扎带侵蚀进入阴道后穹窿,随后环扎带位置出现脓肿,经抗生素治疗后,行腹腔镜手术取出环扎带,并引流脓液治疗。姚书忠曾报道 4 例腹腔镜环扎术后发生 Mersilene 环扎带侵蚀切割宫颈的情况,4 例患者分别在妊娠 26、29、31、32 周经阴道娩出胎儿,妊娠 29 周以上的胎儿均存活,分析认为是环扎带慢性切割宫颈峡部肌壁,移向宫颈一侧,而被切断的宫颈肌壁再次愈合,依然保持宫颈管的完整性,使得胎儿能够经阴道分娩,而未造成梗阻性子宫破裂,造成这种切割的原因尚需进一步研究,可能与环扎过紧、反复宫缩或环扎带太靠近宫颈管黏膜有关。

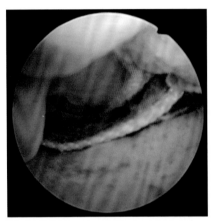
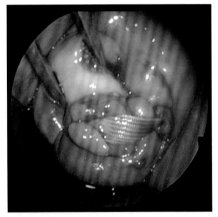

图 13-3-11　环扎术后 4 年,术后 2 年剖宫产 1 次,保留环扎带,剖宫产术后 2 年发现环扎带移位。宫腔镜检查见环扎带移位至宫颈左后方

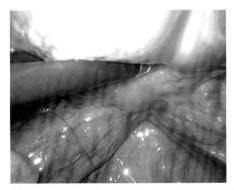

图 13-3-12　环扎术后 4 年,术后 2 年剖宫产 1 次,保留环扎带,剖宫产术后 2 年发现环扎带移位。腹腔镜下,宫颈内口水平后方未见环扎带

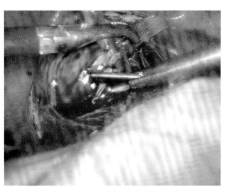 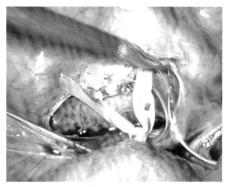

图 13-3-13 环扎术后 4 年,术后 2 年剖宫产 1 次,保留环扎带,剖宫产术后 2 年发现环扎带移位。腹腔镜下,宫颈内口水平前方游离环扎带并剪断,取出环扎带

图 13-3-14 环扎术后 4 年,术后 2 年剖宫产 1 次,保留环扎带,剖宫产术后 2 年发现环扎带移位。腹腔镜下,重新放置环扎带

(三) 妊娠期子宫破裂

腹腔镜宫颈环扎术后妊娠期如有不能控制的频繁宫缩,子宫壁张力过大,如不及时拆除环扎带或及时剖宫产,有子宫破裂的风险。而在合并瘢痕子宫的情况时,子宫破裂的风险更高。

1. 子宫破裂的发病机制

(1) 梗阻性难产:临床上子宫破裂多发生于分娩期梗阻性难产,因产道梗阻,子宫收缩时主动扩张段不断收缩,导致被动扩张段不断拉伸变薄,最终破裂。而腹腔镜宫颈环扎术环扎于子宫峡部,环扎部位较高,可致妊娠晚期子宫下段形成不良。随妊娠月份增加,子宫肌壁需承受来自胎儿生长及羊水增加后所产生的应力改变。子宫下段在妊娠晚期对于胎儿增大或子宫收缩产生的压力有缓冲作用,当子宫峡部被环扎后,妊娠晚期产生宫缩时,下段失去其缓冲作用,形成人为梗阻性难产,宫缩时肌层厚度就会出现不正常的形态变化,而致局部变薄造成损伤甚至破裂。故此种破裂多发生于子宫下段。

(2) 宫壁损伤:因宫颈功能不全而行腹腔镜宫颈环扎术的患者,通常有复杂的病史,如既往多次宫腔操作、因流产清宫、剖宫产、经阴道宫颈环扎、开腹或腹腔镜手术等,患者的宫颈和宫壁多有潜在或陈旧损伤。在妊娠中晚期因胎儿生长致子宫张力增大,有不规律宫缩,或临产时,可于肌层薄弱处发生自发性破裂。此类子宫破裂可发生在既往剖宫产瘢痕处,也可发生在宫壁陈旧损伤处,或环扎带撕裂宫颈处。

2. 子宫破裂的临床表现

(1)不完全性子宫破裂:不完全性子宫破裂的子宫肌层部分或全层破裂,但浆膜层完整,宫腔与腹腔不相通,胎儿及附属物仍在宫腔内。一般缺乏先兆破裂的症状,可仅有局部压痛,体征常不明显。2016年,徐亚玲等报道1例腹腔镜宫颈环扎术后妊娠发生不完全子宫破裂。该患者37岁,既往足月阴道分娩1次,妊娠中期自然流产2次,妊娠早期胎停育人工流产1次,诊断为宫颈功能不全。于非妊娠期行腹腔镜宫颈环扎术,术后妊娠,定期产检。妊娠36周开始自觉宫缩,胎动时耻骨联合上有疼痛感,孕36周$^{+5}$胎动时疼痛感增加,孕37周$^{+4}$胎动时疼痛感加重且触诊子宫下段轻压痛,遂行剖宫产终止妊娠。剖宫产术中探查盆腔可见子宫粉红色,稍右旋,下段非常薄,长约7cm,宽12cm,透过浆膜层可见宫腔内羊水成分及胎发,似有随时破裂的风险。作者分析此例子宫下段不完全破裂的原因是宫颈环扎线环扎在解剖学内口,影响了妊娠晚期子宫下段的伸展。

(2)完全性子宫破裂:完全性子宫破裂为子宫肌壁全层破裂,宫腔与腹腔相通。在子宫破裂前常有较严重的腹痛和过强的子宫收缩。继而突发撕裂样剧痛。之后出现腹部压痛和反跳痛,可伴有低血容量休克。

1)腹腔镜宫颈环扎术后妊娠可因梗阻性难产发生完全性子宫破裂。首都医科大学附属复兴医院产科曾收治2例腹腔镜环扎术后妊娠发生子宫完全破裂者。1例患者既往孕中期引产1次,此后孕中期难免流产2次,经阴道宫颈环扎失败1次。诊断为宫颈功能不全于外院行孕前腹腔镜宫颈环扎术,术中环扎2根环扎带。术后1年妊娠,妊娠33周因不规律宫缩、下腹痛紧急行剖宫产手术。术中发现自发性子宫破裂,破裂口位于子宫下段膀胱上方约2cm处,子宫浆肌层横向完全断裂,长约6cm,宽约2cm,破口处可见羊膜囊外突,内见清亮羊水及胎头(图13-3-15)。沿破裂口延长切口,行剖宫取胎术,分娩1个早产女婴,体重1 850g。修补缝合子宫创口后,寻找并取出2条环扎带。母婴预后良好。另1例既往妊娠18周行经阴道宫颈环扎术发生自然破膜而引产,环扎失败。随后于非孕期于外院行腹腔镜宫颈环扎术,应用1根环扎带环扎子宫

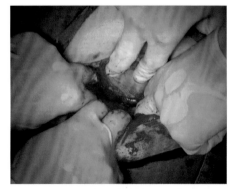

图13-3-15 剖宫产术中发现子宫破裂,破裂口位于子宫下段膀胱上方约2cm处,长约6cm,破口处可见羊膜囊外突,内见清亮羊水

峡部。环扎术后 6 个月妊娠,孕期除诊断"妊娠糖尿病""妊娠合并亚临床甲状腺功能减退"外无其他不适。孕 38 周行择期剖宫产手术。术中常规剖宫产娩出胎儿、缝合子宫后,探查环扎带,见环扎带结节位于子宫右后方,子宫前壁下段部分浆肌层破裂,质脆,瘢痕形成。予连续缝合修补创面。患者有再次生育要求,故保留环扎带,未取出。

2) 腹腔镜宫颈环扎术后妊娠可发生剖宫产切口瘢痕破裂。2012 年,Burger 等报道 1 例非妊娠期腹腔镜宫颈环扎术后妊娠发生子宫破裂,行剖宫产分娩活胎。术中发现环扎带下方既往剖宫产切口瘢痕完全裂开。

3) 腹腔镜宫颈环扎术后妊娠子宫破裂还可发生于子宫壁薄弱处。2016 年,罗文斌等报道 1 例腹腔镜环扎术后妊娠子宫破裂。患者 28 岁,既往妊娠早、中期自然流产 4 次,于非妊娠期行腹腔镜宫颈环扎术,术后妊娠,定期产检。妊娠 24 周出现下腹紧缩感,诊断"先兆流产",予保胎治疗后缓解。妊娠 30 周$^{+5}$出现不规则下腹痛,给予抑制宫缩治疗仍未能减轻,后腹痛突然加重,家属原因导致其未能及时拆除环扎带,以致发生梗阻性难产和子宫破裂。急诊剖宫产娩出 1 个极低体重儿,检查子宫见后壁近左侧宫角约 2cm 处有 3.0cm × 3.5cm 破裂口,未见明显活动性出血;宫颈环扎处未见撕裂。子宫破裂口肌层处连续缝合后浆肌层包埋缝合。

4) 其他:尚有文献报道腹腔镜环扎后妊娠宫壁薄弱处形成疝囊,于剖宫产后数月子宫破裂。2011 年,Murray 和 Hutton 报道 1 例腹腔镜宫颈环扎术后输卵管囊胚移植成功妊娠,剖宫产 1 个极低体重儿,7 个月后因子宫破裂行子宫次全切除术。该例患者 34 岁,既往剖宫产 1 次,术后因宫颈上皮内瘤变Ⅲ级行宫颈锥切活检术,致宫颈缩短并闭锁。因患者有再育要求,于非妊娠期行腹腔镜宫颈环扎术,术后行囊胚输卵管内移植,成功宫内妊娠。孕期定期超声检查宫颈和子宫。妊娠 29 周时出现腹部轻微不适,入院检查发现子宫后壁、环扎带上方疝囊形成,直径 3cm,伴盆腔少量游离液体。予肠外糖皮质激素治疗促进胎肺成熟。3 天后超声扫查提示子宫后壁疝囊增大,遂行紧急剖宫产手术。术中见子宫后壁疝囊未破裂。经宫颈放置 14 Fr Foley 导管和 10ml 球囊,7 天后取出。患者术后经过平稳。4 个月后患者因盆腔绞痛就诊。检查子宫扩张,伴 5cm 积血。应用高剂量孕酮治疗,症状减轻,但宫腔积血未减小。此后盆腔痛反复发作,剖宫产术后约 7 个月时突发腹痛加剧,检查下腹部压痛及反跳痛,无失血性休克征象。超声扫查发现积血减小,盆腔有游离液体。予开腹探查,发现子宫后壁环扎带上方有直径 1cm 破裂口。遂行子宫次全切除及环扎带取出。

3. 子宫破裂的预防

(1)及时终止妊娠：对于妊娠期频繁宫缩，药物不能控制的患者，应小心妊娠子宫破裂的风险。妊娠中期有抑制不住的宫缩时，应给予及时评估，拆除环扎带(线)给患者经阴道分娩的机会或紧急剖宫终止妊娠；妊娠晚期如出现频繁宫缩，及时给予剖宫产终止妊娠。于妊娠足月后应行选择性剖宫产，如有产兆需即刻行剖宫产，避免发生环扎带嵌入子宫体，导致子宫下段的裂伤，剧烈宫缩导致子宫破裂。

(2)选择合适的分娩时机：根据每个孕妇的具体情况，包括其临床症状、既往孕产史、产检记录，同时结合超声提示的宫颈长度、胎儿大小等指标进行综合评估，选择最佳的分娩时间。对于具有阴道分娩史、多次孕中期流产史或早产史的宫颈环扎的孕妇，有发生子宫破裂的高危风险，应该在孕晚期结合临床症状(如宫缩和腹痛等)提前进行择期剖宫产分娩。

(四) 其他

腹腔镜环扎术后胎膜破裂、胎死宫内、流产或早产等妊娠相关并发症，已在第十一章第2节阐述，此外文献中尚有腹痛、瘘管形成、流产和剖宫产相关并发症等报道。如2012年Burger等报道的腹腔镜宫颈环扎术后妊娠剖宫产27例，其中5例发生剖宫产相关并发症，包括多量出血、胎盘植入和子宫破裂。另有2例晚期流产清宫术：1例孕16周[+4]检查时发现胎膜膨出，无宫缩；另1例孕15周[+6]因腹痛入院，超声扫描见胎膜膨出，经保胎治疗宫缩持续存在，胎膜脱出宫口外。2例皆行清宫术终止妊娠，术中失血量约1 000ml。

三、极简式腹腔镜宫颈环扎术的并发症

极简式腹腔镜宫颈环扎术因为手术方法简单，分离组织少，易于操作，术中和术后发生并发症的概率较低。

(一) 非妊娠期手术

2016年，首都医科大学附属复兴医院宫腔镜中心赵玉婷等报道非妊娠期腹腔镜下宫颈环扎手术153例，术中举宫造成子宫穿孔1例(0.7%)。无膀胱输尿管损伤，无大量出血、输血，无中转开腹，无术后发热、伤口感染、尿路感染等并发症发生。术后117例妊娠，20例孕早期流产(自然流产7例，胚胎停育行清宫术13例)，余83例已知妊娠结局患者中，1例于孕18周发生未足月胎膜早破难免流产，腹腔镜下拆除环扎带后引产；另外1例患者于孕24周未足月胎膜早破伴不可抑制宫缩行急诊剖宫产，胎儿未存活。1例孕晚期胎死宫内，于孕34周产检发现无胎心，确诊胎死宫内后行剖宫产术。80例患者于孕

晚期行剖宫产获得活婴。

(二) 妊娠期手术

2016年,首都医科大学附属复兴医院宫腔镜中心马宁等报道孕早期使用杯状举宫器行腹腔镜下宫颈环扎手术20例,术中平均出血量10ml(5~100ml)。术中未发生严重的出血(>400ml),1例出血100ml,"8"字缝合出血点后止血。术中未出现膀胱、输尿管、肠管损伤,术后无伤口血肿和发热。1例因暴露困难中转开腹手术。2例患者术后2周内超声提示胎心搏动消失,确认胎儿停止发育行清宫术,围手术期胎儿丢失率为10%(2/20)。18例患者中15例足月产,3例早产(包括1例双胎孕35周,2例孕36周胎膜早破),活产率为90%(18/20),获活婴19例(其中1例为双胎)。首都医科大学附属复兴医院还曾收治1例孕期腹腔镜宫颈环扎术后不全子宫破裂者。患者既往孕25周自然流产1次,孕18周紧急经阴道宫颈环扎术1次,于孕22周时保胎治疗失败自然流产。后再次妊娠,于孕7周在首都医科大学附属复兴医院宫腔镜中心行妊娠早期极简式腹腔镜宫颈环扎术。术后自孕20周起多次出现无痛性子宫收缩,予保胎治疗可缓解。孕38周时入院行择期剖宫产术。术中发现子宫下段形成欠佳,组织非常薄,苍白,向腹腔突出,选子宫下段膨胀最薄弱处取一小切口进入宫腔,延长后取出胎儿,体重3 720g。探查宫颈环扎带位于膀胱底部上方,与子宫下段组织粘连,分离拆除环扎带后见子宫下段偏右侧近环扎带处肌层完全分离,范围约30mm×20mm,无活动性出血,行子宫修补后关腹。母婴预后良好。考虑此例为子宫下段过度拉伸,导致局部部分肌层缺失,仅余浆膜层覆盖,为不完全子宫破裂。

第4节　宫颈环扎术并发症的防治

一、并发症相关因素

(一) 宫颈环扎术式

1. 经阴道宫颈环扎术　经阴道宫颈环扎术一般在妊娠中期进行,是当前使用最多和使用时间最久的宫颈环扎术式,所以文献中有较多篇与其相关的报道,但有关并发症的报道甚少。在早期文献报道中其并发症的发生率较高,但随着时间的推移,发生率有所降低,可以理解为是技术进步的结果。并发症的种类仍以感染为主,环扎带侵蚀、移位、瘘管形成,宫颈撕裂等都有多篇文献报道。此外,不同的经阴道环扎术式并发症的发生也有各自的特点。

2. 开腹宫颈环扎术 与经阴道环扎和腹腔镜环扎相比,开腹环扎术除了可发生所有与腹部手术相关的并发症,发生危及生命的大出血的风险更高,此外发生脏器损伤、胎膜破裂、宫内感染、妊娠丢失等都有相关报道。同腹腔镜环扎一样,开腹环扎一般选择剖宫产结束妊娠,发生剖宫产相关并发症的概率也有所增加。开腹环扎一般选择早期妊娠的后期或中期妊娠的早期(妊娠10~18周),但是也可选择非妊娠期。理论上讲,为预防与妊娠相关的并发症,妊娠前环扎是最好的选择。

3. 腹腔镜宫颈环扎术 腹腔镜环扎与开腹环扎的手术成功率(76%~100%)相似,并发症种类也相似,所不同之处在于腹腔镜的术中出血、疼痛和粘连较开腹明显减少,严重并发症的发生率较低,术后恢复快,住院时间短。总结 2014—2016 年有关腹腔镜环扎并发症的研究文献共 7 篇,包含 312 例病例,仅有 3 例并发症,平均发生率为 1%(0~2%)(表 13-3-1),与开腹环扎相似,明显低于经阴道环扎。

许多文献报道了腹腔镜宫颈环扎术的安全性。2015 年,Menderes 等报道用无针聚丙烯带子行妊娠前环扎,术中仔细解剖子宫血管,形成和打开腹膜窗,仔细解剖子宫血管和不用穿刺针减少了出血的危险,因此无并发症发生。同年,Shin 等报道了 80 例腹腔镜环扎术,无并发症发生。2016 年,Mourad 和 Burke 报道无针机器人腹腔镜环扎术,Shaltout 等报道必要时可以从阴道后穹窿取出环扎带的新环扎方法,均无并发症发生。可见技术的改良和机器人的应用有助于减少并发症的发生。但目前例数较少,需要更多的实践给予佐证。2016 年,Huang 等报道在复兴医院宫腔镜中心临床应用的极简式腹腔镜宫颈环扎术 100 例,仅有 1 例发生子宫穿孔,实为举宫器所致,与手术并无关联,可见极简式腹腔镜宫颈环扎术具有很高的安全性。

(二) 宫颈环扎时机

宫颈环扎术并发症的发病率因宫颈环扎的时机及适应证的不同而不同。并发症常随孕周的增加及宫颈的扩张而增多,当胎膜破裂或宫颈扩张时行环扎术会增加并发症的风险。2011 年,Drassinower 等报道以病史和超声为指征的经阴道环扎术围手术期并发症,2 组差异无统计学意义。2011 年,Liddiard 等对比研究不同手术指征的经阴道宫颈环扎术,发现以体征为指征的紧急性环扎术并发症的发生率最高达 33%(3/9),以超声诊断为指征的环扎术并发症发生率为 12%(3/25),而以病史为指征的选择性环扎术未见并发症发生(0/116)。可见紧急宫颈环扎术并发症发生率明显高于选择性和治疗性宫颈环扎术。2015年,Aydin等也报道紧急宫颈环扎术并发症发生率高达36.4%(27/74)。

传统的宫颈环扎术是在妊娠早期和中期施行,近年有学者建议经阴道环扎也可妊娠前施行,而开腹和腹腔镜手术都可选择非妊娠期施术。与妊娠期环扎相比,妊娠前宫颈组织韧性好,血管分布少,术中出血少,解剖结构清晰,可以避免许多因妊娠期手术困难而发生的并发症。非妊娠期手术还避免了麻醉药对胎儿的影响,不用担心手术刺激诱发宫缩、胎膜早破、宫内感染等与妊娠相关的并发症,是减少环扎手术并发症的可供选择术式,值得临床应用。

(三) 其他

并发症的发生也与环扎部位、使用器械及操作水平有关。已证明宫颈环扎的位置直接影响妊娠结局,环扎带越接近宫颈内口效果越好,环扎位置在宫颈内口水平,符合宫颈扩张的理论。低位环扎在宫颈内口下方,无法阻止其内口扩张。高位环扎在宫颈内口上方,宫壁厚而影响宫颈内口的闭合。Titiz报道应用Titiz子宫阴道举宫器行腹腔镜宫颈环扎术,可以清楚显示膀胱、子宫血管、宫颈阴道连接处和子宫峡部,便于正确穿刺,有利于预防并发症。

二、并发症的预防

(一) 严格掌握适应证与禁忌证

宫颈环扎术适用于明确诊断宫颈功能不全,不存在绒毛膜羊膜炎、胎膜早破、胎儿畸形、胎死宫内、活动性子宫出血等宫颈环扎术的绝对禁忌证。对有前置胎盘、胎儿生长受限等宫颈环扎术相对禁忌证者慎重施术。有宫颈及宫颈周围手术史的患者手术更应谨慎,由于粘连及瘢痕的形成,使宫颈与周围器官、血管的解剖学结构发生变异,手术时发生出血和邻近脏器损伤的概率明显增高。

(二) 手术时机的选择

经阴道手术采用Shirodkar术式要求患者约15~18孕周,若孕龄>20孕周,实施该手术可能导致术中出血过多、不良损伤等并发症发生。McDonald术式虽适用于任何孕妇,但以14~18孕周最为适宜。若孕周过大,术中出血量可明显增多,尤其对宫颈口扩张、宫颈近似展平,甚至已有胎膜膨出者,手术难度较大,且易出现自发性胎膜破裂。因此,在适宜孕周内应尽早实施手术,是影响手术效果的因素之一。开腹环扎术孕期手术一般选择在妊娠10~18周。腹腔镜宫颈环扎术一般选择妊娠16周以内。孕周再大的子宫手术难度增加,并发症的发生明显增多。

经阴道手术、开腹和腹腔镜手术也可在妊娠前施行。手术时机一般在孕前2~3个月，月经后3~5天，因为此时宫颈组织较为松软，易于手术。且妊娠前子宫比较小，腹腔镜手术时便于放置子宫摇摆器或举宫杯，利于手术操作，同时无引起流产可能，降低了感染、出血等风险。

(三) 重视阴道感染的筛查与治疗

感染是导致宫颈环扎术失败的主要原因。Guzman等在比较了胎盘组织病理学检查结果后发现，妊娠期实施宫颈环扎术并不增加感染危险性，而妊娠期宫颈进行性缩短患者可有潜在上行感染风险，阴道及宫颈的炎症对宫颈环扎术成功率有直接影响。因此，术前应常规行阴道检查，了解阴道及宫颈情况，同时行阴道分泌物检查，对于有炎症或有潜在感染危险者，应在积极治疗后再行宫颈环扎术，这样将会减少宫颈环扎术的感染并发症，提高手术成功率。

(四) 重视术后妊娠期的监测及管理

为提高宫颈环扎术的疗效，预防有可能存在的子宫高反应性和生殖道感染。宫颈环扎后一般要限制体力活动，适当卧床休息；如子宫的敏感性增高，给予孕酮和保胎药物；有感染病史及迹象者，给予抗生素；密切监测母胎情况。关注宫颈环扎后可能出现的并发症，包括环扎带(线)移位、胎膜早破、绒毛膜羊膜炎等。环扎术后，尤其是经阴道手术后的宫颈环扎带(线)是留在体内的异物，可能引起阴道感染和绒毛膜羊膜炎。环扎后多数患者的生育过程仍为高危妊娠，且有低体重儿的倾向。需嘱患者出院后按时产前检查，包括超声检查宫颈长度及宫颈内口形态的变化。如有阴道分泌物增多、腹部下坠感、下腹部发硬等疑似产兆的症状，应随时就诊。密切观察产程，随时处理异常情况。

一旦发生早产，经阴道手术者如出现宫缩应及时拆除缝扎线以免造成宫颈撕裂伤。而开腹和腹腔镜手术者做腹腔镜或开腹拆除环扎带，或评估是否应及时剖宫产终止妊娠及等待自然分娩，以免发生梗阻性难产和子宫破裂。

三、并发症的处理

宫颈环扎手术中和手术后一旦发生并发症，应及时处理，以免治疗不及时发生严重后果。

(一) 术中并发症

术中发生宫旁小静脉出血，在放置环扎带并拉紧打结后可止血，若仍有渗血可电凝止血，伤及较大血管或出血较多者可缝扎止血，大量出血需输血治疗。腹腔镜手术有时因出血多影响术野，无法完成手术，可中转开腹，在直视下完成环扎术。

环扎术中发生膀胱损伤,需视损伤情况决定处理方案。若只是膀胱浅浆膜层损伤,术后可以开放性放置导尿管48小时。较小的穿刺针损伤,术后可留置导尿管7天,膀胱创口可自行愈合。若在分离组织间隙时造成膀胱撕裂,或术中切开膀胱全层,需手术修补。一般采用分层缝合法闭合创口,术后留置尿管2周以上。术中发生的肠管损伤需要立即修补,若未及时处理可发展为盆腔脓肿,甚至危及生命。非妊娠期腹腔镜环扎时可发生子宫穿孔,为宫腔放置举宫器所致,一旦发生,可于腹腔镜下缝合修补。

妊娠期手术中发生的与妊娠相关并发症,如胎膜破裂、流产等,需在术中处理,胎膜破裂后难免流产或流产不完全可予清宫术,宫颈环扎术可继续完成,术后需用抗生素预防感染,以利于后续妊娠。

(二) 术后并发症

1. 与妊娠相关并发症　环扎术后妊娠发生感染需抗生素治疗,是否继续妊娠需视患者情况而定。若发生胎儿宫内感染和绒毛膜羊膜炎,可致胎死宫内,需在抗生素的治疗下结束妊娠。在妊娠中期发生晚期流产或胎死宫内者,若不能在保留环扎带的情况下经阴道流产或清宫,则需取出环扎带,再行流产或清宫。经阴道环扎者可经阴道取出环扎带,经腹和腹腔镜者可行腹腔镜取出环扎带,手术困难者可开腹取出环扎带,再行流产或清宫术。妊娠晚期的胎死宫内,处理方法与上述相同,因为这样可最大程度减小对患者的创伤,保留生育能力。妊娠晚期发生的胎膜早破,胎儿窘迫、早产临产等,需及时终止妊娠。一旦发生子宫破裂需立即开腹探查,娩出胎儿和胎盘,缝合子宫破裂口,必要时行子宫全切术。临产过程中发生宫颈撕裂时需及时取出环扎带或结束妊娠,宫颈创面视裂伤情况缝合修补并止血。

2. 其他并发症　环扎术后发生异常流血或排液,应怀疑瘘管形成的可能。发生环扎带侵蚀和移位时需手术取出环扎带,并检查创面有无瘘管形成。一旦形成瘘管需视具体情况保守治疗或手术修补。环扎术后可发生生殖系统感染、泌尿系统感染、切口感染等,一旦发生应予抗生素治疗,并视感染部位和程度给予相应治疗。

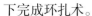

参 考 文 献

1. 高晓薇,杨文慧.腹腔镜宫颈环扎术的围手术期护理.国际妇产科学杂志,2016,43 (6): 647-649.

2. 马宁, 夏恩兰, 黄晓武, 等. 孕早期使用杯状举宫器行腹腔镜下宫颈环扎手术 20 例分析. 国际妇产科学杂志, 2016, 43 (6): 638-642.

3. 夏恩兰. 宫颈环扎术并发症. 国际妇产科学杂志, 2016, 43 (6): 618-622.

4. 赵玉婷, 黄晓武, 夏恩兰, 等. 孕前"极简式"腹腔镜下宫颈环扎术的临床应用. 国际妇产科学杂志, 2016, 43 (6): 634-637.

5. Ades A, Dobromilsky KC, Cheung KT, et al. Transabdominal cervical cerclage: laparoscopy versus laparotomy. J Minim Invasive Gynecol, 2015, 22 (6): 968-973.

6. Ades A, Parghi S, Aref-Adib M. Laparoscopic transabdominal cerclage: outcomes of 121 pregnancies. Aust N Z J Obstet Gynaecol, 2018, 58 (6): 606-611.

7. Azem F, Blaucher A, Many A. Complications of early elective cervical cerclage. Int J Gynaecol Obstet, 2004, 85 (1): 52-53.

8. Burger NB, Einarsson JI, Brölmann HA, et al. Preconceptional laparoscopic abdominal cerclage: a multicenter cohort study. Am J Obstet Gynecol, 2012, 207 (4): 273. e1-12.

9. Dandapani M, Pflugner LP, Fanning NS. Uterine rupture at term in a patient with abdominal cerclage. Obstet Gynecol, 2019, 133 (5): 940-942.

10. Dawood F, Farquharson RG. Transabdominal cerclage: preconceptual versus first trimester insertion. Eur J Obstet Gynecol Reprod Biol, 2016, 199: 27-31.

11. Drassinower D, Poggi SH, Landy HJ, et al. Perioperative complications of history-indicated and ultrasound-indicated cervical cerclage. Am J Obstet Gynecol, 2011, 205 (1): 53. e1-5.

12. Foster TL, Moore ES, Sumners JE. Operative complications and fetal morbidity encountered in 300 prophylactic transabdominal cervical cerclage procedures by one obstetric surgeon. J Obstet Gynaecol, 2011, 31 (8): 713-717.

13. Gluck O, Mizrachi Y, Ginath S, et al. Obstetrical outcomes of emergency compared with elective cervical cerclage. J Matern Fetal Neonatal Med, 2017, 30 (14): 1650-1654.

14. Hole J, Tressler T, Martinez F. Elective and emergency transabdominal cervicoisthmic cerclage for cervical incompetence. J Reprod Med, 2003, 48 (8): 596-600.

15. Huang X, Ma N, Li TC, et al. Simplified laparoscopic cervical cerclage after failure of vaginal suture: technique and results of a consecutive series of 100 cases. Eur J Obstet Gynecol Reprod Biol, 2016, 201: 146-150.

16. Ishioka S, Kim M, Mizugaki Y, et al. Transabdominal cerclage (TAC) for patients with ultra-short uterine cervix after uterine cervix surgery and its impact on pregnancy. J Obstet Gynaecol Res, 2018, 44 (1): 61-66.

17. Kanao S, Fukuda A, Fukuda H, et al. Spontaneous uterine rupture at 15 weeks' gestation in a patient with a history of cesarean delivery after removal of shirodkar cerclage. AJP Rep, 2014, 4 (1): 1-4.

18. Liddiard A, Bhattacharya S, Crichton L. Elective and emergency cervical cerclage and immediate pregnancy outcomes: a retrospective observational study. JRSM Short Rep, 2011, 2 (11): 91.

19. Lotgering FK, Gaugler-Senden IP, Lotgering SF, et al. Outcome after transabdominal cervi-coisthmic cerclage. Obstet Gynecol, 2006, 107 (4): 779-784.

20. Madueke-Laveaux OS, Platte R, Poplawsky D. Unique complication of a Shirodkar cerclage: remote formation of a vesicocervical fistula in a patient with the history of cervical cerclage placement: a case report and literature review. Female Pelvic Med Reconstr Surg, 2013, 19 (5): 306-308.

21. Martin JM, Moore ES, Foster TL, et al. Transabdominal cerclage placement in patients with prior uterine incisions: risk of scar disruption. J Obstet Gynaecol, 2013, 33 (7): 682-684.

22. Mourad J, Burke YZ. Needleless robotic-assisted abdominal cerclage in pregnant and nonpregnant patients. J Minim Invasive Gynecol, 2016, 23 (3): 298-299.

23. Riiskjaer M, Petersen OB, Uldbjerg N, et al. Feasibility and clinical effects of laparoscopic abdominal cerclage: an observational study. Acta Obstet Gynecol Scand, 2012, 91 (11): 1314-1318.

24. Seravalli V, Potti S, Berghella V. Risk of intrapartum cervical lacerations in women with cerclage. J Matern Fetal Neonatal Med, 2013, 26 (3): 294-298.

25. Shaltout MF, Maged AM, Elsherbini MM, et al. Laparoscopic transabdominal cerclage: new approach. J Matern Fetal Neonatal Med, 2017, 30 (5): 600-604.

26. Shin JE, Kim MJ, Kim GW, et al. Laparoscopic transabdominal cervical cerclage: case report of a woman without exocervix at 11 weeks gestation. Obstet Gynecol Sci, 2014, 57 (3): 232-235.

27. Song JE, Lee KY, Son GH. Prediction of outcome for transabdominal cerclage in women with cervical insufficiency. Biomed Res Int, 2015, 2015: 985764.

28. Titiz H. Tips and Tricks: Preconceptional laparoscopic cervical cerclage made easier and safer with the titiz uterovaginal manipulator. J Minim Invasive Gynecol, 2015, 22 (6): 932-933.

第十四章
宫颈环扎术实例

病例1　妊娠期经阴道宫颈环扎术

患者,32 岁,既往最长时间为妊娠 4 个月余,无痛性自然流产 4 次,诊断宫颈功能不全,现妊娠 13 周,行经阴道 McDonald 宫颈环扎术(视频 1)。

手术步骤:

(1)宫颈钳钳夹宫颈,用 Mersilene 环扎带在宫颈阴道交界处,分别自 3~1 点、11~9 点、5~7 点缝扎宫颈肌层(图 14-1-1、14-1-2)。

视频 1　妊娠期经阴道
宫颈环扎术

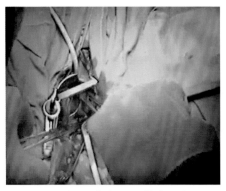

图 14-1-1　经阴道宫颈环扎术。自 11~9
点缝扎

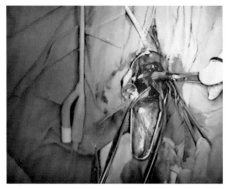

图 14-1-2　经阴道宫颈环扎术。缝合打结
后剪除多余尾线

(2)剪刀剪断连接缝针的线带,于 8 点处打结。留尾线 3cm,剪刀剪除多余线带(图 14-1-3)。

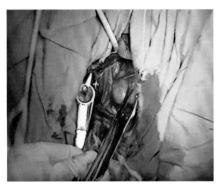

图 14-1-3　经阴道宫颈环扎术后宫颈

病例 2　妊娠前腹腔镜宫颈环扎术

患者 32 岁,既往孕 5 个月胎膜早破自然流产行清宫术,诊断为宫颈功能不全。后再次妊娠,孕 3 个月时行经阴道宫颈环扎术,术后 1 个月自然流产行清宫术。妇科检查宫颈可顺利通过 8 号 Hegar 扩宫棒,宫颈外口后唇可见环形裂伤,大小为 1.5cm×0.5cm。行妊娠前腹腔镜宫颈环扎术(视频 2)。

手术步骤:

(1)放置子宫摇摆器,于子宫膀胱反折腹膜下方注射生理盐水 10ml。剪刀横向打开子宫膀胱反折腹膜,向两侧延长切口,暴露子宫峡部(图 14-2-1)。

视频 2　妊娠前腹腔镜宫颈环扎术

(2)分离左侧宫颈旁疏松组织,弯钳于子宫前方宫颈内口水平,在子宫血管内侧,紧贴宫颈左侧壁穿入,至宫骶韧带内上方打开阔韧带后叶,弯钳穿出,钳夹线带一端,自间隙穿出(图 14-2-2、14-2-3)。同法处理右侧。

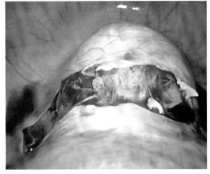

图 14-2-1　剪刀横向打开子宫膀胱反折腹膜,暴露子宫峡部

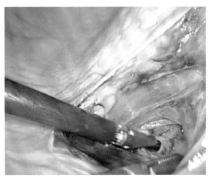

图 14-2-2　钝性分离左侧宫颈旁疏松组织

（3）调整线带使之平顺。于子宫峡部前方打结，剪除多余线带（图 14-2-4）。

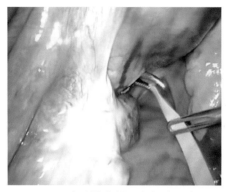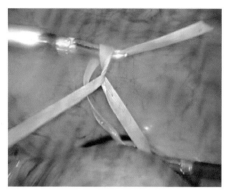

图 14-2-3　腹腔镜弯钳经左侧宫颈旁间隙穿过，至宫骶韧带内上方穿出阔韧带后叶，钳夹环扎带

图 14-2-4　环扎带于子宫峡部前方打结

（4）可吸收线连续缝合关闭子宫膀胱反折腹膜创面（图 14-2-5），冲洗盆腔，检查无出血（图 14-2-6）。

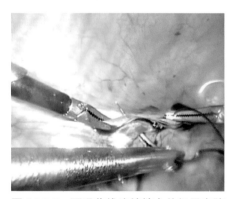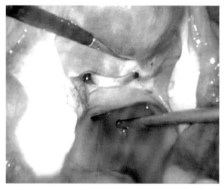

图 14-2-5　可吸收线连续缝合关闭子宫膀胱反折腹膜创面

图 14-2-6　冲洗盆腔，检查子宫后壁创面

病例 3　妊娠前极简式腹腔镜宫颈环扎术

患者，31 岁，既往妊娠 4 个月稽留流产行清宫术，2 年前因宫颈上皮内瘤变Ⅲ级行宫颈锥切术。3 个月前因宫腔粘连行宫腔镜宫腔粘连分离术。术后复查宫颈外观未见异常。经阴道超声检查宫颈长约 27mm。测量宫颈内口可顺利通过 7.5 号 Hegar 扩宫棒。诊断宫颈功能不全，行妊娠前腹腔镜极简式宫

颈环扎术（视频3）。

　　手术步骤：

　　（1）放置子宫摇摆器，子宫置前位，显露子宫后壁下段。将与环扎带相连的弯针扳成直针，将环扎带引入盆腔。

视频3　妊娠前极简式腹腔镜宫颈环扎术

　　（2）于子宫峡部右侧宫骶韧带起始部上方1.5cm，避开血管区贴近子宫侧壁自后向前垂直穿刺。缓慢调整子宫为水平位，自子宫峡部右前方拔出穿刺针及环扎带（图14-3-1、14-3-2）。同法处理左侧（图14-3-3、14-3-4）。

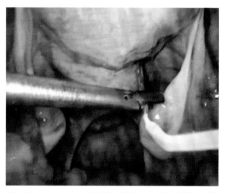

图14-3-1　于子宫峡部右侧，贴近子宫侧壁自后向前垂直穿刺

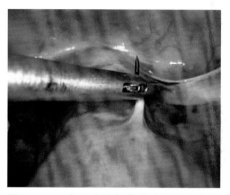

图14-3-2　自子宫峡部右前方拔出穿刺针及环扎带

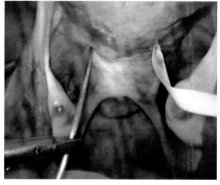

图14-3-3　于子宫峡部左侧，贴近子宫侧壁自后向前垂直穿刺

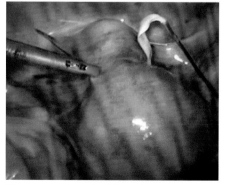

图14-3-4　自子宫峡部左前方拔出穿刺针及环扎带

　　（3）行宫腔镜检查，宫腔形态未见异常，宫颈管未见异常。

（4）牵拉调整收紧环扎带，于子宫峡部前方打结，剪除多余线带（图 14-3-5、14-3-6）。检查无明显出血。

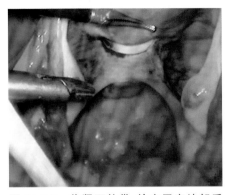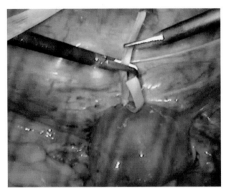

图 14-3-5　收紧环扎带，检查子宫峡部后壁线带平顺

图 14-3-6　环扎带于子宫峡部前方打结，剪除多余线带

病例 4　妊娠前极简式腹腔镜宫颈环扎术

患者，34 岁，既往孕 20 周自然流产 2 次。经阴道超声检查测量宫颈长约 28mm。妇科检查宫颈内口可顺利通过 6.5 号 Hegar 扩宫棒，诊断宫颈功能不全。行非妊娠期腹腔镜宫颈环扎术（视频 4）。

手术步骤：

（1）应用杯状举宫器顶举子宫及阴道穹窿，将与环扎带相连的弯针扳成直针，将环扎带引入盆腔。

（2）紧贴子宫峡部右侧壁、子宫血管内侧的举宫杯上缘自后向前穿刺，自子宫峡部右前方拔出穿刺针及环扎带（图 14-4-1、14-4-2）。同法处理左侧（图 14-4-3、14-4-4）。

视频 4　妊娠前极简式腹腔镜宫颈环扎术

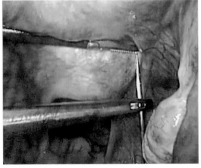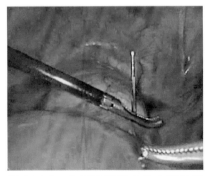

图 14-4-1　贴近子宫峡部右侧壁，于举宫杯缘上方自后向前垂直穿刺

图 14-4-2　自子宫峡部右前方拔出穿刺针及环扎带

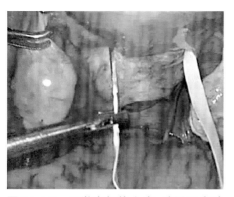

图 14-4-3　于举宫杯缘上方,贴近子宫峡部左侧壁自后向前垂直穿刺

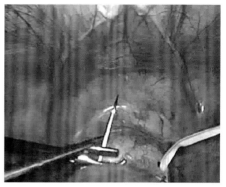

图 14-4-4　自子宫峡部左前方拔出穿刺针及环扎带

(3)剪断环扎带,取出穿刺针。调整环扎带,于子宫峡部前方打结,留尾线3cm,剪除多余线带(图 14-4-5、14-4-6)。手术经过顺利,无出血。

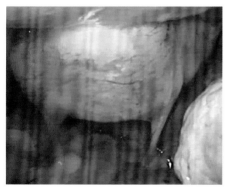

图 14-4-5　收紧环扎带,检查子宫峡部后壁线带平顺

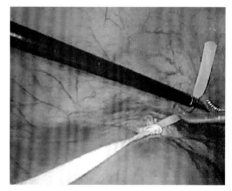

图 14-4-6　环扎带于子宫峡部前方打结

病例 5　妊娠前极简式腹腔镜宫颈环扎术

患者,28 岁,既往最久孕 2 个月余,自然流产 2 次,孕 26 周胎膜早破自然流产 1 次。检查发现宫颈功能不全。妇科检查:宫颈短。经阴道 B 超检查测量宫颈长约 1.6cm。探查宫颈管 8 号 Hegar 扩宫棒可顺利通过宫颈内口。行妊娠前腹腔镜宫颈环扎术(视频 5)。

手术步骤:

(1)放置杯状举宫器,调整子宫为水平偏后位,暴露子宫峡部前壁。将与环扎带相连的弯针扳成直针,将环

ER-14-5

视频 5　妊娠前极简式腹腔镜宫颈环扎术

扎带引入盆腔。

（2）取左侧宫旁宫颈内口水平,贴近子宫峡部左侧壁的举宫杯缘上方,自前向后垂直穿刺(图14-5-1)。调整子宫为前屈位,检查阔韧带后叶宫骶韧带起始部上方直针穿出部位,钳夹拉出直针及线带(图14-5-2)。同法处理右侧(图14-5-3、14-5-4)。

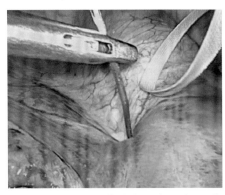

图14-5-1 取左侧宫旁宫颈内口水平,将穿刺针贴近子宫峡部左侧壁的举宫杯缘上方,自前向后垂直穿刺

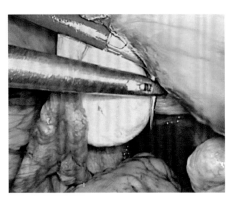

图14-5-2 穿刺针至阔韧带后叶宫骶韧带起始部上方穿出,钳夹拉出穿刺针及环扎带

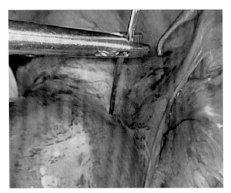

图14-5-3 取右侧宫颈内口水平,将穿刺针贴近子宫峡部右侧壁的举宫杯缘上方,自前向后垂直穿刺

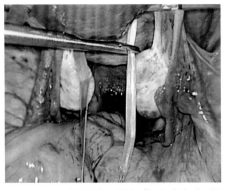

图14-5-4 穿刺针至阔韧带后叶穿出,钳夹拉出穿刺针及环扎带

（3）剪刀剪断环扎带,取出穿刺针。调整环扎带平顺,于子宫后方宫颈内口水平打结并剪除多余线带(图14-5-5、14-5-6)。

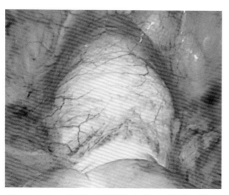

图 14-5-5　调整拉紧子宫前方线带,使之平顺

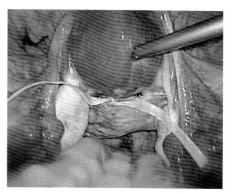

图 14-5-6　极简式腹腔镜宫颈环扎术后背面观

病例 6　妊娠期极简式腹腔镜宫颈环扎术

患者,37 岁,既往妊娠 20~24 周自然流产 3 次,紧急经阴道宫颈环扎术失败 1 次。诊断宫颈功能不全。现妊娠 9 周,行妊娠期极简式腹腔镜宫颈环扎术(视频 6)。

手术步骤:

(1)放置杯状举宫器顶举阴道穹窿,暴露子宫峡部前壁。引入环扎带及穿刺直针。

(2)取左侧宫旁宫颈内口水平,于举宫杯缘上方,贴近子宫峡部左侧壁,自子宫前方向后垂直穿刺(图 14-6-1)。小心拨动子宫为前位,暴露子宫后壁下段,检查阔韧带后叶穿刺针穿出部位。钳夹拉出直针及线带(图 14-6-2)。同法处理右侧(图 14-6-3、14-6-4)。

ER-14-6

视频 6　妊娠期极简式腹腔镜宫颈环扎术

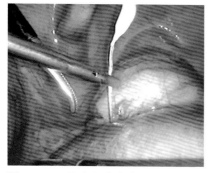

图 14-6-1　取左侧宫旁宫颈内口水平,举宫杯缘上方,将穿刺针贴近子宫峡部左侧壁自前向后垂直穿刺

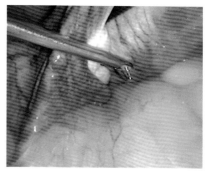

图 14-6-2　穿刺针自阔韧带后叶宫骶韧带起始部上方穿出,钳夹拉出穿刺针及环扎带

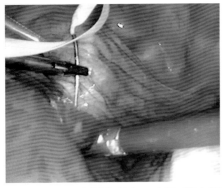 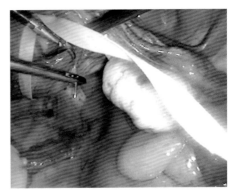

图 14-6-3　取右侧宫颈内口水平，举宫杯缘上方，将穿刺针贴近子宫峡部右侧壁，自前向后垂直穿刺

图 14-6-4　穿刺针自阔韧带后叶穿出，钳夹拉出穿刺针及环扎带

（3）剪刀剪断环扎带，取出穿刺针。调整环扎带平顺，于子宫后方宫颈内口水平打结并剪除多余线带（图 14-6-5、14-6-6）。

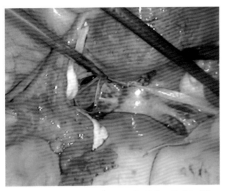 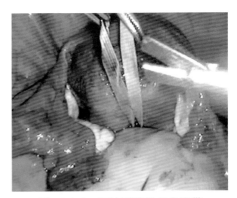

图 14-6-5　环扎带于子宫峡部后壁打结

图 14-6-6　打结后剪除多余线带

病例 7　妊娠期极简式腹腔镜宫颈环扎术

　　患者，32 岁，既往孕 18 周、20 周、22 周无痛性自然流产 3 次，第 4 次妊娠孕 13 周时行经阴道宫颈环扎术，于孕 21 周时流产。2 年前再次妊娠，孕 6 个月余胎膜早破自然流产。经阴道超声检查宫颈长 27mm。探扩宫颈可顺利通过 6.5 号 Hegar 扩宫棒。诊断宫颈功能不全。现妊娠 9 周，行极简式腹腔镜宫颈环扎术（视频 7）。

ER-14-7

视频 7　妊娠期极简式腹腔镜宫颈环扎术

手术步骤:

(1)放置杯状举宫器顶举阴道穹窿,小心调整子宫为前位,暴露子宫及宫颈后壁。将扳成直针的穿刺针和环扎带引入盆腔。

(2)取左侧宫颈内口水平,于举宫杯缘上方,贴近子宫峡部左侧壁,自后向前穿刺(图14-7-1)。小心转换子宫位置,调整穿刺方向,穿刺针自阔韧带前叶宫颈内口水平穿出,钳夹拉出直针及线带(图14-7-2)。同法处理右侧(图14-7-3、14-7-4)。

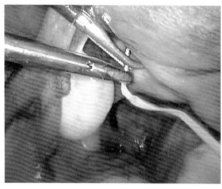

图 14-7-1　贴近子宫峡部左侧壁,穿刺针自后向前垂直穿刺

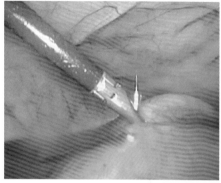

图 14-7-2　穿刺针自子宫峡部左前方穿出,钳夹拔出穿刺针及线带

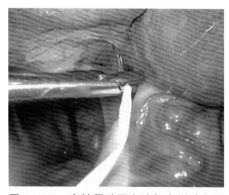

图 14-7-3　直针紧贴子宫峡部右侧壁自后向前垂直穿刺

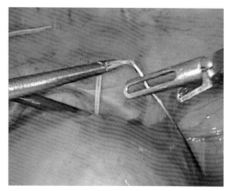

图 14-7-4　穿刺针自子宫峡部右前方穿出,拔出穿刺针及线带

(3)调整拉紧线带使之平顺,剪刀剪断线带,取出穿刺针(图14-7-5)。于子宫前方宫颈内口水平打结并剪除多余线带(图14-7-6)。术后冲洗盆腔,检查无出血。

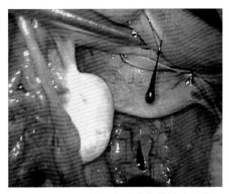

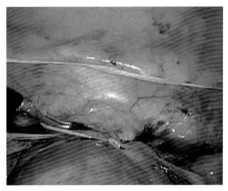

图 14-7-5　调整子宫后壁线带使之平顺　　　图 14-7-6　环扎带于子宫峡部前方打结

病例 8　妊娠期极简式腹腔镜宫颈环扎术

患者,32 岁,平素月经 4~5 天 /1~2 年。1 年前行 IVF-ET 妊娠,孕 20 周时出现无痛性自然流产。2 个月前再次行 IVF-ET 妊娠,现孕 13 周。超声提示宫内妊娠,增大子宫内见胎儿、胎心、胎动。诊断为宫颈功能不全。现妊娠 13 周,行极简式腹腔镜宫颈环扎术(视频 8)。

手术步骤:

(1)放置杯状举宫器,顶举穹窿。暴露子宫峡部前壁,确定穿刺点。将与环扎带相连的弯针扳成直针,环扎带引入盆腔。

视频 8　妊娠期极简式
腹腔镜宫颈环扎术

(2)穿刺针于宫颈内口水平,举宫杯缘上方,紧贴子宫峡部右侧壁自前向后垂直穿刺(图 14-8-1),检查阔韧带后叶,未见穿刺针。暴露子宫前壁下段,穿刺针调整方向重新穿刺,检查穿刺针自阔韧带后叶、宫骶韧带起始部上方穿出,钳夹牵拉出穿刺针及线带(图 14-8-2)。

(3)暴露子宫峡部后壁,确认左侧穿刺点(图 14-8-3)。取左侧宫骶韧带起始部上方宫颈内口水平,举宫杯缘上方,贴近子宫峡部左侧壁,自后向前穿刺,至阔韧带前叶宫颈内口水平穿出,钳夹拉出穿刺针及线带(图 14-8-4)。

(4)调整线带使之平顺(图 14-8-5)。剪刀剪除线带两侧穿刺针并取出。于子宫前方宫颈内口水平打结并剪除多余线带(图 14-8-6)。术后冲洗盆腔,检查无出血。

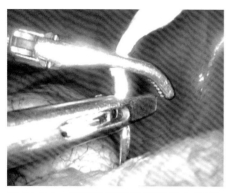

图 14-8-1　穿刺针紧贴子宫峡部右侧壁，自前向后穿刺

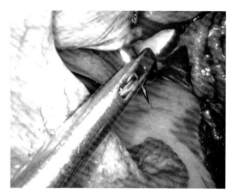

图 14-8-2　穿刺针自阔韧带后叶、子宫峡部右后方穿出，牵拉拔出穿刺针及线带

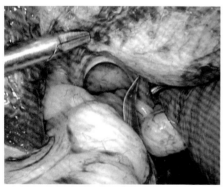

图 14-8-3　暴露子宫峡部后壁，确认左侧穿刺点

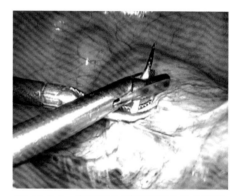

图 14-8-4　穿刺针自子宫峡部左前方穿出

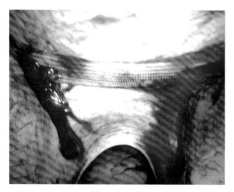

图 14-8-5　调整子宫后壁线带使之平顺

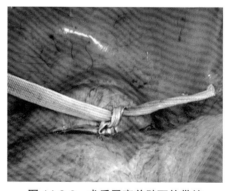

图 14-8-6　术后子宫前壁环扎带结

病例9　弯针穿刺极简式腹腔镜宫颈环扎术

患者,28岁,2年前孕19周自然流产1次,1年前妊娠行经阴道宫颈环扎术,于孕19周时流产。6个月前检查宫颈内口宽度,8号扩宫棒通过时有阻力。妇科检查宫颈光滑,正常大小。经阴道B超检查未见异常。诊断宫颈功能不全,行妊娠前腹腔镜宫颈环扎术(视频9)。

手术步骤:

(1)助手放置子宫摇摆器,腹腔镜下检查子宫大小正常(图14-9-1)。调整子宫为前屈位,暴露子宫峡部后壁。将环扎带导入盆腔。

视频9　弯针穿刺极简式腹腔镜宫颈环扎术

(2)钳夹与环扎带相连的弯针,取宫颈内口水平,右侧宫骶韧带内上方自后向前穿刺(图14-9-2)。检查子宫前方穿刺针穿出部位,调整穿刺方向,使穿刺针自子宫峡部右前方穿出。拔出穿刺针(图14-9-3)。

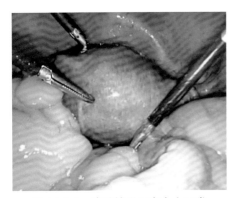

图 14-9-1　腹腔镜见子宫大小正常

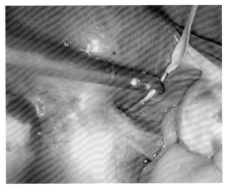

图 14-9-2　取右侧宫旁宫颈内口水平,将弯针贴近子宫峡部右侧壁自后向前穿刺

(3)同法将弯针自子宫左后方宫颈内口水平自后向前穿刺(图14-9-4)。调整穿刺方向,使弯针自子宫峡部左前方穿出(图14-9-5)。剪除多余线带及弯针,并取出。

(4)调整环扎带使平顺(图14-9-6)。于子宫前方宫颈内口水平打结并剪除多余线带(图14-9-7、14-9-8)。

此例手术在行极简式腹腔镜宫颈环扎术时尝试应用弯针穿刺,术中发现弯针穿刺时方向不易控制,需反复调整穿刺方向才可获得理想位置。

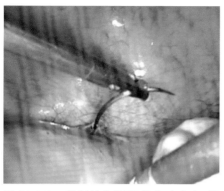

图 14-9-3　穿刺针自阔韧带前叶穿出,钳夹拉出弯针及环扎带

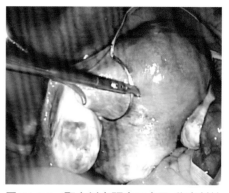

图 14-9-4　取左侧宫颈内口水平,将穿刺针贴近子宫峡部左侧壁自后向前穿刺

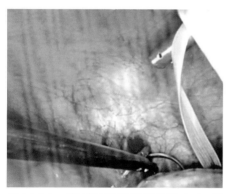

图 14-9-5　穿刺针至阔韧带前叶穿出,钳夹拉出弯针及环扎带

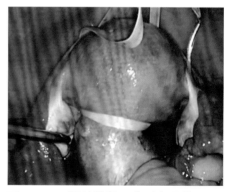

图 14-9-6　调整拉紧子宫后方线带,使之平顺

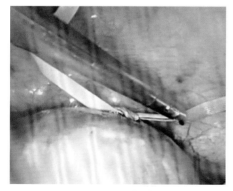

图 14-9-7　于子宫前方打结

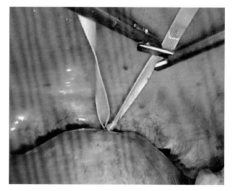

图 14-9-8　打结后剪除多余线带

病例 10　子宫腺肌病极简式腹腔镜宫颈环扎术

患者,36 岁,既往孕早期人工流产 1 次,孕 12 周稽留流产 1 次。3 年前因继发不孕行辅助生殖技术妊娠,因宫颈功能不全给予宫颈环托治疗,妊娠 23 周[+6] 时紧急行剖宫产手术。2 年前行辅助生殖技术再次妊娠,因宫颈功能不全给予宫颈环托治疗,妊娠 34 周[+3] 剖宫产分娩。现拟再次行辅助生殖技术妊娠。妇科检查未见异常。经阴道超声检查提示子宫球形,子宫前壁增厚,可疑子宫腺肌病,未见明确肌瘤,宫颈长度 2.7cm。诊断宫颈功能不全,子宫腺肌病,继发不孕。行极简式腹腔镜宫颈环扎术 + 宫腔镜检查术(视频 10)。

视频 10　子宫腺肌病极简式腹腔镜宫颈环扎术

手术步骤:

(1)用持针器将环扎带连接的 2 个弯针扳成直针(图 14-10-1)。探测宫腔深度,扩宫,放置子宫摇摆器(图 14-10-2)。置腹腔镜,见网膜与前腹壁粘连。双极电凝,剪刀分离粘连(图 14-10-3)。

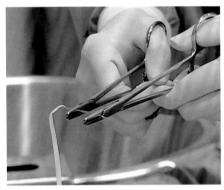

图 14-10-1　用持针器将环扎带连接的弯针扳成直针

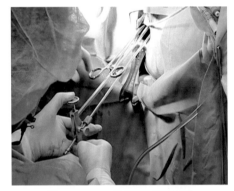

图 14-10-2　放置子宫摇摆器

(2)检查子宫稍大,宫底前壁略外突(图 14-10-4)。子宫前壁下段与膀胱反折腹膜膜样粘连。于反折腹膜下方注射生理盐水 10ml(图 14-10-5)。钝锐性分离粘连,打开子宫膀胱反折腹膜,下推膀胱(图 14-10-6)。助手于导尿管内推注生理盐水 50ml,检查膀胱完整,无损伤。

(3)将环扎带和直针导入盆腔。于右侧宫骶韧带上方,紧贴子宫峡部右侧壁自后向前穿刺(图 14-10-7)。调整子宫为水平偏后位,发现子宫摇摆器举宫头穿孔,于左侧宫角部穿出宫壁(图 14-10-8)。检查穿刺针自子宫前方峡部右

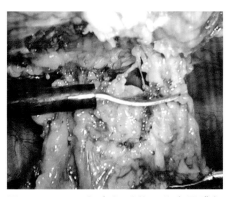

图 14-10-3　双极电凝后剪刀分离网膜与前腹壁粘连

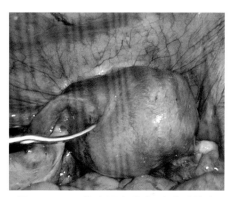

图 14-10-4　检查子宫稍大,宫底略外突

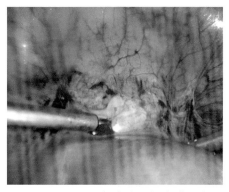

图 14-10-5　于子宫膀胱反折腹膜下方注射生理盐水

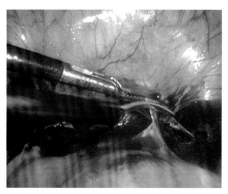

图 14-10-6　钝锐性分离粘连,打开子宫膀胱反折腹膜

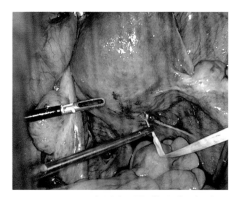

图 14-10-7　于右侧宫骶韧带上方,紧贴子宫峡部右侧壁自后向前穿刺

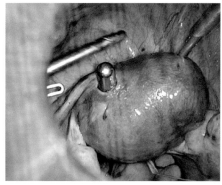

图 14-10-8　子宫摇摆器举宫头穿孔,于左侧宫角部穿出宫壁

侧穿出,拔出穿刺针(图 14-10-9)。同法于子宫左后自后向前穿刺,穿刺困难,遂改为自前向后穿刺。选择子宫峡部左侧为穿刺点,自子宫后方拔出穿刺针及环扎带(图 14-10-10、14-10-11)。

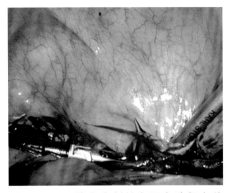

图 14-10-9　检查穿刺针自子宫峡部右前方穿出

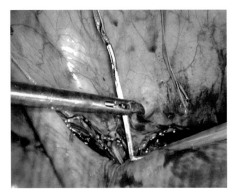

图 14-10-10　于子宫前方,紧贴子宫峡部左侧壁自前向后穿刺

(4)检查并调整子宫前方环扎带平顺。剪除多余线带和直针并取出。环扎带于子宫后方打结,剪除多余线带(图 14-10-12)。检查子宫前后创面出血点,双极电凝止血。

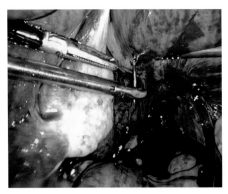

图 14-10-11　自子宫左后方拔出穿刺针及环扎带

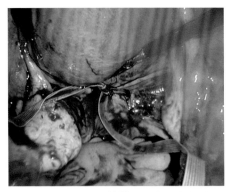

图 14-10-12　环扎带于子宫后方打结

(5)行宫腔镜检查,见假道,腹腔镜左侧宫角穿孔处见宫腔镜强光亮(图 14-10-13)。退回宫腔镜,检查宫腔,子宫内膜厚,未见异常。

(6)腹腔镜可吸收线"8"字缝合子宫穿孔创面浆肌层(图 14-10-14)。冲洗盆腔,电凝子宫创面出血点(图 14-10-15)。

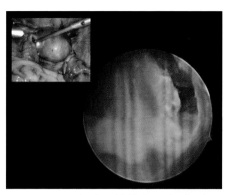

图 14-10-13　行宫腔镜检查,见假道,腹腔镜左侧宫角穿孔处见宫腔镜强光亮

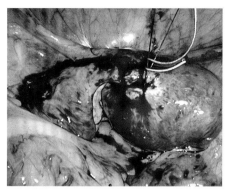

图 14-10-14　腹腔镜可吸收线"8"字缝合子宫穿孔创面浆肌层

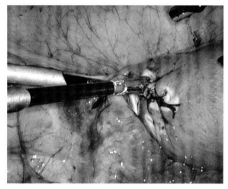

图 14-10-15　电凝子宫创面出血点

此例手术为子宫腺肌病不孕患者,术中发生子宫穿孔并术中缝合。患者术后行辅助生殖技术成功妊娠,足月剖宫产一健康男婴。可见子宫腺肌病和子宫穿孔不是腹腔镜宫颈环扎术的禁忌证。

病例11　双角子宫融合术后极简式腹腔镜宫颈环扎术

患者,30 岁,既往孕 16 周、23 周自然流产 2 次。第 3 次妊娠 14 周时行经阴道宫颈环扎术,术后孕 18 周时再次流产。1 年前检查发现完全双角子宫,遂行腹腔镜双角子宫融合术。现拟再次妊娠。经阴道超声检查未见异常。宫腔镜检查宫腔形态正常,宫颈管未见异常。行极简式腹腔镜宫颈环扎术(视频 11)。

视频 11　双角子宫融合术后极简式腹腔镜宫颈环扎术

手术步骤:

(1) 置腹腔镜,见大网膜与前腹壁粘连,膀胱子宫反折腹膜处有粘连,子宫后壁与部分肠管粘连。钝锐性分离粘连,游离子宫(图 14-11-1~14-11-3)。见子宫形态大小大致正常,子宫前、后壁和宫底部正中线略凹陷(图 14-11-4)。

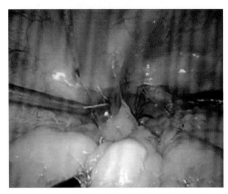

图 14-11-1　置腹腔镜,见大网膜与前腹壁膜样粘连

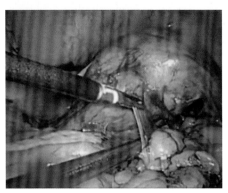

图 14-11-2　双极电凝,分离子宫后壁与肠管及网膜粘连

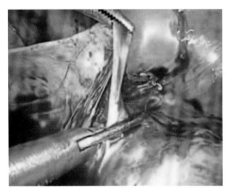

图 14-11-3　剪刀锐性分离子宫前壁下段粘连

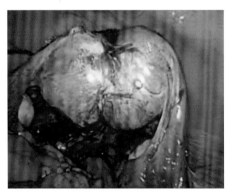

图 14-11-4　分离粘连,游离子宫后,见子宫形态大小大致正常,子宫前、后壁和宫底部正中略凹陷

(2)放置子宫摇摆器举宫,调整子宫为水平偏后位,暴露子宫峡部前壁。将与环扎带相连的弯针扳成直针,引入盆腔。取右侧宫旁宫颈内口水平,贴近子宫峡部右侧壁自前向后垂直穿刺(图 14-11-5)。调整穿刺方向,使直针自宫骶韧带上方阔韧带后叶穿出,钳夹拉出直针及线带(图 14-11-6)。同法处理右侧(图 14-11-7、14-11-8)。

(3)剪刀剪断环扎带,取出穿刺针。调整环扎带,于子宫后方宫颈内口水平打结并剪除多余线带(图 14-11-9、14-11-10)。

(4)冲洗盆腔,双极电凝出血点(图 14-11-11、14-11-12)。留置引流。

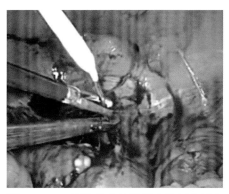

图 14-11-5　环扎带直针于子宫峡部右侧自前向后穿刺

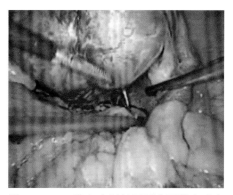

图 14-11-6　检查穿刺针于子宫下段右后方穿出

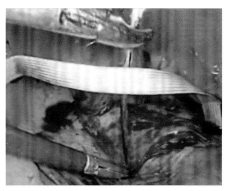

图 14-11-7　环扎带直针于子宫峡部左侧自前向后穿刺

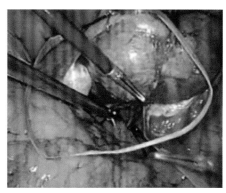

图 14-11-8　检查穿刺针于子宫下段左后方穿出

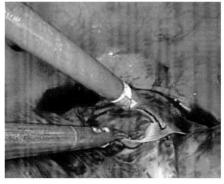

图 14-11-9　检查调整子宫前方环扎带使之平顺

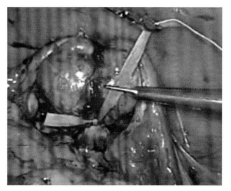

图 14-11-10　于子宫后方打结,剪除多余线带

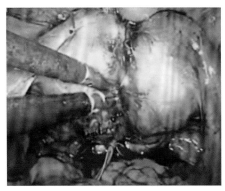

图 14-11-11　双极电凝子宫表面出血点

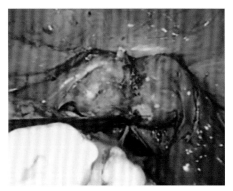

图 14-11-12　手术结束时子宫

此例手术为完全双角子宫腹腔镜子宫融合术后,行腹腔镜宫颈环扎术。患者术后成功妊娠并分娩。

病例 12　根治性宫颈切除术后妊娠早期腹腔镜宫颈环扎术

患者,36 岁,4 年前早孕行人工流产术,3 年前检查发现宫颈癌Ⅰb1 期,因有生育要求行宫颈广泛切除术 + 腹腔镜盆腔淋巴组织清扫术,术后定期复查。现停经 51 天。停经 46 天时超声检查发现:子宫厚径 41mm,宫内胎囊 26mm×21mm×12mm(大部分位于偏左侧宫腔),见卵黄囊,胎芽长 8mm,见心管搏动,子宫轮廓规则,双侧附件区未见明显肿物。提示:宫内妊娠 6 周余,不全纵隔子宫? 5 天后复查三维超声,未见明显宫颈回声,胎囊位于宫腔上段,胎囊下缘距子宫下缘约 22.7mm。妇科检查阴道内未见明确宫颈组织。行妊娠早期腹腔镜宫颈环扎术(视频 12)。

手术步骤:

(1)气腹形成后检查盆腔,放置杯状举宫器。子宫如孕 7 周大小(图 14-12-1)。子宫膀胱反折腹膜和直肠子宫陷凹见膜样粘连。于反折腹膜下方注射生理盐水 10ml(图 14-12-2)。钝锐性分离粘连,打开子宫膀胱反折腹膜,下推膀胱(图 14-12-3)。

视频 12　根治性宫颈切除术后妊娠早期腹腔镜宫颈环扎术

(2)用持针器将环扎带连接的 2 个弯针扳成直针,将环扎带和直针导入盆腔。于左侧宫旁,宫颈内口水平自前向后穿刺(图 14-12-4)。调整子宫,暴露子宫后方,检查穿刺针自子宫峡部左侧穿出,拔出穿刺针(图 14-12-5)。同法于子宫右侧自前向后穿刺。自子宫后方拔出穿刺针及环扎带(图 14-12-6、14-12-7)。

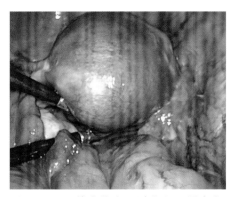

图 14-12-1　检查盆腔,子宫如孕 7 周大小

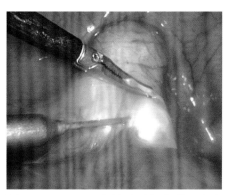

图 14-12-2　于子宫膀胱反折腹膜下方注射生理盐水 10ml

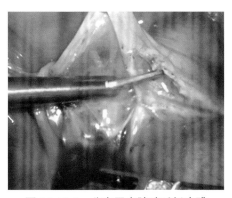

图 14-12-3　分离子宫膀胱反折腹膜

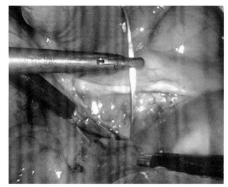

图 14-12-4　于左侧宫旁,宫颈内口水平自前向后穿刺

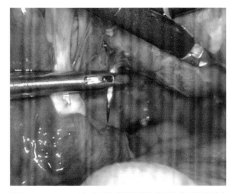

图 14-12-5　检查并拔出子宫后方穿刺针及环扎带

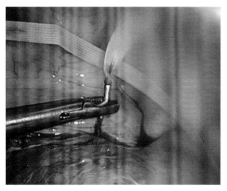

图 14-12-6　于右侧宫旁,宫颈内口水平自前向后穿刺

（3）剪除多余线带和直针并取出（图 14-12-8）。检查子宫前壁子宫峡部环扎带平顺（图 14-12-9）。环扎带于子宫后方打结,剪除多余线带（图 14-12-10）。

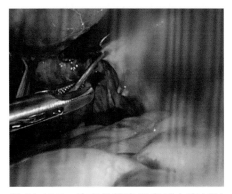

图 14-12-7　检查并拔出子宫后方穿刺针及环扎带

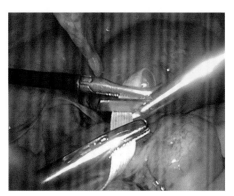

图 14-12-8　剪除多余线带

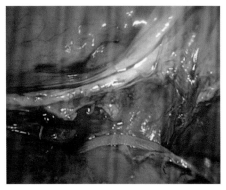

图 14-12-9　检查子宫前壁子宫峡部环扎带平顺

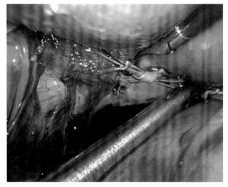

图 14-12-10　环扎带自子宫后方打结

（4）冲洗检查子宫创面,子宫前方腹膜创面出血点双极电凝止血（图 14-12-11）。子宫表面被覆防粘连膜。

（5）术后 B 超检查,宫颈内口水平见环扎带声影,环扎带距宫颈外口水平约 6.8mm（图 14-12-12）。

此例手术为早期宫颈癌行保留生育的根治性宫颈切除术患者。根治性宫颈切除术是发生中期流产或早产的高危因素。预防性宫颈环扎术是减少根治术后发生妊娠中期流产或早产的有效方法。本例为妊娠早期施术,术中为避免膀胱损伤打开子宫膀胱反折腹膜,避开膀胱进行穿刺,保证了手术的安全性。

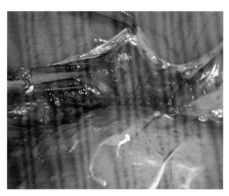

图 14-12-11 双极电凝子宫前壁创面出血点

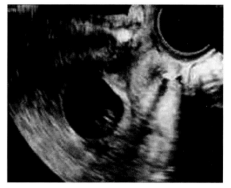

图 14-12-12 术后 B 超检查,宫颈内口水平见环扎带声影,环扎带距宫颈外口水平约 6.8mm

病例13 腹腔镜宫颈环扎带取出术

患者,42 岁,7 年前因宫颈功能不全行经阴道宫颈环扎术,术后孕足月剖宫产 1 个男婴。1 个月前孕 9 周行腹腔镜宫颈环扎术,孕 12 周检查发现胎儿停止发育。阴道彩超提示:宫内胎囊 69mm,胎儿 32mm,未见胎心搏动。宫颈内口水平见环状强回声。于妊娠 13 周时行腹腔镜宫颈环扎带取出术(视频 13)。

手术步骤:

(1)检查子宫如孕 11 周大小,子宫下段前壁见环扎带尾端,与膀胱腹膜膜样粘连(图 14-13-1)。

视频 13 腹腔镜宫颈环扎带取出术

(2)钝锐性分离环扎带周围粘连,游离带结及其两端的环扎带,剪刀探入带结侧方与子宫壁之间的间隙并剪断(图 14-13-2、14-13-3)。牵拉取出环扎带(图 14-13-4)。

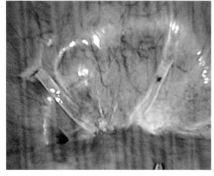

图 14-13-1 子宫下段前壁见环扎带尾端与膀胱腹膜膜样粘连

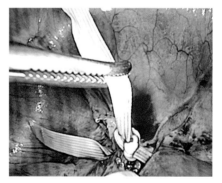

图 14-13-2 钝锐性分离环扎带结周围粘连,游离线带

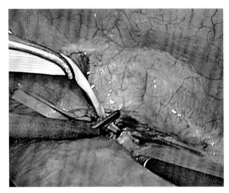

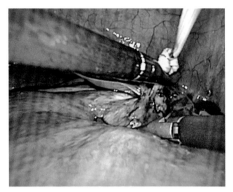

图 14-13-3　剪刀探入带结侧方与子宫壁之间的间隙并剪断

图 14-13-4　牵拉取出环扎带

（3）检查环扎带的完整性（图 14-13-5）。冲洗子宫前壁创面，电凝出血点（图 14-13-6）。

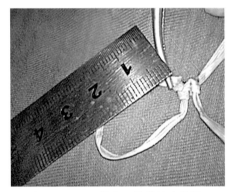

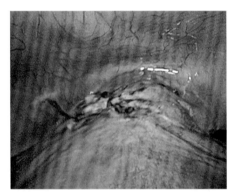

图 14-13-5　检查环扎带的完整性

图 14-13-6　冲洗子宫前壁创面，检查出血点

病例 14　宫腹腔镜联合环扎带取出术

患者，30 岁，既往 2 次妊娠孕 2 个月余因胎停育行清宫术。术后月经量减少，检查发现宫腔粘连，行宫腔粘连分离术。此后双胎妊娠孕 20 周胎膜膨出保胎治疗失败流产。检查宫颈可顺利通过 8.5 号扩宫棒。1 年前于孕早期行腹腔镜宫颈环扎术，术后 1 个月流产。3 个月前宫腔镜检查发现环扎带移位于宫颈管。行宫腹腔镜联合环扎带取出术（视频 14）。

手术步骤：

（1）宫腔镜检查发现宫颈管内环扎带（图 14-14-1）。

视频 14　宫腹腔镜联合环扎带取出术

(2)腹腔镜下见子宫峡部前壁环扎带带结,表面覆盖膜样粘连组织(图14-14-2)。分离环扎带带结表面粘连,游离环扎带及带结(图14-14-3)。检查子宫后壁下段,见环扎带,游离后壁环扎带,剪刀剪断(图14-14-4、14-14-5)。自子宫前壁牵拉环扎带结,取出环扎带(图14-14-6)。

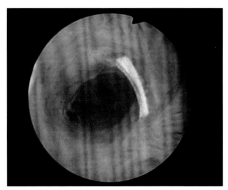

图14-14-1 宫腔镜检查发现宫颈管内环扎带

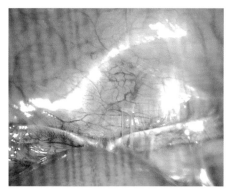

图14-14-2 腹腔镜见子宫峡部前壁环扎带结,表面覆盖膜样粘连带

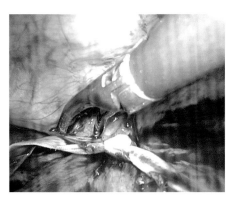

图14-14-3 分离环扎带结表面粘连,游离环扎带及带结

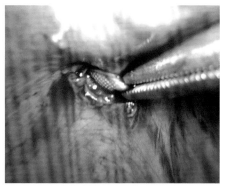

图14-14-4 游离子宫峡部后壁环扎带

(3)冲洗检查子宫后壁创面,双极电凝出血点(图14-14-7)。检查子宫前壁创面,无活动出血(图14-14-8)。

(4)再次行宫腔镜检查,宫颈管无环扎带残留,无活动出血(图14-14-9)。

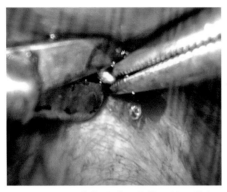

图 14-14-5　游离后壁环扎带后剪刀剪断

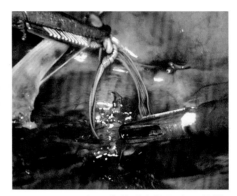

图 14-14-6　自子宫前壁牵拉取出环扎带

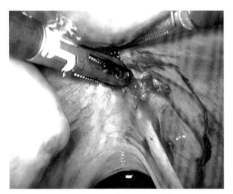

图 14-14-7　双极电凝子宫后壁创面出血点

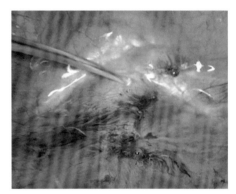

图 14-14-8　冲洗检查子宫前壁创面，无活动出血

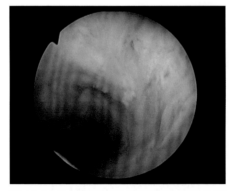

图 14-14-9　宫腔镜检查宫颈管无环扎带残留，无活动出血

病例 15　腹腔镜环扎带取出术 + 极简式宫颈环扎术

患者,30 岁,既往自然流产 2 次,4 年前因宫颈功能不全行妊娠前腹腔镜宫颈环扎术,术后成功妊娠,孕足月剖宫产术中拆除环扎带,因后壁线结深入肌层,未能完全拆除,仅拆除子宫下段前壁环扎线结。经阴道超声检查宫颈内口见环状强回声。现有生育要求。行腹腔镜残留环扎带取出 + 极简式宫颈环扎术(视频 15)。

手术步骤:

(1)腹腔镜下见子宫正常大小,子宫峡部后壁可见环扎带,长约 1.5cm,与周围组织膜样粘连(图 14-15-1)。钝锐性分离膜样粘连,取出环扎带(图 14-15-2~14-15-4)。

ER-14-15

视频 15　腹腔镜环扎带取出术 + 极简式宫颈环扎术

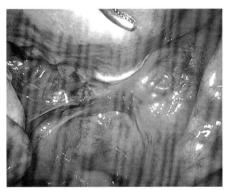

图 14-15-1　子宫峡部后壁可见环扎带,长约 1.5cm,与周围组织膜样粘连

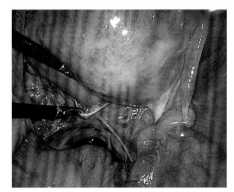

图 14-15-2　钝锐性分离膜样粘连,游离环扎带

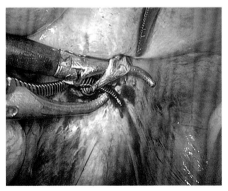

图 14-15-3　分离膜样粘连,游离环扎带

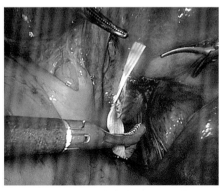

图 14-15-4　游离并取出环扎带

（2）于右侧宫骶韧带起始部上方紧贴子宫峡部右侧壁，自后向前垂直穿刺，自子宫峡部右前方牵拉取出环扎带和穿刺针（图14-15-5）。同法处理左侧（图14-15-6）。收紧整理环扎带（图14-15-7）。于子宫峡部前方打结（图14-15-8、14-15-9）。冲洗盆腔，检查无出血。

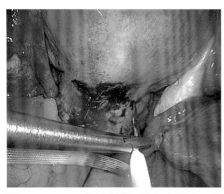

图 14-15-5　于右侧宫骶韧带上方紧贴子宫峡部侧壁，自后向前垂直穿刺

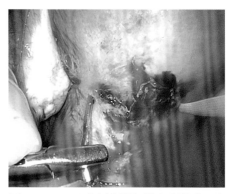

图 14-15-6　于左侧宫骶韧带上方紧贴子宫峡部侧壁自后向前垂直穿刺

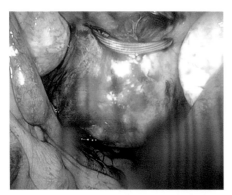

图 14-15-7　调整子宫后方环扎带使之平顺

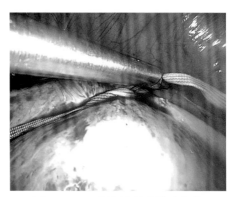

图 14-15-8　于子宫峡部前方打结

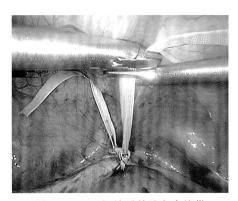

图 14-15-9 打结后剪除多余线带